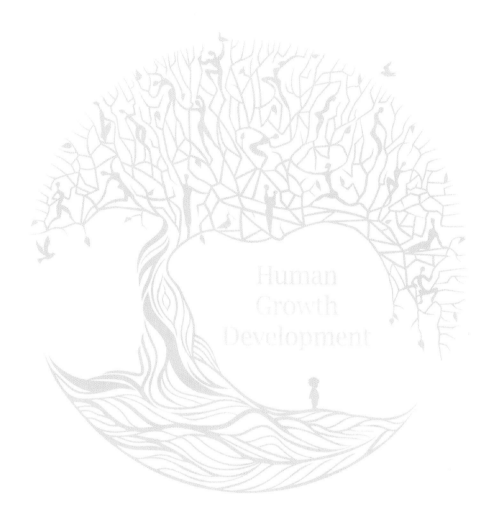

Human
Growth
Development

인간성장 발달

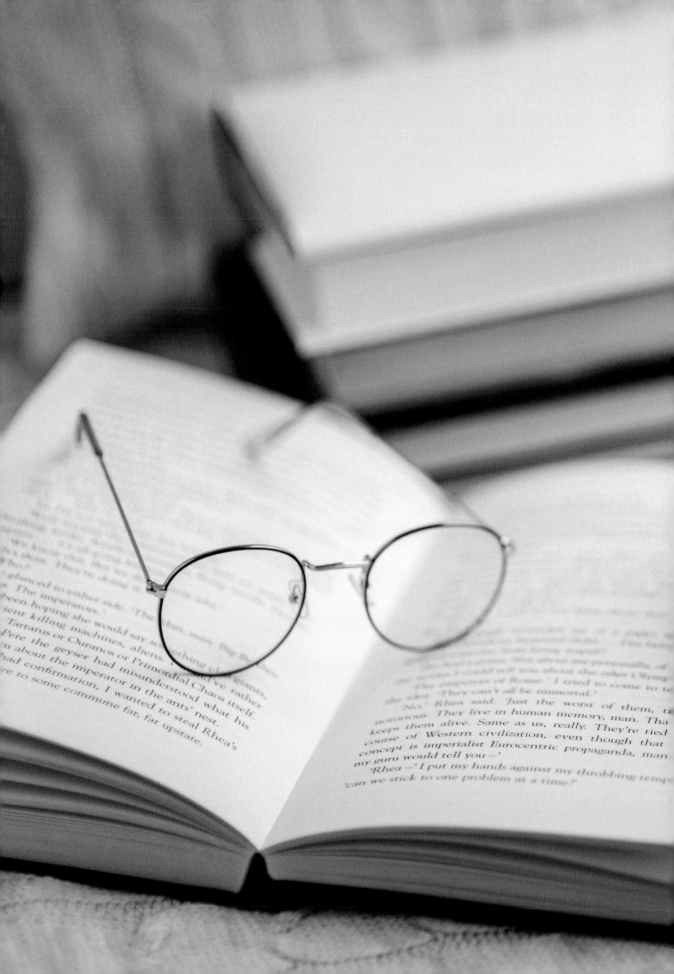

집 필 진

대표저자   **지영주**(경남대학교)

편집위원   **박미라**(창신대학교)

                          지은아(혜전대학교)

집필진   **김경진**(경일대학교)

                          김미진(대구한의대학교)

                          김민정(가야대학교)

                          김상희(백석문화대학교)

                          김연옥(선린대학교)

                          김영선(전남과학대학교)

                          박선정(삼육보건대학교)

                          박소연(동의과학대학교)

                          변진이(경일대학교)

                          임민숙(김해대학교)

                          양은영(동강대학교)

                          정연화(대동대학교)

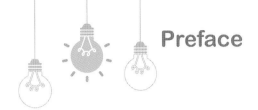

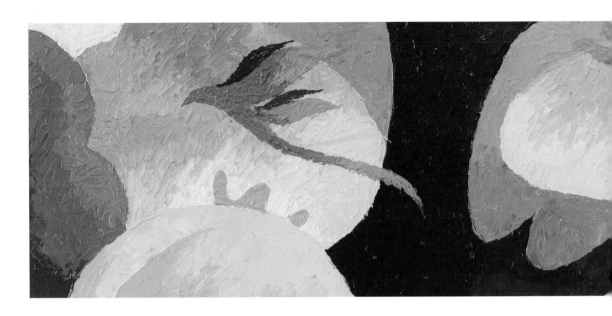

　현대 의학의 발달로 인간생명은 괄목상대할 만큼 연장되었고, 한국의 경우에도 평균수명 100세의 장수시대를 맞고 있다. 길어진 인간 수명으로 인해 인간 생명의 시작과 사망에 이르는 생애주기에 대한 관심과 그 속을 구성하고 있는 삶 자체에 대한 중요성 또한 높아져서 이에 대해 연구하는 학문적 탐구의욕이 고취되고 있다.

　이 책은 인간이라는 거대한 우주의 탐사이자, 오늘의 일기이고, 내일의 계획이라는 생각에서 시작되었다. 어떻게 보면, 그 광대한 이야기들을 몇 페이지의 지면에 다 담으려는 시도는 불가능한 일일지 모르나, 그 열정만은 가능이었음을 이야기하고 싶다.

　이 책은 간호학을 장기간 연구하고 교육에 참여해온 학자들이 후학들이 숲을 이루기를 기대하며 씨앗을 심는 마음으로 지식체계를 견고히 하고자 하는 바램을 담아 편찬하였다.

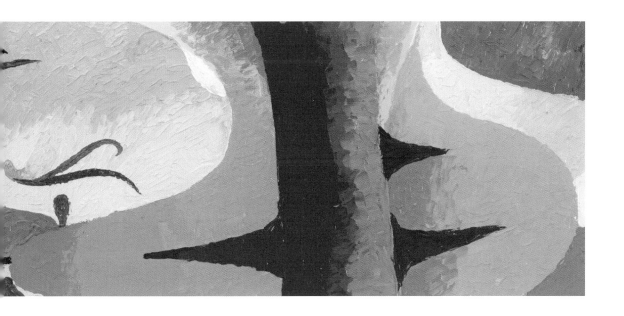

사람의 생성, 출생과 성장발달 과정을 어찌 천편일률적으로 해석할 수 있겠는가?

하나의 사람은 너무도 다양한 안팎의 것들로 채워지는 것을!

이러한 이유들로 인해 본 책은 심리학 및 간호학, 교육학을 비롯한 인간을 공부하는 모든 학생들에게 꼭 필요한 전공 선행 이론과목이며, 나아가 인간을 대상으로 연구하는 모든 전문가들에게 필수 지침서로 활용될 것이다.

이 책은 인간 삶의 시대적 현상을 반영하려 노력했고, 함께 고민하려 시도했으며, 나아가 후학들이 더 나은 학문적 발전을 이끌어내는데 바탕 자료가 되기를 희망하는 마음을 담았다.

2021년 8월

저자 일동

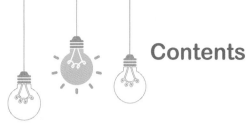

Contents

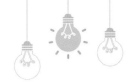

인간성장발달

서론

성장발달의 기본 원리와 개념

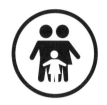

학습목표

· 성장발달의 주요 개념을 이해하고 설명할 수 있다.

· 성장발달의 기본 원리를 이해하고, 영향요인을 설명할 수 있다.

· 성장발달의 각 단계 주요 발달 이슈를 이해하고, 그 특성을 설명할 수 있다.

 개요

인간성장과 발달은 인간이 태내에서 죽음에 이르기까지 질적, 양적으로 변화하는 과정을 의미한다. 인간성장과 발달에는 기본 원리(개인차와 고유성, 결정적 시기, 순서와 방향, 연속성과 진행속도, 유전과 환경의 상호작용을 통한 순응)가 존재한다.

인간의 성장발달은 태아기(출생 전), 신생아기(출생~1개월), 영아기(1~12개월), 유아기(1~3세), 학령전기(3~6세), 학령기(6~12세), 청소년기(12~20세), 성인기(20~40세), 중년기(40~65세) 및 노년기(65세 이후)의 단계를 가지며, 각 단계는 고유한 특성으로 구분되고 시기별 특성을 보유하고 있다.

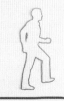

1. 성장발달

1 성장발달의 주요 개념

(1) 성장발달의 정의

인간에 있어서 성장발달이란, 태내에서 죽음에 이르기까지 전 생애에 걸쳐 나타나는 신체적, 인지적, 정서적, 사회적인 모든 측면의 상호작용을 통한 질서와 연속성 및 상승과 퇴행의 변화 과정이다.

(2) 성장

양적인 변화를 말하며, 성장은 특별한 외적 자극 없이도 발생하므로 환경적 영향을 적게 받는다. 성장은 세포의 증식과 분열 등의 과정을 통해 세포의 크기나 수가 증가하는 것을 의미하며, 그 변화를 쉽게 측정 가능하다. 성장의 예로 키 자람, 체중의 증가, 근육 크기성장 등을 들 수 있다.

(3) 성숙

신경생리학적 성장을 의미하며, 적응력의 증가나 구조 또는 기능이 정교해짐을 일컫는 질적 변화를 말한다. 아동에 있어서 연령의 증가는 경험이나 훈련의 여부보다 더 큰 효과를 발휘하며, 성장발달은 유전과 사회 환경의 상호작용에 의한 변화로 광의의 개념인 반면, 성숙은 협의의 변화이다. 성숙의 예로 청소년의 2차 성징, 영구치의 발현 등을 들 수 있다.

(4) 학습

경험에 의해 획득되는 행동변화의 결과반응이다. 성장발달에서는 주어지는 환경이 더 중요한 영향변수이나, 학습은 개인의 의지가 더 중요한 영향변수이다. 성장발달, 성장, 성숙, 학습 등의 개념은 서로 분리되어 있는 것이 아니라 서로 관련되어 있는 개념이다.

(5) 발달

비교적 외적인 환경에 영향을 받는 질적인 변화로 전 생애를 통한 성장, 성숙, 학습에 의해 이루어지는 복합적 개념이다. 발달은 여러 가지 기능의 변화를 말한다.

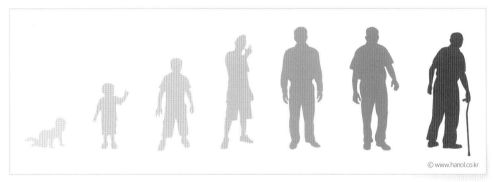

◈ 그림 1-1_ 전 생애 인간성장과 발달

2 성장발달의 기본 원리

(1) 성장발달은 개인차와 고유성이 있다.

인간의 성장발달은 각자의 고유한 유전적 요인과 살아가는 환경요인이 다르기 때문에 발달의 차이가 존재한다. 이러한 발달의 차이는 신체적 발달뿐만 아니라 심리적, 정서적, 그리고 사회적 발달에서도 나타날 수 있다. 예를 들어, 사춘기의 경험이 개인마다 다르고, 태아기 동안 여아의 골격발달이 남아보다 빠른 것 등이 이에 해당한다. 이렇듯 개인에 따라 발달 시기는 다를 수 있으나, 동일한 발달 순서는 유지되어 진행된다. 이와 반대로 개인과 타인 사이의 차이가 일생을 통하여 지속적으로 그 특성을 보일 때 성장발달의 고유성 존재를 확인할 수 있다.

(2) 성장발달은 결정적 시기가 있다.

인간의 성장발달은 어떤 시기에는 매우 빠르게, 어떤 시기에는 느리게 나타난다. 개인을 둘러싸고 있는 내적, 외적 사건들이 발달에 최대한의 영향을 미치는 짧은 기간이 존재하는데, 이를 결정적 시기라 일컫는다. 이러한 결정적 시기의 존재는 그 시기에 평균적으로 이루어져야 할 발달 과업의 존재와 상통한다. 각 시기의 발달 과업은 적절한 시기에 이루어지는 것이 바람직하다. 예를 들어 아동기 때 친구들과 어울려야 하는데 그렇지 못할 경우, 사회성이 결여되어 그 후에도 대인관계의 어려움을 겪을 수 있다. 또한, 아기와 어머니 사이에 모아애착을 형성해야 하는 시기에 적절한 애착관계를 형성하지 못하면 지적 발달의 지체와 정서적 결함을 유발하기도 한다. 결정적 시기에 미숙했던 발달은 그 이후 단계에서 보완은 가능하나 더 많은 시간과 노력이 필요하므로, 각 시기에 해당하는 발달 과업은 해당 시기에 이뤄지는 것이 바람직하다는 것이다.

(3) 성장발달은 순서와 방향이 있다.

인간의 성장발달은 일정한 순서와 방향을 가지고 변화한다. 일정한 방향은, 머리부분에서 하체부분으로(두미법칙), 중심부위에서 말초부위 방향으로(근원법칙) 성장발달이 이루어진다. 일정한 순서는, 전체 운동에서 특수운동으로, 단순함에서 복잡한 것으로 성장발달이 이루어진다. 예를 들어, 유아는 기어 다니다가 스스로 일어서게 되고 점차로 자유롭게 걸을 수 있는 단계를 거친다.

(4) 성장발달은 연속성 중에 진행 속도를 가진다.

인간의 성장발달은 임신에서부터 사망에 이르기까지 전 생애에 걸쳐 발달 과정을 거치기 때문에 연속성이 존재한다. 성장발달에 있어서 초기 경험이 중요한가 아니면 후기 경험이 중요한가에 대한 논쟁이 존재는 하지만, 전 생애를 펼쳐놓고 볼 경우, 전 생애에 걸쳐 성장발달이 이루어짐을 알 수 있다.

이러한 성장발달의 과정 중에는 신체기관별 속도가 일정하지 않아서 비약적 발달과 중지기가 존재한다〈그림 1-2〉. 즉, 신체 각 부분의 성장과 발달의 속도가 다른데, 성장발달이 대표적으로 빠른 속도를 보이는 시기는 영아기이다. 영아기 12개월 동안, 아동의 몸통 길이 자람이 중심이 된 키 자람은 1.5배, 체중 증가는 3배에 달한다. 그러나 영아기 이후에는 길이 자람보다는 지방축적을 통한 체중 증가로 통통한 외형을 나타낸다. 언어 발달은 학령전기에 가장 빠르며, 논리적 사고력과 사회성의 발달은 학령기에 빠르게 진행된다.

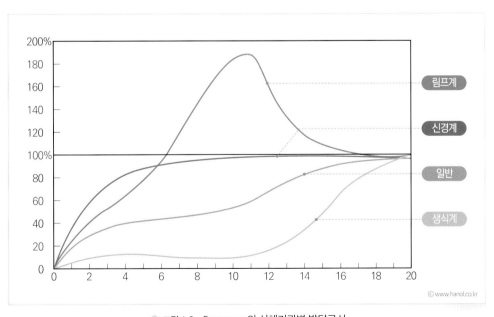

© www.hanol.co.kr

🌼 **그림 1-2_ Scammon의 신체기관별 발달곡선**

(5) 성장발달은 유전과 환경의 상호작용을 통해 진행되며, 순응성을 가진다.

인간의 성장발달은 유전인자와 환경 간의 끊임없는 역동적 상호작용에 의해 발생한다. 그러나 인간의 성장발달에 미치는 영향요인을 유전과 환경이라는 이분법으로 나누기는 어려운 일이며, 이는 극단적 견해로 이해되어 설득력이 부족하다. 따라서, 이 두 요인의 상호작용 결과로 성장발달을 이해하는 것이 보다 일반적인 견해이다.

유전과 환경의 상호작용을 통한 성장발달의 결과는 주어진 환경에 적응하려는 순응성을 띤다. 예를 들면 신체 일부분의 장애를 가진 아동의 경우, 특정 장애 이외의 다른 감각을 사용해서 장애로 인해 얻지 못하는 부분을 보충하려고 애쓰게 되고 이로써 특정 장애 이외의 감각들이 발달하게 되는 것이다.

3 성장발달의 단계

인간성장발달은 발달의 속도, 시기별 특징적인 성장발달 양상 등에 따라서 발달 시기마다 다른 발달 특성을 보인다. 전 생애에 걸친 인간성장발달 과정을 세분화한 성장발달 단계는 각 단계별로 고유한 특성을 보유하여 그 이전 단계나 이후 단계와 구분이 되며, 성장발달의 연속적인 특징으로 인해 한 단계에서 성취한 성장발달은 다음 단계의 성장발달에도 영향을 미친다.

성장발달의 단계는 연령에 의해 구분되며, 대략적인 연령의 전후에서 성장발달 전환이 이루어진다고 본다. 보통 태아기(출생 전), 신생아기(출생~1개월), 영아기(1~12개월), 유아기(1~3세), 학령전기(3~6세), 학령기(6~12세), 청소년기(12~20세), 성인기(20~40세), 중년기(40~65세) 및 노년기(65세 이후)의 10단계로 분류되며, 각 시기별 특성은 다음과 같다.

(1) 태아기(Fetal stage, 출생 전)

태아기는 정자와 난자의 수정 시점부터 아동이 출생하기까지 모체의 자궁에서 태아가 성장하는 280일 동안의 시기이다. 이 시기의 성장발달은 출생 이후 전 생애의 삶에 큰 영향을 미치게 되는데 특히 임산부의 연령과 영양상태, 질병, 약물, 음주 및 흡연, 방사선, 정서 상태 등의 요소는 태아와 출생 이후의 건강 문제에 강한 영향을 미친다.

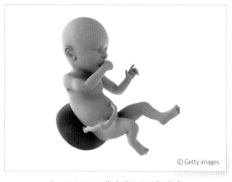

© Getty images

🔹 그림 1-3_ 태아기(15주된 태아)

(2) 신생아기(Neonatal period, 출생~1개월)

신생아기는 출생 후 첫 4주(생후 28일, 생후 1개월)까지를 의미하며, 일생에서 가장 빠른 성장과 발달이 진행되는 시기이다. 신생아는 출생 후, 자궁 외 환경에 적응하기 위하여 많은 생리적 변화를 경험하게 되므로 매우 불안정하고 취약한 시기에 해당하며, 특별한 지원과 돌봄이 요구된다.

(3) 영아기(Infant, 1~12개월)

영아기는 1개월에서 12개월까지를 말한다.

이 시기는 신체적 급성장과 인지적, 심리사회적 변화, 운동능력이 발달한다. 이때 영아는 어머니 또는 주돌봄 제공자와 상호작용을 통해 애착과 신뢰감을 형성하게 되며, 이를 바탕으로 이후 시기의 인간관계 기초가 마련된다.

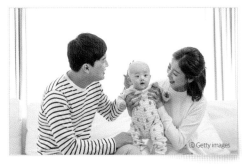

그림 1-4_ 영아기

(4) 유아기(Toddler, 1~3세)

유아기는 1세에서 3세까지의 시기이다. 유아기에는 고형 음식 섭취가 가능해지고, 가족과의 식사를 통한 식습관을 배운다. 또한 괄약근의 조절 능력이 발달하면서 배변훈련이 시작되고 대소변 가리기가 가능해진다. 운동능력과 협응력이 향상되고, 자주성이 증가하는 것과 함께 자기주장도 강해진다. 언어능력도 발달하여 자기의 느낌과 감정을 표현하고 가족을 비롯한 타인과의 의사소통 방법을 익히게 된다.

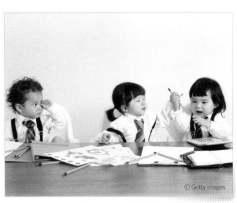

그림 1-5_ 유아기

(5) 학령전기(Preschool age, 3~6세)

학령전기는 초등학교에 입학하기 전인 3세에서 6세까지의 시기로 입학을 위한 생리적, 심리사회적, 인지적, 도덕적, 영적 성장을 이루는 시기이다. 아동은 스스로 옷을 입거나 식사를 하는 등 독립성이 발달하고 자기조절능력의 증가로 부모와 긴 시간 동안 떨어져 지낼

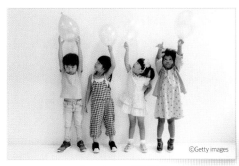

그림 1-6_ 학령전기

수 있다. 또래와의 놀이를 통해 사회화를 폭넓게 경험하게 되고, 정교한 언어구사가 가능해지며, 집중력과 기억력의 향상으로 수준 높은 교육과 문화 활동에 참여가 가능해진다.

(6) 학령기(Schooler, 6~12세)

학령기는 6세에서 12세까지 일반적으로 초등학교에 다니는 시기이다. 아동에게 신체적, 정신적, 사회적 성장발달이 균형 있게 이루어지는 시기이다. 이 시기의 아동 관심은 가족에서 또래 친구나 학교로 전환되며, 친구들과 친밀한 관계 형성을 통해 사회성이 두드러지게 발달한다. 또한 지적 호기심이 왕성해져 독서와 학습을 통한 지적 능력이 향상되고 과업의 성취에 흥미를 느낀다. 이 시기의 사회

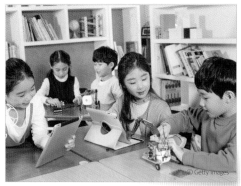
그림 1-7_ 학령기

성과 도덕성의 발달은 이후의 자아개념 발달에 영향을 미친다.

(7) 청소년기(Adolescent, 12~20세)

청소년기는 12세에서 20세까지를 말한다. 이 시기는 아동기와 성인기 사이의 과도기로 영아기 이후 다시 한번 급성장을 경험하게 되므로 빠른 신체의 변화 속에서 정신적인 혼란을 겪을 수 있는 시기이다. 2차 성징의 발현으로 성적 변화와 성 역할의 차이점을 이해하게 되고, 점차 학습된 가치를 내면화하여 집단보다는 개인의 정체성에 초점을 두는 시기이다.

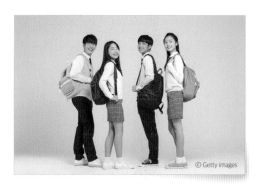
그림 1-8_ 청소년기

(8) 성인기(Early adulthood, 20~40세)

성인기는 20~40세 시기로 대부분 학업을 마치고 직업을 가진다. 부모로부터 독립하여 새로운 가정을 형성하고, 결혼과 출산을 통해 본인이 부모가 되는 시기이다. 신체적 건강 상태는 최고조에 달했다가 쇠퇴를 경험하며, 보다 더 통합적인 사고가 가능해진다.

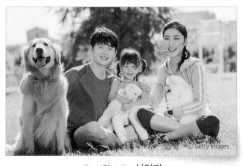
그림 1-9_ 성인기

(9) 중년기(Middle age, 40~65세)

중년기는 40~65세로 신체적으로 퇴행이 이루어지지만 실제적 문제해결능력은 증가하여 사회적으로 중추적인 역할을 담당하는 시기이다. 심리적으로 '제 2의 사춘기' 혹은 '빈둥지 증후군' 등을 경험하기도 하며, 노부모 부양과 자녀들을 행복한 성인으로 자라도록 도와주어야 하는 책임이 막중한 시기이다. 그러므로 중년기는 인생의 전성기이기도 하지만 다양한 어려움을 겪는 시기라 할 수 있다.

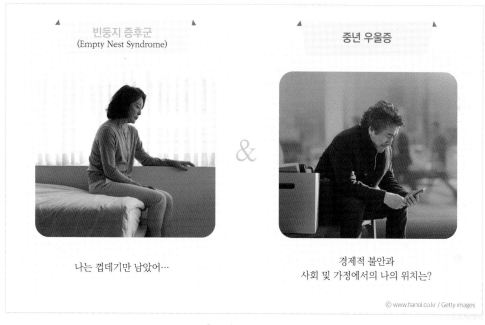

빈둥지 증후군
(Empty Nest Syndrome)

중년 우울증

&

나는 껍데기만 남았어…

경제적 불안과
사회 및 가정에서의 나의 위치는?

© www.hanol.co.kr / Getty images

🔷 그림 1-10_ 중년기

(10) 노년기(Old age, 65세 이후)

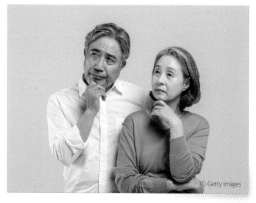

노년기는 65세 이후의 시기로 신체적 능력이 쇠약해지고, 직장에서의 은퇴로 인해 감소된 수입에 적응해야 하는 시기이다. 또한 자식들의 출가로 새로운 가족을 맞이함으로써 또 다른 갈등에 노출될 수 있다. 지지체계의 활용으로 사회적 고립을 피하고, 정신적으로 안정을 유지할 필요가 있으며, 언제 올지 모르는 인생의 마지막에 대한 준비도 필요한 때이다.

© Getty images

🔷 그림 1-11_ 노년기

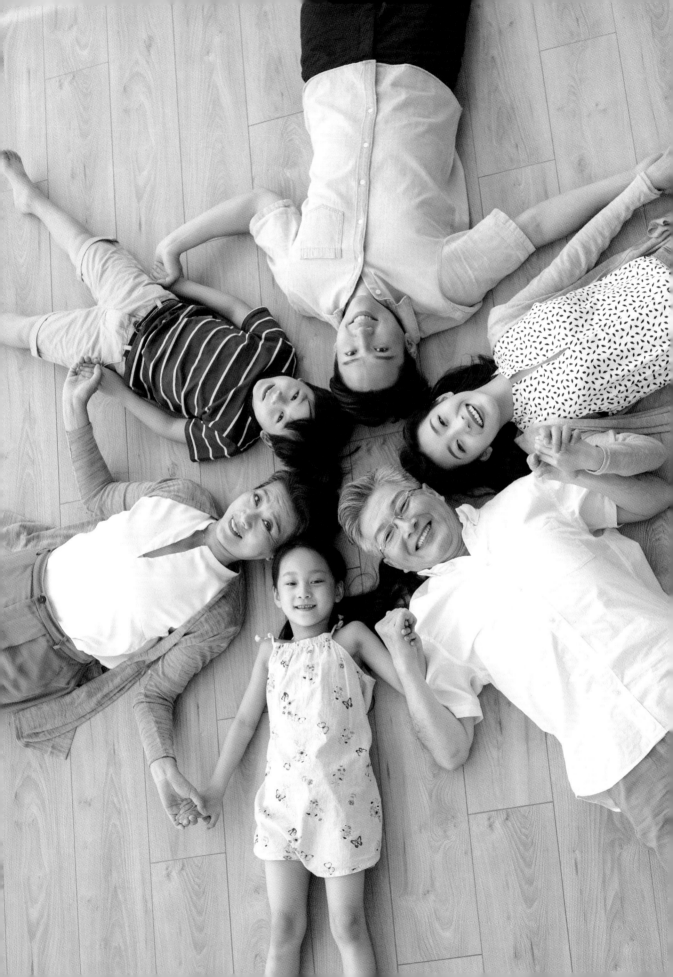

Part
01

성장발달 이론

애착 이론

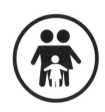

- 보울비(Bowlby)의 애착 이론을 설명할 수 있다.
- 보울비(Bowlby)의 애착형성 단계에 대해서 설명할 수 있다.
- 에인스워스(Ainsworth)의 애착 이론을 설명할 수 있다.
- 에인스워스(Ainsworth)의 애착 유형에 대해서 설명할 수 있다.

개요

　애착이란 보울비(Bowlby)에 의해 처음 사용된 개념으로, 양육자나 특별한 사회적 대상과 인생 초기에 강하게 형성된 친밀한 정서적 유대관계를 말한다. 제 2차 세계대전 직후 생겨난 고아와 부랑아들이 많은 사회적 관계 속에서 어려움을 겪게 됨을 알고 그 문제를 파악하기 위한 보고서 작성 경험을 바탕으로 애착 이론의 토대가 마련되었다. 보울비(Bowlby) 이후 애착 이론은 에인스워스(Ainsworth)에 의해 발전되었다.

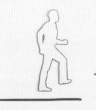

1. 보울비(Bowlby)의 애착 이론

1 보울비(Bowlby)의 애착 이론 개요

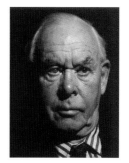

보울비(John Bowlby)는 영국의 정신분석학자이며 심리학자로 아동발달에 관심을 갖고 여러 연구를 수행하여 애착 이론을 창시하였다. 영아는 태어나서 생명의 위협을 받으면 가장 가까운 양육자로부터 보호를 받게 되고, 이러한 상황에서 형성된 생존보호 반응이 진화되면서 애착행동으로 발달된다고 하였다. 즉, 영아는 자신의 보호를 위하여 양육자에게 여러 가지 신호나 행동을 보이게 되면서 애착관계가 형성된다.

John Bowlby, 1907~1990

애착 이론에서 영아의 애착 유형은 주 양육자가 영아의 요구에 얼마나 민감하게 반응하느냐에 의해 결정된다고 보고 있다. 애착을 형성할 무렵 주 양육자의 행동이 자신의 요구에 민감하게, 즉시 반응을 해주느냐, 그렇지 않느냐에 따라 영아는 자체작동 모델을 형성하게 된다. 즉, 자기가 애착관계의 대상으로부터 사랑을 받을 만한 가치 있는 사람으로 인정받느냐 못 받느냐에 따라 나머지 인생의 대인관계에 영향을 미치게 된다. 안정 애착을 형성한 영아는 자기와 애착인물 모두에 긍정적인 표상을 갖게 되며, 불안정 애착을 형성한 영아들은 자기와 타인 모두에 부정적이거나 어느 한쪽에 대해서만 긍정적이거나 부정적인 표상을 갖게 된다. 또 보울비(Bowlby)는 영아기에 형성된 양육자에 대한 애착이 그대로 지속되는 것은 아니라고 하였다. 즉, 시간이 경과함에 따라 자기와 타인에 대한 정보가 재조직된다고 주장하였고 이 재조직된 기대를 내적 작동 모델(Internal working model)이라고 하였다〈그림 1-1〉.

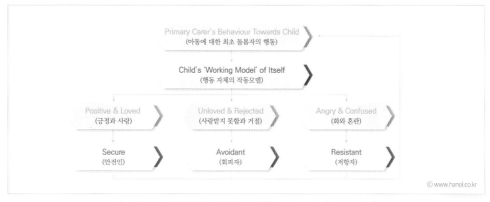

🌸 그림 1-1_ 보울비의 내적 작동 모델(internal working model)

2 보울비(Bowlby)의 애착형성 단계

보울비(Bowlby)에 의하면 애착은 출생 직후부터 형성되는 것은 아니다. 어느 정도 인지발달이 이루어져서 대상영속성과 같은 개념을 획득하고, 애착대상과 많은 상호작용을 통해 애착이 이루어진다고 하였다.

(1) 전 애착 단계(Pre-attachment phase; 출생 ~ 생후 6주)

전 애착 단계의 영아는 본능적으로 목소리와 냄새로 양육자를 인식하지만 애착은 형성되지 않는다. 이 시기의 영아는 눈 응시하기, 울기, 미소 짓기 등 여러 가지 신호체계를 통해 가까운 사람들과 밀접한 관계를 유지하려고 한다.

(2) 애착형성 단계(Attachment in the making phase; 생후 6주 ~ 8개월)

애착형성 단계에는 친숙한 사람과 낯선 사람을 구분하기 시작하여 서로 다르게 반응하는 시기이다. 친숙한 사람에게는 선택적으로 더 큰 웃음과 옹알이 등을 보여준다. 또한 이 시기의 영아는 다른 사람들에게 자신의 행동이 영향을 미친다는 것을 알게 되고, 친숙한 사람과 분리되어도 저항 없이 신뢰감을 형성하기 시작한다.

(3) 애착 단계(True attachment phase; 생후 8 ~ 18개월)

애착 단계는 애착이 명확히 나타나는 시기이다. 예를 들어 9개월 된 영아는 새로운 환경을 탐험하면서 주기적으로 엄마 쪽을 쳐다보는데 이는 마치 엄마로부터 '다 괜찮다'는 안심을 얻기 위한 행동처럼 보여진다. 이러한 행동은 영아가 엄마를 신뢰하고 있음을 말해주며 애착관계가 성립되었음을 의미한다. 이미 애착이 형성된 양육자에게 더 적극적으로 접근하고, 그 외의 대상자에게는 배타적인 행동을 보이게 된다. 애착대상의 선정은 또한 인지적 발달을 의미한다. 즉, 엄마가 자신의 요구를 들어주기 위해 항상 옆에 있을 것이라는 심리적 상태를 의미한다. 이러한 애착의 정도는 부모가 아이를 떠날 때 아이의 울음소리가 더 커지며, 애착대상이 보이지 않으면 찾으며 울고 분리불안을 경험하는데서 알 수 있다. 분리불안은 대상영속성, 즉 애착대상이 자기 시야에서 사라져도 계속 존재한다는 개념을 획득했다는 것을 의미한다.

(4) 상호관계형성 단계(Formation of reciprocal relationships phase; 생후 18 ~ 24개월)

상호관계형성 단계는 주 양육자가 아닌 아빠, 형제자매, 조부모 등과 같은 다른 사람에게 애착을 맺는 복잡한 애착형성 단계이다. 이 시기에는 영아의 인지기술과 언어기술이 성장하고 주로 자신을 돌봐주는 사람과의 경험이 쌓이면서, 애착관계의 진정한 파트너로서 더 잘 행동할 수 있게 되며, 상호관계를 주도하거나 부모와 협상을 하기도 한다. 2세 말경이 되면 유아는 언어발달과 정신적 표상을 통해 이미 애착을 형성한 사람의 행동을 예측할 수 있게 된다. 즉, 아동은 애착이 형성된 사람의 목적과 계획을 알아차리기 시작하고, 애착대상과 지금 분리되어도 다시 돌아온다는 것을 알기 때문에 분리불안이 감소하게 된다.

2. 에인스워스(Ainsworth)의 애착 이론

1 에인스워스(Ainsworth)의 애착 이론 개요

에인스워스(Mary Ainsworth)는 영아가 보이는 애착의 개인차에 대한 연구를 진행하면서 양육자와 애착관계가 좋으면 안정적인 관계가 형성되지만, 애착관계가 원만하지 못할 경우에는 영아가 불안한 표정을 짓는다는 것을 확인하였다. 즉, 영아기에 형성된 애착은 나이가 들어서도 인간관계에 영향을 미친다는 점은 보울비(Bowlby)의 이론과 동일하나, 에인스워스(Ainsworth)는 '낯선 상황' 실험을 통해, 애착형성의 네 가지 유형을 정립하였다. 즉, 에인스워스(Ainsworth)의 애착의 개념은 양육자와 영아

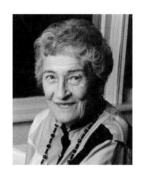

Mary Ainsworth, 1913~1999

사이의 정서적 유대, 애착대상과 접촉하고 근접하려는 성향을 지속적으로 가지고 있는 인간의 내적 상태를 말하는 것이다.

2 에인스워스(Ainsworth)의 애착 유형

에인스워스(Ainsworth)는 애착의 질을 측정하기 위해 1~2세의 영아를 대상으로 양육자와의 낯선 상황 실험을 하였다[표 1-1]. 양육자와 어린 영아는 재미있는 장난감으로 가득 찬 낯선 방에 들어간다. 낯선 상황은 방안에서 어린 아동이 양육자와 함께 있을 때, 양육자가 방을 나갔을 때, 양육자가 방으로 다시 들어왔을 때의 상황을 비교하는 것이다. 이때, 양육자와의 분리, 재결합에 대한 아동의 반응을 관찰하여 4가지 유형으로 구분하였다.

📑 표 1-1_ 낯선 상황 실험

에피소드	등장인물	시간	행동	관찰되는 애착행동
1	관찰자, 양육자, 영아	30초	관찰자가 양육자와 영아를 장난감이 있는 실험실로 안내 후 자리를 떠남.	
2	양육자, 영아	3분	양육자는 영아가 실험실을 탐색할 수 있도록 앉아있음.	안전기지로서의 양육자
3	낯선 사람, 양육자, 영아	3분	낯선 사람이 입장하여 양육자와 대화를 나눔.	낯선 사람에 대한 반응
4	낯선 사람, 영아	3분 이내	첫 분리, 양육자 퇴장 후 낯선 사람이 영아의 행동에 맞춰 상호작용함.	분리불안
5	양육자, 영아	3분 이상	첫 재결합. 양육자가 다시 입장하여 영아를 반기고 달래며 영아와 놀아줌. 낯선 사람은 실험실을 나감.	재결합반응
6	영아	3분 이내	두 번째 분리, 양육자 퇴장함.	분리불안
7	낯선 사람, 영아	3분 이내	두 번째 분리 연속. 낯선 사람이 입장하여 영아를 진정시킴.	낯선 사람에 대해 진정되는 정도
8	양육자, 영아	3분	두 번째 재결합. 양육자가 다시 입장하여 영아를 반기며 안아줌. 낯선 사람은 가만히 실험실을 나감.	재결합반응

(1) 안정애착(Secure attachment)

연구대상의 65%를 차지하며, 안정애착 유형의 영아는 어머니와 함께 있는 동안 방안을 적극적으로 탐색한다. 어머니가 방을 나가면 불안해하며 혼란스러워하나 어머니가 돌아왔을 때는 반갑게 맞이하며 바로 정서적 안정을 되찾고 다시 편안해진다. 일관되고 아동의 요구에 민감하게 반응하는 양육자의 영아에게서 나타나는 애착 유형이다. 영아는 양육자를 안전기지(Secure base)로 인식한다.

(2) 회피애착(Avoidant attachment)

연구대상의 20%를 차지하며, 회피애착 유형의 영아는 양육자의 동태를 살피지만 내적으로 불안하고 애착행동을 표현하지 못하는 불안정 애착 유형이다. 영아는 어머니와 분리되었을 때 스트레스를 덜 받고, 어머니가 방으로 다시 돌아와도 관심을 보이지 않거나 회피한다. 어머니가 가까이 접근하려고 하면 거부하지는 않지만 붙어 있지도 않다. 또한 낯선 사람을 어머니와 동등하게 대하며, 어머니와 동일한 방식으로 관심을 보이지 않거나 무시한다.

(3) 저항애착(Resistant attachment)

연구대상의 10%를 차지하며, 저항애착 유형의 영아는 어머니가 방을 떠나기 전부터 불안정한 모습을 보이는 애착 유형을 보인다. 항상 어머니 가까이에 머무르려고 하고 어머니 옆에 붙어서 능동적인 탐색을 거의 하려 들지 않는다. 어머니가 방을 나가면 심한 스트레스를 받는다. 어머니가 다시 방으로 돌아와서 접촉을 시도하고, 안아주어도 영아는 화를 내고 저항하며 편안함을 얻지 못하고 분노를 보이면서 쉽게 달래지지 않는다. 낯선 사람이 다가와서 위로를 해도 거부한다. 양육자의 양육반응을 예측할 수 없음에서 나타나는 행동이다.

(4) 혼란애착(Disorganized attachment)

연구대상의 5~10%를 차지하며, 혼란애착 유형의 영아는 가장 불안정한 유형으로 회피애착과 저항애착이 결합된 유형이다. 낯선 상황 실험에서 가장 큰 스트레스를 받고 가장 불안정 애착 유형이다. 어머니가 방으로 돌아온 후에도 굳은 표정으로 어머니에게 접근하거나 안아주어도 시선을 피하기도 하고 어머니 근처로 다가가려 하다가도 어머니가 가까이 오면 갑자기 피하는 등 멍하고 혼동되거나 두려워하는 반응을 보인다.

 요약

- 보울비(Bowlby)는 영아의 신호나 행동에 주 돌봄제공자의 반응이 상호작용하면서 애착이 형성된다고 하였다.

- 보울비(Bowlby)는 영아의 발달 단계와 관련하여 애착의 발달 단계를 전 애착 단계, 애착형성 단계, 애착 단계, 상호관계형성 단계로 분류하였다.

- 에인스워스(Ainsworth)는 양육자와 애착관계가 좋으면 안정적인 관계를 형성하지만, 애착관계가 원만하지 못한 경우는 양육자와 있을 때 불안한 관계를 형성한다고 하였다.

- 에인스워스(Ainsworth)는 '낯선 상황 실험'을 통해, 애착을 안정애착, 회피애착, 저항애착, 혼란애착의 네 가지 유형으로 구분하였다.

- 영아 애착의 질은 성장하면서 사회적 관계를 예측할 수 있다. 즉, 처음의 대인관계가 이후의 대인관계에 영향을 미친다고 설명할 수 있다.

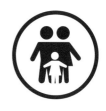

정신분석 이론

· 프로이드(Freud)와 에릭슨(Erikson)의 심리성적발달 단계와 심리사회 발달 단계를 비교하여 설명할 수 있다.
· 프로이드(Freud)와 에릭슨(Erikson) 이론의 각 발달 단계별 특성을 알고 단계별 발달 과제를 설명할 수 있다.

 개요

프로이드(Freud) 이론의 심리성적발달 이론과 에릭슨(Erikson)의 심리사회발달 이론의 과제는 인간 생의 초기 경험이 생의 후기 경험에 심리성적발달 이론 기초가 된다고 설명하고 있다. 발달 단계를 프로이드(Freud)는 5단계, 에릭슨(Erikson)은 전 생애를 8단계로 제시하였다.

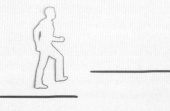

1. 프로이드(Freud) 이론

프로이드(Sigmund Freud)는 1856년 체코에서 출생하였다. 가난한 환경 속에서도 매우 뛰어난 성적으로 훗날 비엔나 대학의 의학학위를 받은 심리학자이며 의사이다. 프로이드(Freud)의 관심사는 신경계의 측면에서 신경성 질환의 심리적인 원인을 연구하는 부분이며, 꿈의 해석, 자아와 이드 외 다양한 저서를 남겼다.

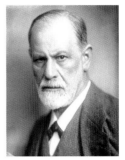

Sigmund Freud, 1856~1939

1 프로이드(Freud) 이론의 정신세계

프로이드(Freud)는 인간의 정신세계를 의식(Consciousness), 전의식(Preconsciousness), 무의식(Unconsciousness)의 3가지 단계로 설명하였다. 이후 이 3단계에 역동적인 개념을 도입하여 원본능(Id), 자아(Ego), 초자아(Superego)의 개념을 도입하였으며, 출생부터 성장까지의 발달 진행에 따라 정신세계에 존재하는 욕구에 의해 끊임없이 정신에너지가 움직이는 것을 설명하고 있다.

인간의 의식 수준인 의식-전의식-무의식과 인간의 마음 구성요소인 원본능-자아-초자아가 서로 상호 역동적인 개념으로 연결되어 인간의 성격발달과 형성에 영향을 준다고 설명하고 있다.

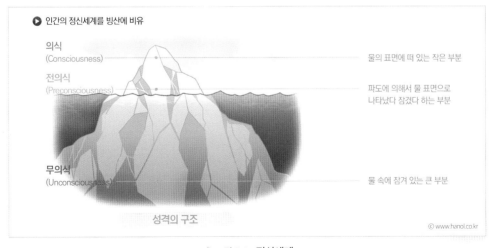

🌼 그림 2-1_ 정신세계

(1) 의식(Consciousness)

프로이드(Freud)는 의식의 단계를 빙산에 비유하고 있는데, 빙산의 물위 부분을 의식(Consciousness)으로 설명하고 대부분이 현실에서 쉽게 알아차릴 수 있는 부분을 의미한다. 대부분의 자아 영역이 이에 포함되며 초자아의 일부도 포함된다. 합리적인 생각과 신중한 결과를 이끌어 내도록 하는 영역이며 감각과 감정에 관계하고 깨어 있을 때만 작용하는 특성이 있다.

(2) 전의식(Preconsciousness)

전의식은 회상이나 사고, 주의집중 등을 통해 의식으로 끌어올리기가 가능한 부분이다. 이때, 수용할 수 없는 무의식적 기억은 의식으로 갈 수 없도록 돕는 칸막이 역할을 한다. 자아와 초자아의 영역이 이에 속하며, 전의식의 경우 마음을 집중하면 의식의 영역으로 갈 수 있다.

(3) 무의식(Unconsciousness)

무의식은 의식 밖에 존재하므로 일반적인 의식 상태에서는 자각하지 못하며 빙산의 물 아래 숨겨진 부분으로 마음에서 가장 큰 부분을 차지한다. 무의식은 개인이 전혀 자각할 수는 없으나 인간의 행동에 큰 영향을 미치며, 성격의 구조에서는 원본능과 초자아의 영역에 속한다.

2 프로이드(Freud) 이론의 성격 구조

프로이드(Freud)는 인간의 마음을 구성하는 요소로 원본능(Id)-자아(Ego)-초자아(Superego)의 단계를 제시하고, 이들 구성요소가 성장하면서 끊임없는 갈등 단계를 형성하는 과정을 통해 성격의 균형적인 요소가 형성된다고 설명하고 있다.

자아가 약한 사람은 자아 조절기능 부족으로 갈등이 유발되고, 이러한 갈등이 해결되지 못할 경우 지속적으로 불안감이 야기되며, 이는 성격의 장애요인으로 진행될 수 있다. 따라서 원본능-자아-초자아의 각 시기별 균형적인 갈등과 해결이 성장과 발달 및 성격 형성에 무엇보다 중요하다.

마음의 구조 그림은 의식-전의식-무의식의 정신세계와 그 정신세계와 관계하는 마음의 구조인 원본능-자아-초자아의 단계 구조를 설명하고 있다.

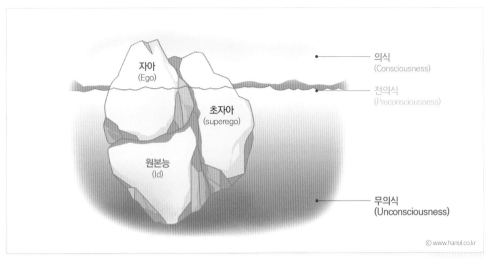

🔹 그림 2-2_ 마음의 구조

(1) 원본능(Id)

원본능은 출생 시부터 나타나는 인간의 가장 원시적인 부분으로 3가지 성격 구조 중 가장 먼저 나타나고 발달하는 단계이다. 정신에너지는 무의식의 단계에 속한다. 인간의 본능은 성적 본능, 공격적 본능, 자기보존 본능으로 나누어지며, 쾌락의 원리에 따라 움직인다. 원본능은 무의식의 세계에서 전 생애에 걸쳐 나타나지만 점차 성장하면서 건전한 발달의 단계를 거치며 점점 작은 비율로 나타난다. 원본능은 이후에 성장된 단계인 자아의 단계나 초자아의 단계로 발전하게 된다.

(2) 자아(Ego)

자아는 대부분 영아기 초기 단계에서부터 발달의 시기를 갖는다. 현실의 원리를 중심으로 지배되며, 이상적이고 비현실적인 상황을 조절하며 절제되고 도덕적인 상황으로 만들기 위해 노력하는 것이다. 통제가 가능하며, 자신 내면의 세계를 자신이 원하는 방향으로 설정이 가능하도록 하는 단계이다. 자아의 단계는 현실과의 상호작용을 통해 발달하는 것이다. 또한, 인간의 본능적인 사고의 시작에서 절제되면서 상호 논리적으로도 설명되어지고, 이를 통한 합리적인 사고가 가능한 과정을 이차적 사고 과정이라고 정의한다.

(3) 초자아(Superego)

초자아는 자아의 단계에서 사회적인 학습과 가족과의 관계 등에서 사회적인 상호작용을 통해 후천적으로 형성되며 학령전기에 나타나서 청소년기까지 발달된다. 사회적인 상호작용을 통해 형성되는 개인의 양심이나 도덕성을 바탕으로 자신의 행동이 옳은지 아닌지를 판단해 준다. 초자아는 도덕성이나 양심을 어기면 죄책감이 형성되고 잘 하는 행동에 대하여 긍정적인 보상을 형성하며 이상적인 자아상을 형성해간다. 초자아의 단계는 원본능의 욕구에서부터 현실적인 단계 지향의 자아와 도덕적-양심적인 단계 지향의 초자아의 3가지 단계를 적절하게 중재할 수 있다. 만약 자아의 단계가 약한 경우 초자아의 단계에서 조절 기능이 되지 않아 성격적인 장애가 나타날 수도 있다. 단계별 시기에 맞는 원본능-자아-초자아의 단계 형성이 중요하다.

3 프로이드(Freud) 이론 단계의 특성(심리성적발달 단계를 중심)

프로이드(Freud)는 인간의 성격이 어릴 때 자신과 가장 밀접한 양육자와의 관계에서 기인하여 형성된다고 하였다. 또한, 프로이드(Freud)는 성인이 된 이후 영향을 미치는 인간의 본능 중 가장 중요한 에너지를 성 에너지(Libido)라고 제시했다. 성 에너지는 각 연령별 신체의 각 부위별로 집중하게 되고 이는 발달 단계별로 다르다. 신체의 각 부위별 단계는 구강기와 항문기 그리고 남근기, 잠복기와 생식기로 나뉘고, 각 단계별로 쾌락의 욕구를 충족할 경우에는 다음 단계로 순차적인 발달이 가능하나, 욕구 좌절 시에는 고착이 되어 다음 단계로 넘어가기 어려우며 이는 성격 형성에 영향을 미친다.

(1) 구강기(Oral stage; 출생 시~18개월)

구강기(Oral stage)는 출생 시부터 약 18개월의 시기까지를 의미한다. 이 시기 가장 밀접한 첫 양육자는 어머니이며, 어머니와의 관계 형성이 성장발달과 이후 성격 형성에 큰 영향력을 형성한다. 예를 들어 아이의 울음소리에 대한 양육자의 반응도 성격 형성에 영향을 미친다. 이 시기는 구강 자극에 집중되어 있는 시기로 물기, 씹기, 소리 내기 등의 구강기 활동을 통해 욕구를 충족하고, 충족이 되면 만족감과 편안함을 얻고 긍정적인 측면의 성격으로 성장하며 다음 단계로 넘어가게 되나 그렇지 못할 경우 그 단계에 머무는 고착이 형성되고 훗날 성격적인 측면에서 다양한 행동의 장애 양상으로 나타날 수 있다. 구강기 고착화로 인한 행동 양상은 주로 자기중심적인 비평이나 판단, 빈정거림, 손톱 깨물기나 입술 깨물기, 지나친 수다나 흡연, 과식이나 과음 및 손가락 빨기 등의 행동이다.

(2) 항문기(Anal stage; 18개월~3세)

항문기(Anal stage)는 18개월부터 3세까지의 유아기를 의미하며, 주로 배변훈련과 관련된 부분이 중심이 된다. 이 시기의 유아는 항문 괄약근 등의 발달로 항문의 수축과 이완을 시작하게 되고 이에 배변을 보유하거나 배설하면서 쾌감과 만족감을 형성하게 된다. 배설훈련 과정에서 사회적인 통제를 받으며 규범을 배우고 학습하게 된다. 그러나 지나친 통제는 아동의 항문기적 성격 형성에 장애를 주고 다음 단계인 남근기로 넘어가지 못하게 한다.

항문기에서 배변훈련이 잘 되고 만족과 쾌감을 형성한 아동은 성격적인 부분에서 자존감과 자율성이 형성되나, 이 시기에 고착이 되면 지나친 엄격, 지나친 청결, 강박이나 결벽증 등을 보일 수 있고, 타인에게 인색하거나 반대로 심한 낭비벽 등의 장애로 나타날 수 있다.

(3) 남근기(Phallic stage; 3~6세)

남근기(Phallic stage)는 3~6세까지의 학령 전 아동기로 아동의 기본성격이 형성되는 시기이다. 프로이드(Freud)는 이 시기를 동성 부모에 대한 동일시를 통해 원본능-자아-초자아 간의 관계가 형성되고, 성격이 형성되는 가장 중요한 시기로 보며, 아동은 항문에서 생식기로 쾌감이 넘어가는 단계이다.

동성 부모와의 동일시 현상은 이성 부모 소유의 불가로 인한 포기에 기인되며, 남근기의 남아는 오이디푸스 콤플렉스(Oedipus complex), 여아는 엘렉트라 콤플렉스(Electra complex)를 경험하게 된다.

오이디푸스 콤플렉스(Oedipus complex)는 남자아이에게 발생되며 이는 이성 부모인 어머니에 대한 성적인 애착이 형성됨과 동시에 아버지에 대한 경쟁의식이 생겨나는 것을 의미한다. 이에 아버지에 대한 원망과 적대감이 형성되고 물리적으로 이길 수 없는 상황임을 알게된다. 또한 아버지의 성기와 자신의 성기를 비교하여 열등감 등이 생성되고 더 심한 경우 아버지가 자신의 성기를 공격할 수 있다는 거세 불안 등을 나타내기도 한다. 아동은 아버지에 대한 거세 불안의 억압과 어머니에 대한 성적 욕망을 억제하고, 아버지와 자신을 동일시하게 되며 동성 부모의 성 역할을 학습하고 동시에 동성 부모의 성격 등에서 오는 도덕적·윤리적 상황을 학습하게 된다. 이러한 과정을 통해 아동은 자아 이상과 양심, 도덕성 등의 성격이 발달하게 되나, 이 시기에 양육자와의 관계에서 갈등의 상황이 해결될 수 없고 고착되면 남근기적 성격 유형으로 초자아 형성 장애로 인한 반사회적인 성격이 형성될 수 있다.

엘렉트라 콤플렉스(Electra complex)는 이 시기의 여아에게 나타나며, 오이디푸스 콤플렉스(Oedipus complex)와는 상반되는 여아의 아버지에 대한 성적인 애착의 형성과 동시에 어머니에 대한 경쟁의식 발현을 의미한다. 여아는 자신에게 없는 음경에 대한 부러움과 선망인 음경선망(남근선망)을 경험하게 되는데, 어머니가 자신에게 성기를 주지 않아서 자신에게 음경이 없다고 생각하며, 어머니를 원망하게 되고, 성기가 없음으로 인해 열등감 등을 경험하게 된다. 아동은 아버지에 대한 성적인 욕망과 사랑, 애착 등을 통한 욕망을 억제하고 아버지와의 관계 확립을 위해 어머니에 대한 거부감을 동일시로 선택하여 어머니의 가치를 수용하고 받아들인다. 여아 또한 이 시기의 갈등이 해결되지 않으면, 남근기적 성격에 머물게 되는데, 여아의 남근기적 성격은 겸손한듯하지만 매우 과시적이거나 오만하고 공격적이며 반사회적인 성격의 양상을 나타낸다. 이러한 성격은 불안증이나 신경증 등을 유발할 수 있고 사회적인 행동에 부적응을 초래한다.

(4) 잠복기(Latent stage; 6~12세)

잠복기(Latent stage)는 남근기 이후 6~12세까지의 학령기이며, 이 시기는 구강기, 항문기, 남근기 등 이전의 모든 단계에 대한 기억이 일시적으로 억압되는 단계이다. 이 시기의 아동은 그전 욕구의 기억을 모두 잊어버리고 특히 남근기의 성적 역할 혼돈 갈등인 오이디푸스 콤플렉스(Oedipus complex)와 엘렉트라 콤플렉스(Electra complex) 등이 모두 해결되며 자신의 성적인 역할을 수용하게 되는 시기이다.

원본능의 억제에서 초자아로 정신세계가 발전하게 되며, 이 시기 아동의 가장 큰 특성은 사회적인 배움과 관계를 형성하는 것이다. 학습활동 등의 지적 영역과 또래 집단 간의 사회적인 역할 확립, 아동의 놀이와 운동 등에 에너지를 집중하는 단계로 사회적인 관계가 형성되는 시기이다.

(5) 생식기(Genital stage;12세 이후)

생식기(Genital stage)는 12세 이후 청소년기의 시기를 의미하며, 일시적으로 억압된 남근기의 성적 에너지가 다시 재생되어 성기로 집중되어지는 시기이다. 자아와 초자아의 균형을 다시 잃고 이성 부모에 대한 성적 욕망과 혼란이 다시 일어나면서 갈등을 경험하게 된다.

이전 남근기 시기의 순조로운 진행 여부가 성격의 특성에 영향을 미치는데, 남근기에 순조로운 발달을 이루게 되면 건전한 애정과 타인과의 관계 형성의 협동심, 타인에 대한 이해와 배려 등의 성격이 형성되나, 남근기에 억압이라는 방어기전이 고착될 경우, 성적 역할 혼돈에 실패하여 원만한 이성관계의 어려움, 권위에 대한 반항, 성적 에너지 충동 등의 비행 양상을 나타내기도 한다.

또한 이 시기의 중요한 또 하나의 특성으로 생식이 가능한 시기라는 점에서 이성에 대한 관심이 집중된다는 점이다. 따라서 부모 외의 타인과의 친밀감을 형성하고 이성에 관심과 친밀감이 형성되어 건전한 애정으로 발전할 수 있는 중요한 시기이다. 이전의 억압이라는 방어기제를 통한 원본능의 욕구를 부정하면서 초자아를 조절하여 갈등에 대응함으로써 이전의 남근기의 발달 단계 만족과 고착의 양상에 따라 성적 갈등, 사회적인 문제, 청소년 비행 등의 심각성도 나타날 수 있는 시기이므로 프로이드(Freud)는 남근기를 발달 시기 중 가장 중요한 단계로 설명하고 있다.

이상으로 프로이드(Freud)의 인간발달 단계 5단계를 살펴보았다[표 2-1]. 일부 학자들에게서 프로이드(Freud)의 이 같은 심리성적발달 이론은 인간성장발달에 너무 많은 중심을 성적인 부분에 둔 것과 아동을 대상으로 직접 연구되지 않고 성인들이 연구대상이 되었던 점 등을 이유로 이론의 한계성을 지적하는 비판적 견해도 존재했다.

표 2-1_ 프로이드(Freud)의 심리성적발달 단계

발달 특성	발달 단계	연령	특성
구강기 (Oral stage)	영아기	출생 시~18개월	• 첫 양육자와의 관계 형성이 성격에 영향 • 긍정적 구강기 - 긍정적 성격 형성 • 구강기 고착화 - 자기중심적인 비평이나 판단, 빈정거림, 손톱 깨물기나 입술 깨물기, 지나친 수다나 흡연, 과식이나 과음 및 손가락 빨기 등의 성격 형성
항문기 (Anal stage)	유아기	18개월~3세	• 항문 괄약근 등의 발달로 배변 보유나 배설의 쾌감에서 만족 형성 • 배설훈련 과정에서 규범학습 • 긍정적 항문기 - 자존감과 자율성 형성 • 항문기 고착 - 지나친 엄격, 지나친 청결로 강박이나 결벽증, 타인에게 인색하거나 반대로 심한 낭비벽 형성
남근기 (Phallic stage)	학령전기	3~6세	• 동성 부모에 대한 동일시를 통해 원본능 - 자아 - 초자아 간의 관계가 형성, 성격이 형성 • 남아는 오이디푸스 콤플렉스(Oedipus complex), 여아는 엘렉트라 콤플렉스(Electra complex)를 경험 • 긍정적 남근기 - 동성 부모의 성 역할 학습, 도덕적·윤리적 상황을 학습, 자아 이상과 양심, 도덕성 등의 성격이 발달 • 남근기 고착 - 반사회적인 성격 형성
잠복기 (Latent stage)	학령기	6~12세	• 구강기, 항문기, 남근기 등의 이전의 모든 단계에 대한 기억이 일시적으로 억압 • 남근기 성적 역할 혼돈 해결로 성적인 역할 수용 • 사회적인 배움과 관계를 형성
생식기 (Genital stage)	청소년기	12세 이후	• 일시적으로 억압된 남근기 성적 에너지 재생으로 성기에 집중 • 이전 남근기 시기의 순조로운 진행 여부가 성격의 특성에 영향 　- 남근기의 순조로운 발달 - 건전한 애정, 협동심, 이해와 배려 등의 성격 　- 남근기의 억압 - 이성관계의 어려움, 권위에 대한 반항, 성적 에너지 충동 등의 비행 양상 • 남근기의 발달 단계의 만족과 고착의 양상에 따라 성적 갈등, 사회적인 문제, 청소년 비행 등의 심각성도 나타날 수 있는 시기

2. 에릭슨(Erikson) 이론

에릭슨(Erik Homburger Erikson, 심리사회발달 이론의 창시자)은 심리사회발달 이론의 창시자로 1902년 독일의 프랑크푸르트에서 출생하였다. 덴마크 유태인인 어머니가 에릭슨(Erikson) 출생 전에 그의 생부와 헤어진 후 독일에서 그를 출산하였으므로 덴마크계의 혈통은 가졌으나 독일(유태계)에서 출생하여 성장한 부분이 그의 자아정체감 혼란의 이유이기도 하다. 따라서, 그는 자아정체성의 발달을 삶의 가장 중요한 관심사로 삼았다.

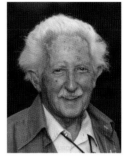

Erik Homburger Erikson,
1902~1994

1 에릭슨(Erikson) 이론 단계의 특성

에릭슨(Erikson)은 인간의 발달 단계 이론 연구에서 프로이드(Freud) 이론을 바탕으로 하였으나, 프로이드(Freud)가 청소년기까지를 5단계로 한 것과 비교하여 생의 전 단계를 중심으로 8단계 발달 과정을 제시한 부분에서 차이가 있다.

에릭슨(Erikson)은 인간발달 단계의 초점을 프로이드(Freud)의 성적인 부분과는 달리 인간의 사회적인 관계에 핵심을 두고 있다. 에릭슨(Erikson)은 인간은 나와 관계를 형성한 사람과의 사회적인 관계에서 부정적인 측면과 긍정적인 측면을 형성하면서 갈등을 해결하고

표 2-2_ 에릭슨(Erikson)의 심리사회발달 단계

발달 단계	발달 시기	발달 과제
영아기	출생 후 ~ 12개월	신뢰감 대 불신감
유아기	12개월 ~ 3세	자율성 대 수치심
학령전기	3 ~ 6세	솔선감 대 죄책감
학령기	6 ~ 12세	근면성 대 열등감
청소년기	12 ~ 18세	정체성 대 역할 혼란
성인 초기(성년기)	18 ~ 40세	친밀감 대 고립감
성인 중기(중년기)	40 ~ 65세	생산성 대 침체성
성인 후기(노년기)	65세 이후	통합감 대 절망감

위기를 극복하며 살아간다고 하였다. 이러한 발달 단계에서 가장 중요한 것은 건강한 발달 단계를 위한 긍정적 - 부정적 측면의 조화라고 강조하였다.

에릭슨(Erikson)은 전 생애를 거친 발달 단계를 통해 각 시기별 발달 과업을 제시했고 발달 단계별 과업의 성취와 수행이 되었을 때 다음 단계로의 조화로운 발달이 지속됨을 강조하며, 생의 전 단계를 8단계 발달 과정으로 나누고 단계별 발달 과업 제시와 극복위기를 통한 덕목성취를 제시하였다. 발달은 연속적으로 이루어지며 전 단계의 과업을 성취할 경우 다음 단계의 연속적인 발달이 이루어진다[표 2-2].

(1) 신뢰감 대 불신감(영아기; 출생~12개월)

출생~12개월(영아기)에 경험하게 되는 영아의 심리사회발달 단계 과제는 신뢰감 대 불신감(Trust vs mistrust)이다.

영아는 태어나면서 사회적으로 가장 가까운 양육자와의 심리사회적 관계를 형성하게 되며, 일반적인 경우 대상자는 부모이거나 어머니가 해당된다. 영아는 이때 자신의 욕구에 대한 충분한 충족과 어머니의 반응이 일치하면 신뢰감을 형성하게 되고, 반대로 만족스런 관계를 형성하지 못하면 불신감이 형성되어 이후 자기를 보호하기 위한 방어기제를 형성하게 된다.

에릭슨(Erikson)은 신뢰감 대 불신감의 적절한 조화가 중요하다고 설명하였다. 신뢰감과 믿음, 사회적인 친밀감과 적절한 자기방어기제의 조화가 균형을 이루어 발달할 때 영아는 성장하며 '희망(Hope)'이라는 덕목을 이루게 되고 덕목의 과제는 미래의 안전한 삶에 대한 믿음을 형성하게 된다.

(2) 자율성 대 수치심(유아기; 1~3세)

1~3세(유아기) 사이의 심리사회발달 단계 과제는 자율성 대 수치심이다.

에릭슨(Erikson)은 1~3세의 유아는 이전에 형성된 신뢰감 대 불신감의 균형으로 형성된 신뢰감을 바탕으로 외부의 새로운 활동 탐색 시기를 갖게 된다고 하였다. 유아는 다양한 환경의 기회 경험으로 새로운 탐색을 통한 자율성을 형성하게 되고, 자신감과 함께 독립심도 형성하게 된다. 유아의 자율성은 주변 타인의 행동을 모방하고 배움으로 형성되는데, 유아기 사회적인 관계에서 지나친 자율성을 주어 통제가 되지 않을 경우 완강한 거부나 떼쓰기 등의 형태로 표현될 수 있다. 반대로 양육자의 지나친 간섭이나 통제는 위기극복력 부족으로 갈등단계를 실패하게 되고, 이는 회의감으로 작용하여 수치심을 형성하게 된다. 따라서 너무 지나친 양육자의 유아에 대한 행동통제나 너무 방관적인 자율도 유아의 발달 단계에서 주의가 필요하며 적절한 조화의 중요성이 무엇보다 요구되어진다.

유아기의 이러한 심리사회발달 단계의 갈등해결은 일생동안 성격의 형성에서 자기통제력의 기초가 되고, 자율성 대 수치심의 발달 과정이 적절한 조화와 균형을 이루며 성장 발달할 때 유아는 '의지(Will)'라는 덕목이 형성되어 스스로 결정할 수 있는 의지와 자제력, 적절한 자기통제력 등을 발휘할 수 있다.

(3) 솔선감 대 죄책감(학령전기; 3~6세)

3~6세(학령전기) 사이의 심리사회발달 단계 과제는 솔선감 대 죄책감이다.

이 시기의 아동 특성은 대범하고 호기심이 강해서 주변 환경의 변화에 대한 관심이 극도로 높아지고 질문이 많아지는 시기이다. 다소 과감한 아동의 충동적인 행동들이 일어나기도 하며, 이 상황마다 아동의 가장 밀접한 양육자와의 관계에서 아동의 심리사회적인 성격이 솔선감 대 죄책감의 양상으로 발전할 수 있다. 아동의 다소 충동적인 행동이나 호기심 등에 대한 충분한 기회를 제공하고 아동의 목표달성을 위한 시간과 환경 등이 충분히 제공될 때 비로소 아동은 본인의 목표달성에 따라 솔선감이 형성된다. 반대로 아동의 호기심이나 충동적인 행동들에 규제가 가해지거나 질책이나 꾸중으로 아동의 목표달성이 좌절될 경우 아동은 목표성취에 실패하게 되어 죄책감이 형성된다. 이 시기의 죄책감은 아동의 잦은 충동적인 행동을 다소 막을 수 있는 심리기전으로 볼 수도 있다. 무엇보다 솔선감이 형성될 수 있는 상황과 일정 죄책감이 형성될 수 있는 상황의 균형이 아동의 성장발달에 긍정적이고 발전적인 영향을 주며 솔선감 대 죄책감의 균형적인 발달을 통해 아동은 '목적(Purpose)'이라는 덕목을 형성하게 된다.

(4) 근면성 대 열등감(학령기; 6~12세)

6~12세(학령기) 사이의 심리사회발달 단계 과제는 근면성 대 열등감이다.

아동은 그가 속한 사회, 가정조직에서 성공적인 기능과 그의 역량을 통한 지식과 기술의 획득을 통해 만족감을 느끼게 되고, 이는 아동에게 근면성이란 결과물을 만들어 준다. 반면에 아동이 원하는 역할을 수행하지 못하거나 그 역할에 미치지 못한다고 생각하게 되면 열등감이 형성되어 자신의 가치를 중요하지 않은 것으로 느끼게 되고, 이는 사회관계 속에서도 자신감을 잃고 원만한 관계의 형성이 어렵다. 이 시기의 아동은 학교라는 사회조직에서 성장하게 되므로 아동의 근면성 대 열등감의 주 과제는 학교에서의 공부나 성적 등을 통해 주로 획득하게 된다. 이 시기의 아동은 근면성 대 열등감의 조화와 균형을 통해 성장 발달하고 근면성 대 열등감의 적절한 균형은 '유능함(Competence)'이라는 덕목을 형성하게 된다.

(5) 정체성 대 역할 혼란(청소년기; 12~18세)

12~18세(청소년기) 사이의 심리사회발달 단계 과제는 정체성 대 역할 혼란이다.

이 시기를 청소년기라 하고, 이 시기의 청소년은 자아정체성을 확립하는 시기이다. 즉, 자신이 누구인지, 무엇을 하기 위해 사는지, 자신의 존재와 역할에 대해 장래의 책임감 등에 대해 고민하고 해결해야 할 과제가 확립되는 시기로 청소년기의 가장 중요한 과업의 형성 시기이다.

이 시기 청소년은 급격한 신체의 변화를 통해 성적으로 성숙하게 되며 공부나 학교 선택, 이성에 대한 관심 등으로 본인이 자신의 미래와 관련된 많은 선택과 결정을 하면서 많은 노력과 부단한 경험을 통해 자아정체감을 형성해 나가게 된다. 자아정체성은 자연적으로 만들어질 수 없으며 본인의 노력을 통해 형성되어진다. 따라서 이 시기의 자아정체성이 잘 형성된 청소년은 자신의 역할에 대한 인식을 명확히 함으로써 부모와 친구 간의 관계 등에서도 자신의 역할을 수용하고 책임감 있게 통합할 수 있다. 반대로 자신의 사회적인 위치나 환경 등을 받아들이지 못하거나 역할에 대한 혼돈을 겪게 된다면 정체성의 혼란이 일어나게 되고 이러한 역할 혼란은 목적 없는 방황이나 미래에 대한 불안감으로 의미 없는 시간과 더불어 절망감에 이르게 되기도 한다. 절망감이 극에 달한 청소년은 비행청소년으로서의 약물 남용, 폭력, 알코올 중독 등의 반항적인 행동을 나타내게 된다.

따라서 자아정체성 확립은 청소년기의 중요한 과업이며, 이 시기의 자아정체성과 정체성 혼돈의 균형을 통해 집단이나 사회조직에서 어려움이나 힘듦을 이겨내고 충성을 유지할 수 있는 '충실(Fidelity)'이라는 덕목이 형성된다.

(6) 친밀감 대 고립감(성년기-성인 초기; 18~40세)

18~40세(성년기-성인 초기) 사이의 심리사회발달 단계 과제는 친밀감 대 고립감이다.

친밀감이란 나와 다른 타인과의 좋은 관계 형성을 의미하며, 이는 나와 관계 형성이 좋은 경우 타인과의 관계 형성이 잘 될 수 있음을 의미한다.

청소년기의 자아정체성 확립의 균형이 잘 된 경우 타인에 대한 거부감을 수용하고 나와 다른 타인과의 관계의 수용을 통해 친밀감을 형성할 수 있으며, 반대로 청소년기 정체성의 혼돈을 맞이하여 성인이 된 경우 타인에 대한 수용과 이해가 어려우므로 친밀감을 형성하기 어렵게 된다. 이러한 어려움은 외로움과 고립감을 형성하게 된다.

친밀감과 고립감의 적절한 균형을 통해 서로 간에 존중하고 헌신, 배려할 수 있는 '사랑(Love)'의 덕목이 형성되며, 사랑은 인간관계의 상호작용에서 중요한 구성요소이자 인간 삶에 중요한 힘을 가지고 있다.

(7) 생산성 대 침체성(중년기-성인 중기; 40~65세)

에릭슨(Erikson)은 성인 초기 이후 40~65세를 성인 중기(중년기)로 분류하고 이 시기의 가장 중요한 심리사회발달 단계 과제를 생산성 대 침체성으로 보았다. 이전의 6단계 발달 단계별 특성이 균형을 이루어 발달 과업인 덕목을 잘 형성하면 중년기 시기에는 가정과 직장 그리고 지역사회조직에서 만족을 얻게 된다.

이러한 만족은 중년기의 생산성 만족감을 형성하여 가정, 직장, 지역사회에서 안정된 삶을 형성하고 만족하게 된다. 이때의 생산성은 단지 가정에서 출산의 역할보다는 출산 후 자녀의 양육과정 그리고 양육을 통한 자신의 열정과 헌신을 통한 보람을 느끼고, 직장이나 사회조직에서는 다양한 팀 구성원 간의 결실 업무의 성취를 통한 리더십 함양 그리고 본인의 업무 결실에 따른 만족감을 모두 형성한 경우 생산성이라는 성숙된 성인의 힘을 얻게 된다.

반대로 가정에서 자녀의 출산과 양육과정의 실패, 직장이나 사회에서 리더로서 역할 부족이나 자신의 역할에 대한 결실의 미흡함 등으로 실패했다는 생각이 들게 되면 침체성을 경험하게 된다. 이러한 침체성은 타인에 대한 이해나 관용보다는 자기중심적인 사고를 갖게 하며, 이는 타인 간의 관계 어려움을 더 야기하게 되어 가정이나 지역사회, 직장 등에서 본인의 성숙한 어른으로서의 역할 확립을 어렵게 만든다.

성인 중기(중년기)의 생산성과 침체성의 균형은 자신뿐만 아니라 주변 지역사회나 조직 그리고 가정 등에 자신의 헌신과 보살핌 그리고 사랑을 실천하는 힘인 '배려(Care)'라는 덕목을 형성한다.

(8) 통합감 대 절망감(노년기-성인 후기; 65세 이후)

전 생애 8단계의 발달 과정 중 가장 마지막 단계는 65세 이후 노년기로 심리사회발달 단계 과제는 통합감 대 절망감이다.

이 시기의 특성은 자녀가 결혼을 함으로써 부모 역할에서 자유로워지고 직장을 은퇴하게 되며, 건강 또한 약해지고 나이가 많아짐에 따라 노화와 죽음을 생각하게 되며 자신의 삶을 돌아보게 되는 시기이기도 하다. 에릭슨(Erikson)은 이 시기를 어떻게 맞이하는지가 중요하며 성공적인 삶은 결국 이 시기에 찾아오는 신체적 늙음, 사회적 은퇴, 부모 역할의 벗어남 등의 결과를 어떻게 수용하고 맞이하는가 하는 개인의 수용능력에 따라 달라진다고 하였다. 생의 의미와 가치를 느끼고 지금까지 살아온 삶에서의 보람을 느끼게 되면 편안함과 여유로움을 가질 수 있는 통합감을 형성하게 되고, 반대로 자신이 지금까지 살아온 인생의 가치가 무의미하게 느껴지고, 실망스러움을 느끼게 되면 절망감을 형성하게 된다. 이 시기에는 자신의 현재를 받아들이고 과거를 돌아보며 적절한 만족감을 느끼고 다가올 죽음 앞에서도 유연하게 받아들일 수 있는 심리적인 힘 형성이 중요하다.

이러한 노년기의 지적인 힘은 통합감과 절망감의 균형을 적절히 이루게 되어 생기는 '지혜(Wisdom)'라는 덕목을 발달시키게 된다.

이상에서 프로이드(Freud)와 에릭슨(Erikson)의 발달 단계 이론을 알아보았고, 이들 이론의 비교를 [표 2-3]에서 제시한다.

표 2-3_ 프로이드(Freud) - 에릭슨(Erikson)의 발달 단계 비교

프로이드(Freud)	발달 단계	연령	에릭슨(Erikson)
구강기(Oral stage)	영아기	출생 시 ~ 18개월	신뢰감 대 불신감
항문기(Anal stage)	유아기	18개월 ~ 3세	자율성 대 수치심
남근기(Phallic stage)	학령전기	3 ~ 6세	솔선감 대 죄책감
잠복기(Latent stage)	학령기	6 ~ 12세	근면성 대 열등감
생식기(Genital stage)	청소년기	12세 이후	정체성 대 역할 혼란

요약

- 심리사회발달은 프로이드(Freud)의 심리성적발달 이론과 에릭슨(Erikson)의 심리사회발달 이론으로 분류된다.

- 프로이드(Freud)는 인간의 정신세계와를 의식 - 전의식 - 무의식으로 구분하고, 성격 구조를 원본능 - 자아 - 초자아의 단계로 구분하여 각 단계별 시기와 특성의 연관성을 설명하였다.

- 프로이드(Freud)는 인간의 발달을 욕구 충족을 중심으로 '구강기 - 항문기 - 남근기 - 잠복기 - 생식기'의 5단계로 분류하였고, 각 단계별 욕구 충족이 이루어질 경우 다음 발달 단계로 넘어갈 수 있으며 이는 이후 성격 형성에 영향을 줄 수 있다고 하였다.

- 에릭슨(Erikson)은 심리사회발달 이론에서 인간의 발달을 전 생애를 기준으로 8단계로 분류하고, 각 단계별 이루어야 할 과제와 덕목을 제시하였다.

인지발달 이론

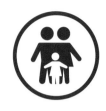

- 피아제(Piaget)의 인지발달 개념과 단계를 설명할 수 있다.
- 비고츠키(Vygotsky)의 사회문화적 인지발달의 개념을 설명할 수 있다.

개요

인지발달 이론(Cognitive-developmental theory)은 인간이 어떻게 사고하고, 이러한 사고가 연령에 따라 어떻게 변화하며 지식을 구성하는가에 대한 관점으로 접근한다. 피아제(Piaget)는 인간의 사고가 단계 이론에 따라 연속적으로 변화한다고 보았고, 비고츠키(Vygotsky)는 사고가 사회문화적 배경에 영향을 받아 성장한다고 보았다. 즉, 피아제(Piaget)는 인지발달이 인간 내부에서 시작된다고 보았고, 비고츠키(Vygotsky)는 인간과의 관계에서 시작된다고 본 것이다.

1. 피아제(Piaget) 이론

1 피아제(Piaget) 이론의 기본 개념

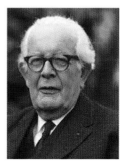

피아제(Jean Piaget)는 인간의 사고 과정이 연령에 따른 발달 단계에 따라 연속적으로 변화한다고 보았다. 이를 바탕으로 아동의 지적 능력과 인지기능이 발달하고, 환경과의 상호작용을 통해 성장한다고 하였다〈그림 3-1〉.

Jean Piaget, 1896~1980

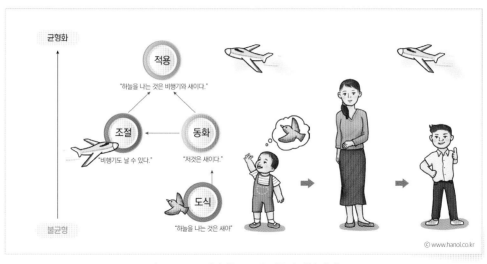

🔷 그림 3-1_ 피아제(Piaget) 이론의 기본 개념

도식(Shema)은 정보를 조직화하고 처리하는 단위를 의미하며, 특정한 사물이나 사건 또는 지식에 대한 사고적 분류를 말한다. 개인이 균형 상태를 유지하기 위하여 삶의 경험을 구조화시켜 조직하기 위한 사고의 기본단위이다. 도식은 감각운동 도식, 상징 도식, 조작 도식으로 구분할 수 있는데, 감각운동 도식은 아동들이 직접 경험하고 이에 반응할 때 사용하는 체계화된 행동 패턴을 의미한다. 영아의 경우에는 빨기 도식, 잡기 도식과 같은 단순한 반사행동으로 구성된다. 피아제(Piaget)는 영아에게는 정신적 표상능력이 없다고 하였는데, 이는 영아가 인지하는 지식은 감각 또는 지각이나 행동으로 구성된다는 것을 의미한다. 상징 도식은 아동들이 행동하지 않고 사물이나 사건에 대해 생각할 수 있는 것을 의미하며

2세 경부터 나타난다. 이 시기의 아동은 직접적인 경험이 아닌 정신적 상징을 통하여 경험을 정신적으로 표상할 수 있게 된다. 조작 도식은 어떤 논리적 결론에 도달하기 위해 본인의 사고를 대상으로 시행하는 정신적 활동으로 피아제(Piaget)는 7세 이후의 아동은 조작 도식이 가능하다고 하였다.

동화(Assimilation)는 이미 알고 있는 것에 의해 정보가 설립되어 가는 과정이다. 또한 새로운 경험이 각종의 도식에 통합될 준비가 될 때 발생한다. 새로운 정보를 수용함에 있어 도식을 수정하는 과정을 조절(Accomodation)이라 한다. 이러한 과정을 통해 문제를 해결하는 과정에서 새로운 인지구조의 형성이 가능해진다. 인간의 질서와 체계를 유지하려는 욕구가 있으며, 피아제(Piaget)는 이러한 욕구를 균형화(Equilibration) 또는 평형화라고 하였다. 인간은 본능적으로 평형 상태를 유지하고자 하며, 불균형 상태가 되면 균형화 상태로 되돌리고자 노력한다. 이러한 인지적 불균형을 경험하는 것은 인지의 폭을 넓혀줌으로써 인지발달에 도움을 준다.

2 인지발달 단계

피아제(Piaget)는 인간의 인지발달이 연속적인 시기를 통해 발달하는 것으로 보았으며, 각 단계는 [표 3-1]과 같다. 이러한 시기를 나누는 것은 중요하지만, 아동이 일정한 시기에 도달하는 연령은 차이가 있을 수 있으며, 절대적인 것은 아니다.

표 3-1_ 피아제(Piaget)의 인지발달

단계	시기	발달 내용
감각운동기 (Sensorimotor period)	0~2세	물건을 빨고 쥐는 등과 같은 행동을 통해 인지하는 시기
전조작기 (Preoperational period)	2~7세	비논리적, 비체계적인 사고방식이 나타나는 시기
구체적 조작기 (Concrete operational period)	7~11세	구체적 대상과 행동에 대해서는 체계적·논리적 사고가 가능한 시기
형식적 조작기 (Formal operational period)	11세 이상	구체적 대상이 없어도 추상적인 사고가 가능한 시기

(1) 감각운동기(Sensorimotor period; 0~2세)

감각운동기는 출생부터 생후 2년인 대략 24개월의 기간이다. 이 시기의 아동은 보고 듣고 물건을 빠는 등의 감각을 통해 경험하고, 이러한 경험을 신체적 운동과 활동으로 연결하여 주변을 받아들인다. 이렇게 단순하게 흡수되는 경험인 동화 과정을 통해 받아들여진 도식이 새로운 경험에 적응되면서 새롭게 이해하기 위한 조절의 과정을 거치게 된다. 이러한 과정을 거쳐 자신의 경험과 행동, 결과와의 관계에 대해 인지하고 환경과 상호작용을 하게 된다. 감각운동기는 [표 3-2]와 같이 6개 하위 단계로 구분할 수 있다.

표 3-2_ 감각운동기의 6가지 하위 단계

단계	시기	발달 내용
반사운동기 (Reflex activity)	출생 후 ~1개월	• 도식들이 주로 빨기, 잡기와 같은 원시적 반사행동으로 구성됨 • 빨기 반사로 입에 닿으면 빨려고 하면서 환경에 적응해 나가는 과정을 통해 빨기 도식은 경험에 의해 계속 수정되고 확장되면서 다양한 환경자극에 동화하여 받아들이고 이에 적응하며 균형화를 이룸
일차 순환반응기 (Primary circular reactions)	1~4개월	• 영아의 관심이 자신의 신체에 있는 시기로 반사기능 중 우연한 행동에 의해 재미있는 결과를 얻게 되면 계속적으로 그 행동을 반복하는 행동을 보임(=순환반응) • 빨기 도식을 가지고 있는 영아에게 우연하게 손이 입에 닿게 되면서 손가락을 빠는 행동을 반복적으로 시행함. 이후 영아는 손가락을 빨기 위해 계속적으로 시도를 하는 순환반응을 보임
이차 순환반응기 (Secondary circular reactions)	4~8개월	• 영아의 관심이 외부로 확대되면서, 외부에서 자신의 행동으로 주변 환경을 바꿀 수 있다는 것을 학습하고 이에 따라 행동을 조절함 • 우연히 딸랑이를 흔들어 소리가 났을 때, 영아는 딸랑이 소리를 다시 듣기 위해 딸랑이를 다시 흔드는 행위를 되풀이함 • 이 시기의 영아들은 대상영속성의 개념을 어렴풋이 인지하기 시작함
이차 순환반응협응기 (Coordination of secondary circular reaction)	8~12개월	• 이전에 학습한 도식들을 통합하고 재통합하여 행동을 협응하게 됨 • 딸랑이를 시각적으로 관찰하면서 동시에 촉각적으로 탐색하는 등의 협응행동을 보임 • 장난감을 집기 위해 가로막힌 상자를 치우는 행동을 할 수 있음 • 다른 이의 행동이나 특징을 모사하는 모방(imitation)행동을 보임
삼차 순환반응기 (Tertiary circular reactions)	12~18개월	• 의도적으로 물체에 대한 가능성을 탐색해 보며 결과를 알아가는 도식을 가짐 • 딸랑이를 강하게 흔들었다가 약하게 흔들었다가 하면서 자신의 행동이 딸랑이의 움직임이나 소리의 강도 등에 어떤 영향을 주는지 탐색하게 됨 • 호기심을 바탕으로 새로운 시도를 하고 창의적인 행동을 하게 됨 • 대상영속성과 모방행동이 완벽하지는 않지만 상당히 발달하게 됨
정신적 표상기 (Mental representation)	18~24개월	• 감각과 운동의 영역에서 습득하던 도식을 내재적 측면으로 표상하는 심상을 형성할 수 있게 됨 • 언어와 같은 상징(symbol)을 사용할 수 있으며, 행동하기 전에 생각할 수 있는 능력(=조작)을 점차 가지게 됨 • 지연된 모방(deferred imitation) ; 다른 사람의 행동을 바로 따라 하지 않고 시간이 지난 후에도 재현해낼 수 있음

이 시기의 특징은 대상영속성(Object permanence)에 대한 개념을 획득하게 된다는 것이다. 대상영속성이란 존재하고 있는 물체가 어떤 것에 가려져 보이거나 들리지 않아도 그것이 사라지지 않고 계속 존재하고 있다는 것을 인식하는 능력을 말한다〈그림 3-2〉.

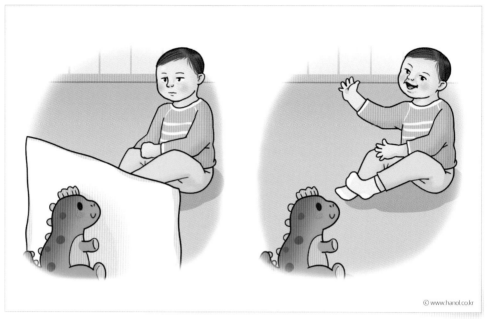

© www.hanol.co.kr

🔷 그림 3-2_ 감각운동기 아동의 대상영속성

(2) 전조작기(Preoperational period; 2~7세)

전조작기는 2세부터 7세까지의 시기를 말한다. 이 시기의 아동은 단순한 감각정보를 신체적 운동과 활동으로 연결하는 것을 넘어 언어적 표현, 이미지 또는 그림을 통해 나타내게 된다. 그러나 조작(Operation)적 사고를 하기는 이른 나이로 분류되며, 상징적 표상(Symbolic representation), 사고의 자기중심성(Centration)이라는 특징을 보이는 시기이다[표 3-3].

📝 표 3-3_ 전조작적 사고 하위 단계

단계	시기	발달 내용
전개념적 사고 (Pre-conceptual thinking)	2~4세	• 이전에 표현하지 못한 것들을 상징이나 기호로 사용하여 표현 • 자기중심적 사고와 물활론적 사고(=의인화)가 나타남
직관적 사고 (Intuitive thinking)	4~7세	• 보이는 대로 사물을 판단하는 직관적 사고의 경향을 보임 • 보존 개념을 통해 관찰 가능

전개념적 사고에서 보이는 자기중심적 사고는 자신과 타인의 관점이 구별되지 않는 것을 의미한다. 피아제(Piaget)는 세 개의 산 모형 실험을 통해 전조작기 아동의 자기중심성에 대해 설명하였다〈그림 3-3〉. 자기중심적 사고로 인해 전조작기의 아동은 주변 사물이나 현상이 자신을 위해 만들어진 것이라고 생각하고 상상과 현실을 명확히 구분하지 못한다.

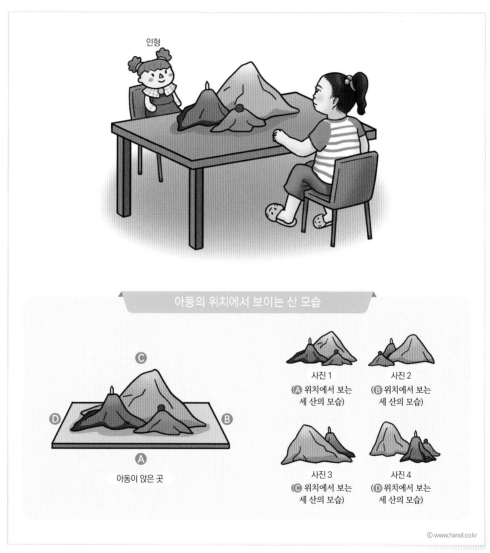

© www.hanol.co.kr

🌐 그림 3-3_ 세 개의 산 모형 실험(전조작기 아동의 자기중심성 표현)

물활론적 사고는 생명이 없는 대상이 생명체와 같이 움직이고 활동한다고 믿는 것을 의미한다. 창밖으로 보이는 달이 자신을 따라다닌다고 말하는 것이나 나무가 스스로 흔들어서 잎을 떨어뜨린다고 말하는 것을 예로 들 수 있다.

또한 이 시기의 아동은 물체의 외형이 변하더라도 물체의 구성이나 무게와 같은 속성은 변하지 않는다는 보존(Conserve) 개념을 알지 못한다. 〈그림 3-4〉와 같이 전조작기 아동에게 같은 양의 물이 담긴 두 컵을 주고 Ⓐ와 Ⓒ의 양을 물었을 때, Ⓒ컵의 물 높이가 더 높으므로 Ⓒ컵의 물의 양이 더 많다고 대답하는 것을 볼 수 있다.

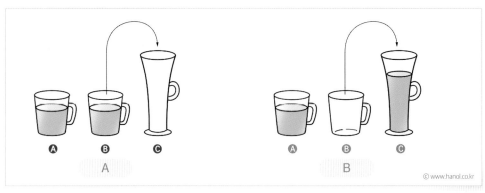

🔅 그림 3-4_ 전조작기 아동의 보존 개념(직관적 사고)

(3) 구체적 조작기(Concrete operational period; 7~11세)

구체적 조작기는 7~11세 사이 학령기 아동으로 이 시기의 아동은 사고를 논리적으로 조작할 수 있는 능력을 획득하게 된다. 그러나 관찰 가능한 구체적 대상이나 사건에 한정되어 사고하며, 추상적인 상황에서도 실제로 일어난 사건으로 생각하게 된다.

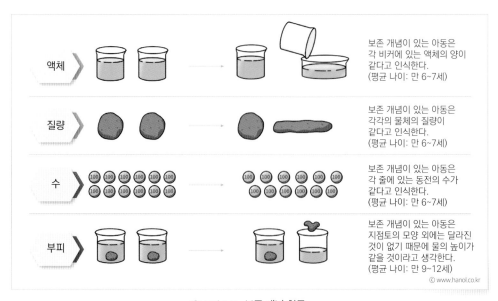

🔅 그림 3-5_ 보존 개념 획득

구체적 조작기 아동의 특징은 보존 개념 획득, 탈중심화, 가역적 사고, 유목화로 볼 수 있다. 이 시기의 아동은 한 문제를 두 가지 측면에서 동시에 고려할 수 있게 되면서 전조작기 아동에게서 불완전하게 나타난 보존 개념을 획득하게 된다. 수에 대한 보존 개념은 7세 경, 양에 대한 보존 개념은 8~9세, 무게는 9~10세, 부피에 대한 보존 개념은 11세 경에 획득된다〈그림 3-5〉.

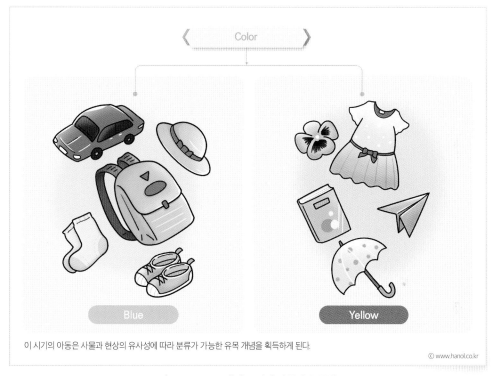

이 시기의 아동은 사물과 현상의 유사성에 따라 분류가 가능한 유목 개념을 획득하게 된다.

© www.hanol.co.kr

🌸 그림 3-6_ 구체적 조작기 아동의 유목화

또한 아동은 자기중심적 사고에서 탈피하여 점차 다른 사람의 측면을 고려하게 되는 탈중심화 경향을 보인다. 주어진 문제에 대해 단계적으로 사고하는 가역적 사고가 가능해지며, 대상을 유사성이나 특성에 따라 분류가 가능하게 되는 유목화의 특성을 가지게 된다〈그림 3-6〉.

(4) 형식적 조작기(Formal operational period; 11세 이상)

형식적 조작기는 청소년기에 발달하여 성인기까지 지속되는 인지발달의 단계이다. 피아제(Piaget)에 따르면 이 시기는 인지발달의 최종 단계이며, 청소년기의 정신적 조작은 고도의 균형 상태에 도달한다고 하였다. 또한 복잡한 추론 문제를 효과적으로 다룰 수 있는 시기라고 하였다. 형식적 조작기에서는 구체적인 사물이 없이도 상징적이고 추상적인 사고를 할 수 있게 된다. 또한 가설을 설정하고 검증하여 결론에 다다르는 가설-연역적 사고, 조합적 추리능력도 가능해진다.

3 피아제(Piaget) 이론의 평가

피아제(Piaget) 이론을 바탕으로 아이들의 인지적 발달을 촉진하는 방법으로 많은 연구가 진행되었다. 아이들의 인지 수준에 맞는 학습이 필요하고, 이를 뛰어넘는 선행학습은 바람직하지 않다고 하였으며 발달 단계에 적합한 사고능력을 키우는 것에 교육의 복표가 있다고 하였다. 이를 바탕으로 주입식 교육이 아닌 아동이 직접 탐구하며 발견할 수 있는 교육환경을 조성하여 주어야 한다고 하였다.

그러나 피아제(Piaget) 이론은 감각운동기와 전조작기 아동의 인지능력에 대해 과소평가하고 청소년의 능력은 과대평가하였다는 비판을 받고 있으며, 변화의 과정이 애매모호하고 아이들의 다양성을 설명하지 못한다. 또한 사회·문화적 환경이 인지발달에 미치는 영향을 고려하지 않았다는 점에서 한계가 있다.

 ## 2. 비고츠키(Vygotsky) 이론

1 비고츠키(Vygotsky) 이론의 기본 개념

비고츠키(Lev Semenovich Vygotsky)는 인간의 사고가 성장해 온 사회문화적 과정에 의해 영향을 받음을 주장한 이론가이다. 그에 따르면 인간의 행동을 분석하거나 이해하려면 그를 둘러싼 환경에 대한 분석과 이해가 필요하다고 하였다. 따라서 비고츠키(Vygotsky) 이론은 개개인의 발달 과정이 개인이 속한 사회문화의 산물로 보고, 인지발달은 개인의 능동적 탐색보다 다른 사람과의 사회적 상호작용에서 온다고 본다.

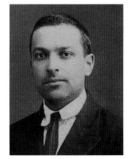

Lev Semenovich Vygotsky, 1896~1934

(1) 근접발달 영역

비고츠키(Vygotsky)는 아동의 지적 능력을 근접발달 영역의 개념으로 설명한다. 근접발달 영역(Zone of proximal development)이란 아동이 수행할 수 있는 인지기능의 범위를 일컫는다. 이는 스스로 문제를 해결할 수 있는 실제적 발달 수준과 도움이 있어도 문제를 해결할 수 없는 잠재적 발달 수준 사이에 위치한다. 실제적 발달 수준은 이미 완수된 발달의 결과로 정해진 아동의 정신기능 발달 수준을 의미한다. 즉, 이미 성숙한 기능이라고 간단하게 말할 수 있다. 근접발달 영역의 아동은 아직 성숙되지는 않았지만 발달의 과정에 있는 상태이다. 이 과정의 아동은 역동적인 상호작용을 통해 고차원적인 기능을 배운다. 고정된 영역이 아닌 끊임없는 상호작용이 일어나며, 아동 개개인에 따라 다르게 나타난다. 어떤 아동은 쉬운 개념을 이해하는 데에도 많은 도움이 필요하고, 어떤 아동은 작은 도움만으로도 큰 성과를 내기도 한다. 잠재적 발달 수준은 교사나 성인의 안내, 또는 능력 있는 또래 집단과의 협동을 통한 문제해결에 의해 결정된다〈그림 3-7〉.

이러한 근접발달 영역이라는 개념 자체가 비고츠키(Vygotsky)의 기본 전제를 따른다는 것을 의미한다. 비고츠키(Vygotsky)에 따르면 근접발달 영역은 아동의 현재 기능수준을 넘을 수 있도록 만들어 주는 모든 상황을 포함한다고 한다. 이런 상황을 통해 인지발달은 사회적 환경에서 처음 발달하며 점차적으로 아이가 스스로 통제하게 된다.

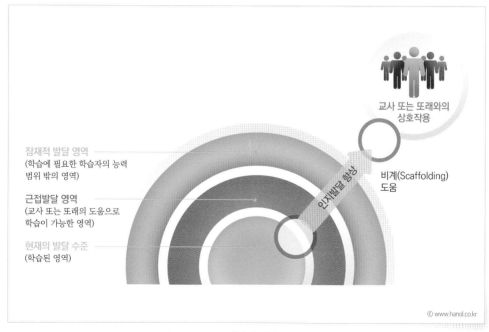

⚙ 그림 3-7_ 근접발달 영역과 비계 설정

(2) 비계(발판화, scaffolding) 설정

실제적 발달 수준에서 잠재적 발달 수준으로 넘어갈 수 있도록 아이에게 발판을 만들어 주는 것이 비계 설정이다. 아동의 어떠한 시도를 돕기 위해 일시적으로 안내를 제공하는 것을 말하며, 이는 외현적으로 나타나거나 신체적으로 보여질 필요는 없다. 비고츠키(Vygotsky)의 이론적 관점에 따르면 아동의 학습과 발달을 촉진하는 비계 설정 과정은 매우 의미 있는 행위이며, 이러한 비계 설정을 잘할 수 있도록 교사나 성인 또는 또래집단(동료)의 역할이 크다고 하였다〈그림 3-7〉.

(3) 사고와 언어의 발달

비고츠키(Vygotsky)는 아동의 발달에서 언어의 중요성을 강조하였다. 언어는 사회적 의사소통의 수단이며 사회적 경험을 표현하는 방법이라 하였고, 사고에 있어 필수적인 도구라고 정의하였다. 아동이 말하기를 배우면 두 가지의 방식으로 이를 사용하게 된다. 그중 한 가지는 다른 사람과 직접적인 의사소통을 하는 것이고 다른 한 가지는 혼잣말인데, 비고츠키(Vygotsky)는 이를 사적 언어(Private speech)라고 명명하였다. 사적 언어는 어려운 문제를 해결할 때 자신을 돕기 위해 사용되며 성장하면서 스스로에게 소리를 내지 않고 말을 하는 내적 언어로 변화하게 된다. 피아제(Piaget)는 아동의 사적 언어를 자기중심적이고 미성숙한 부분으로 보았으나, 비고츠키(Vygotsky)는 특히 학령전기 아동이 사적 언어를 사용하는 것이 사고발달의 중요한 도구로 보았다. 또한 언어와 사고는 근원이 서로 다른 상태에서 발생하여 나중에 합쳐진다고 하였으며, 사적 언어를 많이 사용하는 아동은 그렇지 않은 아동들보다 사회적으로 경쟁력 있다고 하였다.

언어를 포함하는 인간의 고등 정신기능은 사회적인 상호작용을 통하여 개인 간 수준에서 습득되고 그것을 내면화하여 개인 내 정신기능으로 성장 및 변화하는 것이라고 하였다. 특히 인간은 다른 동물과는 달리 언어라는 도구를 사용하기 때문에 인간의 상호작용은 결국 언어의 상호작용이라고 볼 수 있다.

비고츠키(Vygotsky)는 '개인 간 정신기능'이 '개인 내 정신기능'으로 변화되는 과정을 설명하기 위하여 내면화와 더불어 위에서 설명한 근접발달 영역이라는 개념을 사용한다. 이는 주변의 도움 및 학습에 의하여 발달이 촉진된다고 보는 그의 견해를 설명해주는 중요한 요소가 된다. 지식의 근원은 사회와 문화에 있고, 사회·문화적인 의미들이 학습을 통하여 아동들에게 내면화될 수 있으며 학습은 발달을 촉진하는 역할을 한다. 발달의 결과만이 아니라 고등 형태로 변하는 과정에 초점을 두기 위하여 근접발달 영역의 개념을 우선적으로 이해해야 한다.

2 비고츠키(Vygotsky) 이론의 평가

비고츠키(Vygotsky)는 지식을 형성하고 이러한 지식을 사용함에 있어 새로운 틀을 제공하였다. 실제로 진보적인 교육방법이나 수업모형 개발 시 많이 사용되어 연구되고 있다. 비고츠키(Vygotsky) 이론에 따르면 수업이 발달에 선행해야 하며 교육적인 측면에서 교사는 아동의 실제 발달 수준보다 발달 가능한 잠재력을 고려하여야 한다고 하였다. 또한 협동학습을 적극적으로 활용하여 또래집단과의 상호작용을 통해 근접발달 영역 내에서 서로에게 발전된 모델을 제공할 수 있다고 하였다.

비고츠키(Vygotsky) 이론은 사고와 언어를 관련지어 언어적 발달의 중요성을 강조하였으며, 언어를 사고의 수단으로 생각하게 되었다는 점에서 의의가 있다. 또한 부모나 교사, 또래 학습자가 아동에게 어떤 역할을 해야 하는가에 대해 고려하도록 하였다는 점에서 의미가 있다. 그러나 이러한 부모나 교사, 또래 학습자의 역할 강조에 비해 참여하는 아동의 역할에 대한 설명이 미흡하여 한계가 있다고 볼 수 있다.

요약

- 피아제(Piaget)의 이론에서는 아동의 인지발달이 감각운동기, 전조작기, 구체적 조작기, 형식적 조작기의 네 단계로 구성되어 있다고 보며, 각 단계의 순서는 불변하고 단계에 따라 진전을 보인다고 하였다.

- 비고츠키(Vygotsky)의 이론에서는 아동의 발달에서 개인과 사회는 분리될 수 없는 하나의 단위이며, 부모나 교사 또는 또래와의 상호작용을 통해 학습한다고 하였다.

인본주의 이론

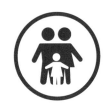

• 매슬로우(Maslow) 욕구위계 이론의 기본 개념, 기본 가정 및 주요 개념을 설명할 수 있다.
• 로저스(Rogers) 인간중심 이론의 기본 개념, 인간관 및 주요 개념을 설명할 수 있다.

 개요

　　인본주의 이론은 인간에 대해 희망적이고 낙관적인 견해를 가지고 있으며, 인간을 합리적이고 창조적인 존재라고 인식한다. 인본주의 이론 중에서 핵심적이고 중요한 이론은 매슬로우(Maslow)와 로저스(Rogers)의 이론이라고 할 수 있다. 매슬로우는 인간은 자기실현을 위하여 노력하는 존재라고 규정하며, 인간은 태어날 때부터 생존적 경향과 실현적 경향을 가지고 있다고 보았다. 로저스는 인간행동의 근원을 자아실현의 욕구로 보았으며, 인간은 자아와 현실세계와의 조화, 개인의 실제자아와 이상적인 자아와의 조화가 필요하다고 하였다.

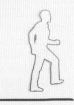

1. 매슬로우(Maslow) 욕구위계 이론

1 매슬로우(Abraham Maslow) 욕구위계 이론 기본 개념

매슬로우(Abraham Harold Maslow) 욕구위계 이론의 개념은 두 가지 원칙이 있다. 첫 번째, 긍정적이고 건강한 인격을 가진 사람들을 연구하는 데 관심이 있다. 두 번째, 개인의 기본 욕구가 충족되면 더 높은 수준의 목표를 추구하려는 에너지가 있다. 이 두 가지 원칙은 좀 더 높은 수준으로 나아가기 전에 반드시 충족시켜야 하는 욕구단계가 무엇인지를 말하고 있다.

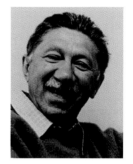

Abraham Harold Maslow,
1908~1970

매슬로우(Maslow)의 욕구위계 이론을 보면 가장 기초적인 욕구는 생리적 욕구이며, 이러한 생리적 욕구가 만족되면 위협감으로부터 안전한 환경이나 건강한 삶과 같은 안전의 욕구를 추구하게 된다. 안전감이 확인되면 다른 사람들이 자신을 인정해 주기를 바라는 소속감의 욕구가 주요한 동기요인으로 작용하게 된다. 다음으로 개인의 성취에 대해 타인의 인정을 받고 싶은 욕구를 포함한 긍정적 자아상에 대한 욕구인 자존감의 욕구를 추구하게 된다. 마지막으로 이러한 4단계의 욕구가 충족이 된다면 개인의 삶에 있어 가장 중요한 동기부여를 하게 되는 것은 자아실현의 욕구이다.

2 매슬로우(Maslow) 욕구위계 이론 기본 가정

인본주의 이론에 대한 인간본성의 기본 가정들은 다음과 같다. 인간은 근본적으로 자유롭고 자신의 행동에 책임을 진다. 또한, 나이가 들어갈수록 더 많은 자유를 누리게 되고 더 높은 욕구의 사다리를 오르게 된다. 인간의 욕구는 태어날 때부터 타고난 것이며, 그것들은 강조의 중요성에 따라 위계적 형태로 계열화되어 있다고 가정하고 있다. 계열화된 욕구는 생리적 욕구, 안전의 욕구, 소속과 사랑의 욕구, 자존감의 욕구, 자아실현의 욕구와 같이 5단계로 구분된다고 설명하였다.

사람들은 인생 초기에 음식, 보금자리, 사랑과 같은 기본적인 욕구가 잘 충족되지 않으면 병적인 문제나 일탈행동이 발생한다고 하였다. 인생 초기의 좌절감은 부적응적인 반응 유형이 나타나 인생 후기의 동기나 욕구를 왜곡시킨다.

매슬로우(Maslow)가 인간을 드러내 보여주는 기본 가정은 다음과 같다.

- 합리성이 인간의 행동과 구조의 중심적 특징이다.
- 인간은 여러 가지 면의 성격이 서로 융합되어 있는 존재이다.
- 인간의 행동을 결정하는 데에 유전적인 측면이나 환경이 큰 영향을 미치지는 않는다.
- 인본주의 이론에서는 자유와 성장동기는 서로 상호작용하며 개인의 성격구조가 시간에 따라 항상 변하므로 인간이 욕구의 단계에 오를수록 그는 점점 더 자신의 개인적 성장을 계획하는 데 자유롭게 된다는 것이다.
- 인간의 본성은 태어날 때부터 선하다.
- 인간은 자율적이며, 인간행동은 내면으로부터 나오기는 하나 무의식적 동기의 산물이 아니다.
- 인간의 병리적인 측면에 중점을 두기보다는 건강한 사람의 행동과 지각을 탐구해야 인간행동을 연구하고 이해할 수 있다.
- 사람은 능력 있는 존재로서 기본적인 욕구들이 충족되면 인간성을 성취하게 되고 자아실현자가 된다.

3 매슬로우(Maslow) 욕구위계 이론 주요 개념

(1) 욕구위계 이론(Needs hierarchy theory) 및 구성

사람들은 위계 속 낮은 수준의 기본적인 욕구가 충족된 다음, 높은 수준의 욕구로 나아간다. 낮은 수준의 욕구는 높은 수준 욕구보다 먼저 충족되어야 한다고 가정하며, 만족감

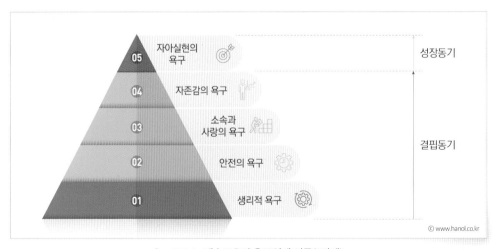

🔹 그림 4-1_ 매슬로우의 욕구위계 이론(5단계)

은 상향식으로 진행된다. 일반적으로 기본욕구가 충족되어야 더 높은 수준의 욕구 충족에 대해서 관심을 갖게 되나, 무조건 특정 수준에서의 욕구가 완전히 충족되어야만 더 높은 수준의 욕구의 충족이 시작되는 것은 아니다.

① 생리적 욕구

인간의 욕구 중에서 가장 강하고 기본적인 욕구이다. 음식, 물, 공기, 산소, 활동과 수면, 성, 추위나 더위로부터 보호, 감각적인 자극 관련 욕구들로 생존과 직접적인 관련이 있다. 그러므로 가장 강력한 욕구라고 할 수 있다.

기본욕구가 충족되지 못하면 다른 욕구들이 완전하게 차단되어 더 높은 단계로 나아가지 못한다. 대부분의 사람들이 생리적 욕구를 박탈당한 경험이 없기 때문에 생리적 욕구는 종종 우리들의 행동에 최소한의 영향만 미친다. 사람은 이러한 기본적 욕구가 충족되지 않으면 보다 높은 단계의 욕구를 충족하려는 시도를 하기가 어려워진다. 기본욕구가 만족되면 다음 단계인 안전의 욕구를 충족시키고자 한다.

② 안전의 욕구

기본욕구인 생리적 욕구가 만족되고 나면 사람은 안전의 욕구에 의해 동기가 유발된다. 안전의 욕구에는 안정, 안전, 질서, 보호, 불안과 공포로부터의 해방, 구조, 제한성, 위험으로부터의 자유 등과 같은 욕구가 포함된다.

인간의 욕구가 발생하는 주요한 이유는 사람이 자신의 현재와 미래에 대해서 확실성, 안정성, 예측성을 보장받고 싶어 하는 욕구에서 나온다. 안전욕구는 신체적 안전, 심리적 안정이 포함되며 안전한 장소, 따뜻함 같은 기본적 요소도 있다. 안전의 욕구는 유아의 신경증을 보이는 성인에게 있어서 가장 중요하다고 보았으며, 이러한 욕구는 유아와 어린아이들이 많이 지니는데 이는 상대적인 무력감과 어른에 대한 의존성 때문이다. 안전의 욕구는 평생교육을 보장해 주는 직장생활을 선호하는 성향 등 안전을 추구하는 욕구를 포함한다.

③ 소속과 사랑의 욕구

생리 및 안전의 욕구가 충족되면 소속과 사랑의 욕구가 나타난다. 소속과 사랑의 욕구에는 사랑, 애정, 가족이나 집단의 사람들과 시간을 함께 보내는 것이 있다. 사람들은 다른 사람과 어울리고 어떠한 집단에 소속되고 싶은 욕구가 강하게 나타난다.

사람들은 사랑하는 사람, 친구, 가족이 없을 때 심한 외로움을 느낀다. 수많은 사람들은 가족이나 친구와 같은 사회적 연결고리가 없으면 외로움을 느끼며, 소속과 사랑의 욕구가 필요한 사람은 '거절'이나 '사회적 고립'을 민감하게 인식하고 충격을 받게 된다. 이러한 욕구를 충족하기 위해서 개인은 집단, 단체, 조직 등에 소속되어 활동하는 것을 통하여 대인관계에서의 친밀한 접촉이나 동료의식을 가지고자 하는 욕구를 충족시킬 수 있을 것이다. 인간은 본래 사회적 존재이며 타인과 대인관계를 맺고 싶어 하고, 집단에 소속되고 싶어 하며, 친구나 가족과 사랑과 우정을 나누고 싶은 욕구가 있다.

④ 자존감의 욕구

사랑과 소속의 욕구가 만족되면 자존감의 욕구가 생긴다. 매슬로우는 이것을 두 가지로 분류했는데 하나는 자기자신에 대해서 호의적이고 안정적인 평가를 받고 싶은 욕구인 타인에 의한 존중감이며, 다른 하나는 자기존중 또는 자부심을 유지하고 싶은 욕구인 자신에 의한 존중감이다.

자기존중을 이루기 위해서 개인은 능력, 신뢰감, 개인적인 힘, 적합성, 자유, 독립, 성취, 숙달, 자신감, 유능감 등을 갖추고, 건강한 자존감으로 명성이나 세상의 평가가 아니라 자신에 의한 존중을 바탕으로 개인 스스로 가치 있다고 생각하는 것이 중요하다. 다른 사람으로부터의 존경은 평판, 인식, 수용, 주목, 명성 등을 포함하며, 이러한 욕구가 강하면 지위, 권력, 명예의 상승을 추구하게 만든다. 이 욕구가 충족되지 않으면, 나약감, 열등감, 무력감 등의 자기비하감을 경험하게 되고 스스로 좌절감을 느끼는 과정에서 타인과 비교하여 부정적인 자기인식을 느끼게 된다.

⑤ 자아실현의 욕구

지금까지의 모든 욕구가 충족되면 인간의 욕구위계 중 가장 상위에 위치하고 있는 자신의 잠재력을 성취하고 실현하려는 욕망인 인간의 최종 단계인 자아실현의 욕구를 충족하고자 한다. 이 욕구는 자기충족의 욕구, 즉 자신의 능력을 인식하고 잠재능력을 최대한 발휘하는 가장 완전하고 창조적으로 꾸준한 성정을 추구하여 자신의 존재가치를 실현하고자 하는 욕구를 의미한다.

즉, 자신이 원하는 종류의 사람이 되는 것이며 잠재력을 최대로 발휘하는 것이다. 인간에게 잠재력을 실현하고자 하는 욕구는 자연스러운 것이지만 많은 사람들은 자신에 대한 잠재력을 모르고 있거나 자신의 능력을 의심하며 두려워하는 경향이 있기 때문에 자아를 실현할 수 있는 기회를 스스로 소멸시키는 경우가 많다. 그러므로 자신의 잠재력을 개발하고 충족시키기 위해서는 과거의 생각에서 벗어나 새로운 경험에 대한 개방적인 사고를 가질 필요가 있다. 매슬로우는 자아실현 욕구를 인간의 가장 고차원적인 욕구로 간주하고 있다.

자아실현은 자아증진을 위한 개인의 갈망, 그가 잠재적으로 지닌 것을 실현하는 욕망과 자유로운 환경일 때 자기를 표현하고 탐색하는 것이 가능하다. 사람들은 다른 사람과 함께 사는 환경에서 아무런 제한 없이 정직, 정의, 진리와 같은 가치들을 추구한다는 것이 쉽지 않다. 이 욕구는 자아실현을 현실로 변화시키려는 동기에서 시작하여 이 욕구가 충족될 때 사람은 삶의 보람을 느낄 수 있으며, 잠재력 실현 충동은 자연스럽고 필요한 것이지만 선택 받은 사람만이 자아실현을 할 수 있다. 그러나 우리의 잠재능력이 충족되거나 실현되는 것은 인간의 자아실현의 욕구를 촉진시키거나 좌절시키는 개인적이고 사회적인 힘에 달려 있다고 하기 때문에 자아실현자는 그리 많지 않은 것이다.

(2) 결핍동기

결핍동기는 긴장의 감소나 허전함을 채우려는 것, 즉 욕구가 적절히 충족되지 못했을 때 작용하는 것이다. 인간은 결핍동기가 발생하면 결핍을 채우거나 극복하기 위해 목표 지향적 활동을 한다. 우리는 목이 마르기 때문에 물을 마신다. 그리고 외롭기 때문에 타인과 어울리고 친해지려 한다. 결핍동기는 즉각적인 욕구를 감소시키거나 제거하려는 목적을 가지고 있으며 삶을 유지하기 위해, 생명유지를 위해 꼭 필요한 동기이다. 욕구가 적절히 충족되지 못하여 불만이 생겼을 때 작용하는 동기로서 음식, 물, 쾌적한 온도, 신체의 안전, 애정, 존경의 욕구를 포함한다.

(3) 성장동기

성장동기는 인간의 잠재력을 실현하는 선천적 충동과 관련된 원격 목표이며 경험을 넓힘으로써 삶을 풍요롭게 하여 삶의 기쁨을 증대하는 것이다. 성장동기에는 자기충족감, 완벽함, 고유성, 용이함, 생동감, 포괄성, 풍요로움, 통합성, 전체성, 단순성, 미, 질서, 선, 정의, 진실, 의미 있음이 있다. 사람들은 결핍동기에 익숙해 있어 개인의 행동은 긴장을 감소하거나 당장의 부족을 채우려는 쪽으로 노력한다. 예를 들어 사람이 외로우면 동료를 찾는 것이다.

이와 같이 생리적 욕구, 안전의 욕구, 소속과 사랑의 욕구, 자존감의 욕구 4단계까지 인간 욕구는 결핍동기에 의해서 움직인다. 성장동기는 결핍이나 긴장 해소를 위해 노력하는 것이 아니고 삶의 경험을 더욱 풍요롭게 하고 삶의 기쁨과 열정을 증가시킨다. 성장동기는 본능적이거나 타고나며 심리적 건강이 유지되고 완전한 성장이 이루어지려면 성장동기가 만족되어야 한다.

(4) 자아실현자 특성

자아실현자는 존재가치가 동기화되며, 성장동기를 기반으로 자신의 체험을 확장하고 삶을 풍부하게 한다. 자아실현한 사람은 일반인에게 잘 알려진 유명인도 있으나 대부분은 일반 사람이다. 자아실현자의 특징은 다음과 같다.

- 현실지각이 정확하고 효율적이다.
- 자기, 타인, 자연에 대하여 있는 그대로를 수용한다.
- 자발적이다.
- 문제중심적이다.
- 사적인 자유의 욕구가 있다.
- 자율성을 갖는다.
- 지속적인 신선한 감사를 갖는다.
- 절정경험을 한다.
- 공동체감, 사회에 관심이 있다. 인류를 생각하고 타인을 생각하게 된다.
- 깊은 대인관계를 유지한다.
- 민주적이다.
- 수단과 목적을 구분할 줄 안다.
- 유머에 대한 철학적인 감각이 있다.
- 창조적이다.
- 문화적응에 저항한다.

 ## 2. 로저스(Rogers) 인간중심 이론

1 로저스(Rogers) 인간중심 이론의 기본 개념

로저스(Carl Ransom Rogers)는 개인 상담치료에서의 지시적 접근과 정신분석적 접근에 대한 반동으로 '비지시적 상담'을 개발했다. 대상자를 변화시키려면 무비판적으로 듣고 수용하여야 한다고 보았으며, 인간의 본성과 행동에 대한 기본 가정을 근거로 하여 치료적 관계에 원칙을 제시하였다. 그는 또한 조언, 제의, 진단과 해석, 가르치기, 설득 등 당연하다고 생각되었던 치료 절차의 타당성에 이의를 제기했다. 로저스는 자신이 일상적 의식의 차원을 초월하는 넓은 세계, 정신적으로 자신과 타인이 교감할

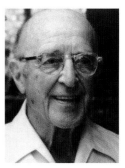

Carl Ransom Rogers,
1902~1987

수 있는 차원의 세계를 체험할 수 있다고 하였다. 주변의 적절한 촉진 환경이 갖춰지면 내담자 스스로 자기실현을 성취할 수 있는 존재로 보았다.

로저스의 인간중심적 접근방법에 대해서 가진 기본적인 가정들은 다음과 같다.

- 인간은 믿을 수 있고 능력이 있으며, 자아실현을 위한 잠재력의 발현을 통하여 점진적으로 되어가는 존재이다.
- 인간행동은 각 개인의 주관적 경험이나 내적 준거체계에 따라 달라진다.
- 인간행동의 궁극적 목표는 자아실현이다.
- 치료적 관계나 또 다른 여러 관계에서 신뢰와 존경의 분위기가 조성되면 긍정적 방향으로 성장하고 발달할 것이다.
- 효과적 원조관계에 필수조건은 감정이입적 이해, 진정한 관심, 수용 등을 포함한 원조자의 긍정적 태도가 중요하다.
- 대상자의 성장을 촉진시키려면 대상자의 주관적 경험을 존중하고 개인적 자유와 책임성, 자율성 고양, 선택권을 부여해야 한다.
- 치료자는 존경과 긍정적 관심을 통해 대상자의 긍정적 성장을 고양하여야 할 사람으로 권위적 인물이 아니다.
- 대상자는 적절한 행동을 할 수 있는 능력과 자아인식을 할 수 있는 능력을 가지고 있다.

2 로저스(Rogers) 인간중심 이론의 인간관

로저스(Rogers)의 인간관을 살펴보면 인간은 누구나 자신을 자신의 모든 능력을 개발하고 성장시키는 데 도움이 되는 방향으로 가려는 선천적 경향성을 가지고 있다고 하였다. 인간은 느끼고 탐구하는 여러 경험을 하는 존재로서 개인에 따라 다양한 욕구를 갖고 있으며, 이는 가장 통합적이고 중요한 본질적인 것이다. 로저스(Rogers)는 객관적인 현실세계란 존재하지 않으며 주관적 현실세계만 존재한다고 보았고, 자신이 행동하는 고유한 방법을 이해하기 위해서는 객관적인 현실을 어떻게 지각하고 해석하는지를 알아야 한다고 보았다. 인간은 태어날 때부터 타고난 성장가능성을 실현하는 과정에서 자신의 인생목표와 행동방향을 스스로 결정하고 책임을 수용하는 자유로운 존재라고 가정하고 있다. 인간의 삶은 자신이 통제할 수 없는 어떠한 힘에 의해 조종당하는 삶이 아닌 개인이 자유로운 능동적 선택의 결과라고 보았다. 로저스(Rogers)의 인간관의 결론은 인간본질의 가장 깊숙한 핵심은 근본적으로 합목적적이며 점차적이고 건설적이며 현실적이고 아주 신뢰할 만한 것이라고 하였다.

3 로저스(Rogers) 인간중심 이론의 주요 개념

(1) 유기체

유기체란 그 개인의 신체, 사상, 행동의 존재를 포함하는 전체로서의 한 개인을 지칭하는 것으로 인간은 통합적으로 조직된 체계를 이루고 있으며 이것은 로저스(Rogers)의 인간 이해의 핵심적인 구성요소이다. 유기체는 심리학적 측면에서 여러 경험의 소재지이다. 유기체인 인간 내에서 경험이 진행되고 어떤 특정한 순간에 유기체 내에서 진행되고 있는 의식을 잠재력으로 활용할 수 있다. 유기체의 원리는 개인이 하는 행동이 가치 있다 여겨질 때 그것이 가치 있게 보이는 것이고, 건강한 사람은 자신이 경험하는 현장에서 자신과 결정까지 신뢰하는 것이 유기체의 원리에 부합한 것이다.

(2) 자기개념

인간중심 이론에서 자기는 가장 중요한 구성 개념이다. 자기가 어떤 인간인지에 대한 개인의 개념을 나타내고 자신의 자아상이며 이상적 자아도 포함된다. 자기개념은 조건화되고 일관된 지각의 패턴으로 나타난다. 비록 자기는 변하지만 패턴으로 형성되고 통합, 조직화된 특성을 가진 자아개념을 유지한다. 자기개념은 자기가 되어야 한다고 생각하는 것, 자기의 현재 모습에 대한 지각을 포함하는데, 이러한 이상적 자기개념 때문에 스스로 가치가 없다고 생각하거나 미성숙하다는 느낌이 생겨 치료자를 다시 찾아올 수도 있다. 그들은 어떤 순간에는 행복하고 자신 있고 확신에 찬 '자기'를, 다음 순간에는 절망하고 무력한 '자기'를 경험할 수 있다.

이처럼 인간실존만큼이나 불확실한 맥락 속에서 여러 사람들에게 자기실현의 과정은 불안함과 복잡함으로 가득 차 있다. 따라서 이렇게 예측 불가능하고 위험한 과정이 전체로서의 유기체의 실현경향성과 종종 모순되는 것은 당연하다고 한다. 상담치료를 위해 내담한 사람들도 치료기간 동안에 긍정적인 입장에서 자신을 경험하고 부딪히는 문제들을 이겨나갈 자신감을 느낄 수도 있다. 그러나 며칠 지나지 않아 스스로 인식할 수 없을 만큼의 변화된 자아개념은 개인이 지각하는 자신의 존재와 경험에 대한 모든 것을 의미하고 유기체적인 자아와는 다르며, 유기체적인 자아는 인간의 자각을 뛰어넘거나 인간이 소유하지 않은 것이라는 것을 알 수 있다. 이미 형성된 자아개념을 변화시키는 것은 불가능하지 않으나 어렵다고 보았으며 자아개념의 변화는 타인이 자신에게 수용적일 때 일어날 수 있는데 이러한 수용적인 분위기는 불안과 위협을 줄여주고 이전에 받아들이지 못한 경험을 받아들이게 해 준다고 강조하였다.

자기 혹은 자기개념은 조직화되고 일관된 지각의 패턴을 나타낸다. 비록 성장발달을 거치는 과정에서 개인은 변해가지만, 개인 스스로는 통합되고, 조직화되고, 패턴으로 형성된 특성으로 자기개념을 유지한다.

(3) 자아실현경향성

로저스(Rogers)는 인간이 가진 하나의 기본적 동기를 자아실현경향성(The actualizing tendency)이라 불렀다. 자아실현경향성이란 개인을 유지하거나 향상시키는 것으로 모든 능력을 개발하려는 유기체의 선천적 경향성이다. 자아실현경향성은 생물학적 기능과 심리적 기능 모두에 영향을 미치는데, 이것은 기본 생물학적 욕구를 충족시킴으로써 신체적 성숙과 필요할 시 세포의 재생을 이끈다. 자아실현경향성은 '전체로서의 유기체(Organism as a whole)'라는 개념을 명백히 보여주고 자신의 잠재력을 완전히 성취하기 위하여 자기완성을 실현하려는 방향으로 나아간다고 주장한다. 자아실현경향성의 특징은 자율성, 자기충족감, 개인적 성장을 증진시키려는 개인의 독특한 심리적인 경향성을 가지고 있다. 이러한 독특한 심리적 측면은 로저스 이론의 중심적 인지적 개념인 자기의 유지와 증진을 내포하고 있으며, 자기실현을 뜻한다.

인간은 다양한 욕구를 갖고 여러 가지 모습으로 행동하지만 모든 행동은 오로지 자아실현경향성과 관련되며 일정한 상황에서만 이루어지므로 우리는 일관되거나 진실하고 공감과 무조건적인 긍정적 존중을 보이는 사람과 관계를 가져야 한다. 로저스는 자아실현경향성이 자신의 잠재력을 건설적인 방향으로 성취하려는 인간의 기본적이고 선천적인 성향을 의미하며, 모든 생명이 적절한 보살핌과 영양공급을 받지 못하면 성장할 수 없는 것처럼 인간은 존경과 신뢰가 주어지는 환경에 속해 있을 때 긍정적이고 건설적인 방향으로 발전하며 자아실현경향성을 발휘할 수 있다고 보았다. 따라서 어떤 환경이 제공되느냐에 따라 자아실현경향성은 위축되거나 멈춰질 수 있다. 인간은 자아를 유지하고 인간의 타고난 잠재력의 실현을 강조하며 이러한 자아실현경향성에 의해 동기화되어 있다고 믿었다.

(4) 충분히 기능하는 사람

충분히 기능하는 사람이란 자신의 능력과 재질을 발휘하여 잠재력을 인식하고 자신에 대한 완벽한 이해와 경험을 풍부히 하는 방향으로 나아가며 이상적인 삶 또는 훌륭한 삶을 사는 사람을 말한다. 훌륭한 삶이란 어떤 목적지가 아니라 완전히 기능하는 사람이 심리적으로 좀 더 자유롭고 자신이 선택한 방향으로 움직이는 것이 가능한 삶이라 하였다. 로저스는 충분히 기능하는 사람의 특징을 여섯 가지로 요약하고 있다.

첫 번째는, 경험에 대한 개방성을 지니고 있다. 개방적이라는 것은 개인이 지금까지 부인해 왔던 경험을 인식하고 그것을 자신의 경험으로 수용하는 것을 의미한다.

두 번째는, 실존적인 삶이다. 실존적인 삶이란 인간의 존재에 대해 매 순간을 충분히 만끽하며 사는 것을 뜻하며 실존적인 삶을 살아가는 과정에서 자신의 경험구조를 발견하며, 삶의 매 순간마다 새롭게 느끼며 항상 현재의 순간에 충실하므로 과거에 얽매이거나 미래를 두려워하지 않는다.

세 번째는, 유기체에 대한 신뢰다. 유기체적 경험인 자신의 느낌을 중요시하여 자신이 경험하는 모든 측면을 부인하거나 왜곡 없이 있는 그대로를 받아들인다.

네 번째, 경험적 자유를 지니고 있다. 경험적 자유란 인간이 자기만의 세계를 형성하고 중요한 역할을 담당할 수 있는 의지를 나타내는 감정이다. 인간의 행위가 생물학적인 과거의 경험, 신체구조, 사회적 압력에 의해서 강하게 영향을 받는다는 점을 인정하지만, 인간은 자신이 선택한 인생을 자유롭게 살아갈 수 있다. 그러므로 경험적 자유는 인간이 자신의 행동에 대해 결과에 책임을 지는 것은 자기자신뿐이라는 의미를 내재하고 있다.

다섯 번째는, 창조성이다. 훌륭한 삶을 사는 사람은 수동적으로 동조하거나 그 사회의 문화체계에 구속되는 것이 아니고 자신만의 독특한 방식으로 살아간다. 창조적인 사람은 문화 내에서 만족하고 건설적인 삶을 창조하지만 자신의 문화에 필연적으로 적응할 필요를 느끼지 않는다. 여섯 번째는, 통합적·전인적 인간이다. 존재의 가장 깊은 차원에서부터 가장 표면적인 차원에 모두 이르기까지 완전한 통합성을 가진다. 통합된 전인적 존재란 감성적, 지적, 신체적, 인간관계적 측면 모두를 포괄한다.

(5) 무조건적 긍정적 관심

무조건적 긍정적 관심이란 조건 없는 그대로의 어떤 사람을 존경하거나 수용하는 것을 의미한다. 개인의 행동과 무관하게 존재하고 있다는 자체만으로도 가치 있는 것이다. 무조건적 긍정적 관심은 개인의 타고난 자아실현경향성이 발현될 수 있는 최적의 조건을 제공한다. 무조건적 긍정적 관심은 내부, 외부 어디서든 주어질 수 있다. 무조건적 긍정적 자기관심은 스스로 자신이 소중하다고 느끼는 것과 자존감을 느끼게 해주므로 이상적인 것으로 간주된다. 무조건적 긍정적 관심은 건강한 성격발달을 위하여 중요한 요소이다. 긍정적 관심은 다른 사람에게 가치 있는 존재로 수용되고자 하는 욕구이다. 그렇다고 하여 부모가 아동을 양육할 시 아동의 모든 말이나 행동을 수용한다는 것을 의미하는 것은 아니다. 아동에 대해 집착하거나 평가하지 않으며 그 자체로 소중한 존재로 인정해 주고, 한 인간으로서 사랑받고 있음을 경험하도록 하는 것을 의미한다.

요약

- 인본주의 이론가들은 인간을 포괄적으로 보았다.

- 인본주의 이론가들은 인간을 무한한 잠재능력이 있는 것으로 본다.

- 매슬로우(Maslow)는 개인의 능력을 발휘하고자 하는 인간의 자아실현 동기를 강조하였다.

- 매슬로우(Maslow)는 자아실현 동기가 일어나기 위해서는 기본적인 욕구들이 먼저 만족되어야 한다고 하였다.

- 로저스(Rogers)는 인간은 자아와 현실세계와의 조화, 개인의 실제자아와 이상적인 자아와의 조화가 필요하다고 하였다.

- 로저스(Rogers)는 자아와 현실세계가 조화를 이루지 못하면 현실에 대한 적절한 사고를 할 수 없어 부적응을 유발할 수 있다고 하였다.

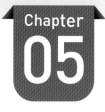
도덕발달 이론

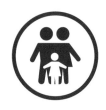

- 콜버그(Kohlberg)의 도덕발달 이론의 기본 가정 및 개념을 이해하고 설명할 수 있다.
- 콜버그(Kohlberg)의 도덕발달의 수준과 단계를 이해하고 설명할 수 있다.
- 콜버그(Kohlberg)의 도덕발달 수준에 따른 도덕적 딜레마 상황의 행동을 설명할 수 있다.

 개요

콜버그(Kohlberg)는 피아제(Piaget)의 인지발달 이론의 영향을 받아 도덕발달(Moral development) 이론을 제시하였다. 개인의 도덕발달 수준을 전인습적 도덕기(단계 1: 처벌과 복종 지향, 단계 2: 도구적 상대주의 지향), 인습적 도덕기(단계 3: 착한 아이 지향, 단계 4: 법과 질서 지향), 후인습적 도덕기(단계 5: 사회계약 지향, 단계 6: 보편적 윤리 원칙 지향)의 3가지 수준(Level), 총 여섯 도덕 단계의 도덕발달 이론을 제시하였다.

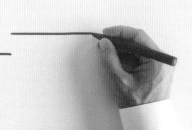

1. 콜버그(Kohlberg) 이론

1 콜버그(Kohlberg) 도덕발달 이론의 기본 개념

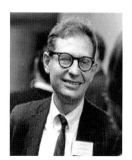

Lawrence Kohlberg,
1927-1987

도덕(Moral)이란, 라틴어의 mores에서 유래된 용어로 예의범절이나 예의 바른 행동(Manner, proper behavior), 풍습, 관습 등 다양한 의미로 사용되어 왔으며, 인간이 마땅히 지켜야 할 도리나 바람직한 규범을 말한다. 법은 인간이 어떤 바람직한 행동을 하는 데 외부적인 규제로 작용하지만, 도덕은 행동의 내부적 통제 기준으로 작용한다. 여기서 도덕성(Morality)이란, 어떤 상황에서 옳고 그름을 판단할 수 있는 인간의 내재적 능력을 말한다. 사회적 규범에 적합한 행동을 하려는 도덕적 감성, 태도 등의 정의적 차원과 도덕적 규범에 일치하는 것이 무엇인지를 판단할 수 있는 분별력, 책임감, 공정성, 자제력 등의 인지적 차원을 바탕으로 도덕적 규범에 맞는 행동을 실천하게 된다.

콜버그(Lawrence Kohlberg)는 칸트(Kant), 피아제(Piaget) 등의 이론을 접목하여 도덕적 발달 수준의 단계를 이론적으로 격상시켰다. 콜버그(Kohlberg)는 피아제의 인지발달 이론을 기반으로 "아동은 성인의 습관적인 도덕규범을 수동적으로 내면화하는 것이 아니라 사회적 문제 장면이나 다양한 도덕적 딜레마 상황에 대한 반응을 중심으로 스스로 정의에 대해 판단하고 자신의 도덕적 규범을 건축하여 나간다."고 하였다. 콜버그(Kohlberg)는 이러한 '도덕적 판단의 본성'에 대한 철학적 입장을 구체화하고 있는데, 이러한 내면화된 도덕적 건축물은 질적으로 독특하고 불변의 계열이나 상이한 단계를 통해 발달해 나간다고 보았다. 이러한 관점을 중심으로 콜버그(Kohlberg)는 사회성 발달을 사회적 맥락과의 관계 속에서 자아의 개념을 재구축하며 여러 가지 가치체계에 대한 다양한 인지적 판단의 경험을 토대로 도덕성이 발달되는 것으로 보았다.

콜버그(Kohlberg)의 도덕발달은 구조적 조직(Structual organization), 발달의 계열성(Developmental sequence), 상호작용주의(Interactionism)의 3가지 기본적인 개념을 포함한다.

구조적 조직(Structual organization)은 도덕발달의 중요한 과정으로 인간이 새로운 정보를 받아들이고 분석하고 조절하는 인지도식의 구조화 방식으로, 개인이나 사회 환경에 대해서 재구성과 재해석을 내리는 과정이다. 발달의 계열성(Developmental sequence)이란 개

인의 인지구조 발달이 낮은 단계에서 높은 단계로 발달하며 전 단계의 발달이 이후의 단계 발달에 필수적인 선행조건이라는 관점으로, 개인의 인식작용(Cognitive functioning)에 근거하여 발달 수준이 높아질수록 도덕적 사고는 복잡(Complexity)해지고 도덕적 시각의 폭이 넓어짐(Inclusive)을 의미한다. 상호작용주의(Interactionism)는 개인의 도덕발달이 사회적 맥락을 고려하여 다양한 환경 간의 상호관계에 기초함을 말한다. 이에 콜버그(Kohlberg)는 아동과 성인에게 도덕적 딜레마 상황이 발생하는 시나리오를 제시하고 최선의 방법으로 딜레마를 해결하도록 하였으며, 그러한 행동을 선택하고 결정할 때 작용한 내면적 도덕발달 수준의 동기를 분석하였다.

2 도덕발달의 수준과 구조적 단계

콜버그(Kohlberg)는 개인의 도덕발달 수준을 3가지 수준(Level)으로 구분하고, 각 수준마다 두 단계씩 총 여섯 도덕단계의 도덕발달 이론을 제시하였다. 콜버그(Kohlberg)는 연령대별로 단계를 나누었으나, 이 연령대는 대략적인 것으로 대다수의 사람들이 가장 높은 단계인 6단계에 도달하기 힘들다고 하였다.

인습 이전 수준과 인습 수준, 인습 이후 수준으로 구분되며, 인습 이전 수준에 타율적 도덕성 1단계와 개인주의적이며 도구적 목적과 교환으로서의 도덕성 2단계가 포함된다. 이후 개인 상호 간의 기대 및 대인관계 조화의 도덕성 3단계와 사회체제와 양심으로서의 도덕성 4단계를 포함하는 인습 수준으로 발달이 진행되며, 상위 단계인 인습 이후 수준인 사회계약 정신으로서의 도덕성 5단계와 보편적·윤리적 원리로서의 도덕성 6단계로 도달하게 된다. 이 중 단계 6의 최상위 도덕단계의 '보편적 윤리' 원칙을 콜버그(Kohlberg)는 가역성(Reversibility)을 핵심으로 설명한다.

도덕적 딜레마의 상황에서 개인은 가역성에 기초하여 다수의 타인의 입장이 되어 생각해 볼 수 있는 '역할 채택'을 하고, 다양한 입장에서 대안적 선택을 하며 딜레마를 해결해 나간다고 보았다. 단계 6의 사람들은 딜레마의 어떤 상황 속에서 "타인도 어떤 점에서는 본인과 같으며 그 타인은 서로에 대한 기대체제(System of complementary expectations)를 알고 있고 반응할 수 있다."는 생각으로 관계되어 있는 모든 사람들의 원초적 입장이나 불편 부당한 입장을 받아들인다고 설명하였다. 따라서, 콜버그(Kohlberg)는 스스로 역할 채택을 하는 것을 도덕적 판단의 중요한 원리라고 강조하였다.

[표 5-1]은 도덕발달 수준과 단계에 따른 도덕판단을 나타내며, 도덕적 딜레마 상황 사례를 통해 도덕발달 수준에 따른 행동을 토론해 볼 필요가 있다.〈토론 1, 2, 3, 4〉

(1) 수준 I - 전인습적 도덕기(Pre-conventional Morality)

4~7세는 직관적 사고의 수준으로, 수준 I의 도덕적 가치는 사람이나 어떠한 정해진 표준에 따른 도덕판단이 아니라 단순히 외적인 물리적 사건의 옳고 그름이나 간사하고 악한 행위, 또는 생리적 욕구에 귀속된다고 보았다. 아동은 선과 악, 정의와 부정을 맹목적으로 따르며 처벌을 피하고 타인을 만족시키기 위한 결정을 옳은 행위로 본다. 행위의 물리적 결과가, 그리고 규칙을 정하거나 강화하는 권위자의 지시가 옳고 그름을 규정하는 기준이 된다. 그러나 왜 벌을 받고 또한 받지 않는지와 그 결과를 지지해주는 도덕적 근거에 대한 내적 개념은 없다. 나중에 자신의 욕구를 만족시키는 것이 옳은 행동임을 깨닫게 된다.

전인습적 도덕기는 2개의 하부 단계로 나눌 수 있다. 단계 1은 복종과 처벌 정위(Orientation)단계로 우월한 힘과 권능에 대한 자기중심적 존경이 있으며 혹은 벌을 피해 가려는(Trouble-avoiding) 태도를 지니게 된다. 권위자의 지위나 소유의 정도에 따라 도덕성을 규정하고 이에 대해 복종을 한다. 단계 2는 순수한 이기주의 정위단계로 자기의 욕구충족을 우선으로 다른 사람의 욕구를 동등한 거래방식으로 충족시켜주는 행위를 정당한 행위로 본다. 자신이 타인을 주체로 상황을 볼 수 있는 것처럼 타인도 자신을 주체로 볼 수 있다는 이해가 조금씩 생기면서 각 행위자의 욕구 및 관점을 받아들이는 상호성 및 교환에 무게를 두게 된다. 자신의 이익과 욕구만족이 정의이며 도덕판단의 기준이고 이를 위해 규칙을 준수하고, 협동적인 상호작용은 개인과 개인 간의 단순한 교환조건을 토대로 이루어진다고 규정하고 있다. 욕구충족을 위한 수단으로서의 도덕성이며, 옳은 것은 공정하고 동등한 교환적 거래를 하는 것으로 인식한다.

표 5-1_ 콜버그(Kohlberg)의 도덕발달 수준과 단계에 따른 도덕판단의 분류

수준	단계	도덕판단
I	처벌과 복종 지향	규칙을 지키는 것은 처벌을 피하는 수단이며 규칙을 고정적, 절대적인 것으로 봄
	도구적 상대주의 지향	개인의 욕구를 충족시키는 방법에 따라 행동을 판단하며 최선의 행동은 자신의 이익에 부합하는 행동을 선택하는 것
II	착한 아이 지향	다른 사람을 돕고 기쁘게 해주는 사회적 기대와 역할에 부응하는 행동을 선택함
	법과 질서 지향	규칙을 따르고 '의무수행', 권위자를 존중하여 법과 질서를 유지하는 그 자체에 무게를 둠
III	사회계약 지향	법규는 사회를 유지하는 데 중요하지만 다른 사람들의 서로 다른 가치, 의견 및 신념의 견지에서 의무를 규정함
	보편적 윤리 원칙 지향	법과 충돌하더라도 보편적인 윤리 원칙과 내재화된 정의 원칙, 양심, 상호 존중 및 신뢰에 무게를 둠

① 단계 1: 처벌과 복종 지향(The punishment and obedience orientation)

단계 1은 타율적 도덕성 단계로 처벌이 두려워서 규칙을 어기지 않고 복종을 위한 복종을 하게 된다. 또한 다른 사람에게 신체적 해를 가하거나 재산에 손상을 입히지 않으며 이러한 행위를 옳은 행위로 본다. 옳은 것을 행하는 이유는 규칙을 정하거나 강화하는 권위자의 우월한 힘에 순종하여 처벌을 피하기 위해서이다.

자기중심적 관점으로 자신의 주관성에 대한 이해는 있지만, 타인의 입장을 고려하지 못하고 자신의 행동이 타인에게 이롭거나 해가 될 수 있다는 이해관계의 차이점을 각성하지 못한다. 행위는 타인들의 심리적 이해관계가 아닌 물리적인 것으로 고려되어 행동의 의미와는 상관없이 아동이 벌을 받으면 나쁜 행동, 벌을 받지 않으면 좋은 행동으로 판단한다.

② 단계 2: 도구적 상대주의 지향(The instrumental relativist orientation)

단계 2는 개인주의, 도구적 목적, 교환 지향단계로 누군가에게 직접 이익이 있는 경우에 규칙을 따르고 자신의 이익과 필요에 따라 행동하며 타인에게도 그렇게 하도록 하는 거래적 관계에 기초한다. 옳은 일이란 공정한 것이며, 예를 들면 균등한 교환, 거래, 협약을 말한다. 모든 사람은 목표하는 자신의 이해관계를 가지며, 이러한 이해관계를 가진 세계에서 자신의 필요와 이해관계를 앞세우기 위해 옳은 행위를 한다고 한다. 옳은 것은 구체적 개인주의적 의미에서 사람마다 추구할 개인적 이해관계가 다르기 때문에 상대적이라고 인식한다. 2단계는 직관적 도덕성을 벗어나 가역성이라는 인지능력이 전제되어 처음으로 도달하게 되는 도덕성 단계이다. 아동은 자신의 흥미와 욕구를 만족시키기 위해 규칙을 준수하고 타인의 입장을 생각하고 헤아려 보지만 대부분은 자신이 원하는 것을 먼저 얻기 위해 매우 실질적이고 구체적인 방법으로 행동이 나타난다.

(2) 수준Ⅱ- 인습적 도덕기(Conventional Morality)

7~12세 도덕성은 인지발달 단계의 구체적 조작기와 관련되며 이타적 도덕성 단계이다. 도덕적 가치는 결과에 상관없이 인습적 명령에 따라 훌륭하고 정당한 역할을 수행하고 가족, 집단, 국가적 기대에 부응하는 데서 성립된다.

인습적 도덕기는 2개의 하부 단계로 나눌 수 있다. 단계 3은 착한 아이 정위단계로 다른 사람을 돕고 기쁘게 해주며 인정을 받으려는 행위와 대인관계의 조화(개인 상호 간의 조화 - 착한 소년, 소녀 지향)를 목표로 당연하고(Natural) 모두가 마땅하다고 받아들이는 역할 행동을 한다. 즉, 타인을 만족시키고 착한 사람이 되기 위해 규칙을 준수한다. 단계 4는 권위와 사회질서 유지 그 자체에 무게를 두고 의무를 수행하고 권위에 대한 존경을 보이며 타인의 응당한 기대에 따른다.

① 단계 3: 착한 아이 지향(The interpersonal concordance or "Good Boy-Nice Girl" orientation)

단계 3은 개인 상호 간 기대를 하고 관계를 맺음, 끼리끼리 동조를 지향하는 단계로 옳은 행위는 자기와 가까운 사람들의 기대를 지키는 것으로 본다. 아들, 형제, 친구로서의 자신의 역할에 대해 사람들이 일반적으로 옳다고 기대하는 행동을 하는 것을 착한 행동으로 여긴다. 착한 행동은 '선한 것'이며, 선하다는 것은 타인에게 선한 동기를 가지고 올바르고 착한 행동을 하는 것으로, 신뢰하고 충성하며 존경하는 마음, 고맙게 여기는 마음 등을 가지는 것을 의미한다. 옳은 것을 행하는 이유는 자신이나 다른 사람이 보아서도 선한 사람이 되려는 욕구가 중요하며 자신을 다른 사람의 입장에서 볼 수 있고 다른 사람을 도와주거나 보살펴 주려는 배려심이 중요하기 때문이다. 다른 사람들과 관계를 맺고 형성된 공감된 감정, 합의, 기대가 개인의 이익보다 우선시된다는 생각을 가지고 있다. 3단계는 타인의 인정을 받고 타인을 기쁘게 하기 위해 돕는 행동을 착한 행동으로 여기는 점에서 애정적 대인관계에 목표를 두는 도덕성이며, 자기의 이익보다는 다른 사람의 이익을 더 위하는 이타적 감정과 동기를 포함하는 정의적 특성이 강한 도덕성 단계이다. 그러나 이러한 도덕성은 도구적 도덕성인 2단계를 지나야만 도달할 수 있는 것으로 보며 최근 콜버그의 이론을 비판하는 학자들 사이에서 지적 수준은 도덕발달에 있어 필요조건이 아니라고 주장하기도 한다. 왜냐하면, 인간 상호관계는 단순한 거래적 교환의 단계를 넘어서 신뢰관계를 유지하는 것을 의미한다. 따라서, 일정기간 형성된 신뢰와 애정을 바탕으로 이루어진 인간관계가 도덕성의 가장 기본적 요소가 되며 도덕성의 발달은 콜버그의 이론대로 인지적 특성을 우선적 기반으로 설명되는 점에 모순을 지적하고 있다. 즉, 교육 수준이 낮은 사람 중에 더 깊은 공감을 보이는 사람이 있는 것은 콜버그의 도덕발달 이론이 충분한 설명을 못하고 있다는 점이다.

② 단계 4: 법과 질서 지향(The "law and order" orientation)

단계 4는 각각의 개인이 타인, 즉 사회체제의 관점을 공유할 수 있는 관점이 생겨난다고 보는 사회체제와 양심의 단계로 옳은 행위는 법과 스스로 동의한 현실적 의무를 준수하며 사회, 집단, 제도에 공헌하는 것으로 본다. 옳은 행동을 하는 이유는 사회제도의 전체적 안정을 위해 규정된 의무를 완수하여야 한다는 양심의 명령이 있기 때문이다. 옳은 행위는 사회구조적 관점으로, 개인 간 합의나 동기로부터 역할과 규칙을 규정하는 전체적 체제의 관점으로 확장된다. 4단계는 습관적 도덕성 단계로 전통적으로 사회의 문화와 습관을 내면화하며 이러한 습관적 도덕성은 시대와 각기 다른 사회에 따라 상대적이 될 수 있다. 옳은 행위는 자신의 의무를 다하고 사회질서를 지키며 집단과 사회에 공헌하는 것으로 본다.

(3) 수준 III - 후인습적 도덕기(Post-conventional Morality)

12세 이후의 수준 III의 도덕적 가치는 대다수의 사람들이 공유할 만한 표준, 권리, 의무에 대한 개인의 동조에서 성립된다. 원리적 도덕성 단계라고 하며 일반적 도덕성에서 분석적 도덕성으로 분화되고 이 단계에 도달한 사람의 도덕적 행위는 정의의 원리에 의해 지배된다고 본다. 정의의 원리는 보편적 원리이고 인간의 존엄성, 평등성, 정의 등을 말하며 어떠한 상황 속에서도 적용될 수 있는 것으로 본다.

단계 5는 계약 맺음과 법을 존중하는 정위단계, 사회적 계약 그 자체를 지키고 기대나 규칙이 지닌 임의적 요소를 분별하고 그것의 출발점이 무엇인지를 인식하여 타인의 권리와 의지를 존중하고 다수의 복지를 실천하고자 하는 의무를 규정한다. 단계 6은 양심 혹은 원리 정위단계로 현실적으로 제약을 주는 사회 규칙과 논리적 보편성과 도덕적 행위의 가치에 무게를 두며 양심과 상호 존중 및 신뢰를 중요시한다. 즉, 옳은 것을 보편적 원리에 근거하여 판단하고 남에게 끼치는 행위가 과연 어떠한 가치를 바탕으로 하고 있는지 높은 인지적 능력을 통해 판단한다. 후인습적 도덕기는 형식적 조작단계로 공정한 사회에서 합의된 권리, 가치 및 개별성을 지닌 인간 권리에 대한 정의를 고려하는 타당성과 적용력이 높은 고차원적인 도덕발단 단계이다.

① 단계 5: 사회계약 지향(The social-contract legalistic orientation)

단계 5는 인지발달 이론의 형식적 조작기로 아동의 논리적 사고는 철저하고 체계적이다. 사회계약 내지 유용성과 개인 권리 단계로 사람들은 사람과 환경, 이들의 관계에 의해 지니게 되는 중요성에 대해 다양한 가치기준과 의견을 가지고 있고, 이러한 가치기준과 규칙은 사회 구성원과 집단에 따라 상대적임을 인식한다. 이러한 상대적 규칙은 불편부당성 및 사회계약이기 때문에 대체로 유지되나 생명, 자유와 같은 비상대적 가치와 권리는 어떤 조직이나 사회에서도 유지되어야 한다는 것이다. 사회계약은 전체 사회의 동의를 얻은 상호적 표준에 의해 규정된 것이며 사회계약을 지키는 것은 옳은 행위이다. 옳은 이유는 모든 사람의 복지와 권리를 보호하고 법을 준수하는 자유롭게 맺은 사회계약에 대한 책무성을 인식하기 때문이다. 또한 최대 다수의 최대 이익을 강조한 합리적 계산에 기초하기 때문이다. 이 단계는 도덕에 대한 사회 선행적 조망으로 개인은 사회 유대와 계약에 선행하는 가치와 권리를 의식하고 객관적 불편부당성, 정당성 과정 등을 통합하고 도덕적, 법률적 관점을 숙고하나 그것들을 통합시키기는 어렵다는 것을 인식한다고 한다. 즉, '법적 관점'이 중요시되지만, 법의 사회적 유용성에 대한 합리적 검토에 위배되는 경우 언제든지 법이 바뀔수도 있다는 것이다. 결과적으로 대부분의 가치와 규칙은 사회의 구성원과 집단에 따라 상대적일 수 있으나 이 상대적 규칙은 형평성을 구현하는 사회계약으로 어느 쪽으로도 치우치지 않고 고르게 지켜져야 한다는 것이다.

② 단계 6: 보편적 윤리 원칙 지향(The universal ethical-principle orientation)

단계 6은 보편적 윤리적 원리를 지향하는 단계로 스스로 선택한 윤리적 원리를 따르는 것이 옳은 행위이다. 특정한 법과 사회적 합의는 이러한 원리를 바탕으로 성립하기 때문에 타당하다. 법과 이러한 상위의 원리들이 충돌할 때 우리는 다양한 상황에 따른 스스로 선택한 도덕 원리를 따르기로 결정하고 그 결정에 따라 행동한다. 규칙을 위반하는 것과 다양한 상황에서 선택해야 하는 도덕 원리 중 규칙에서 벗어나는 것이 옳을 수도 있다. 법적 위반과 도덕 원리 위반 중 선택해야 하는 경우에는 더욱 그렇다. 즉, 모든 사람이 그 상황에서 자기주장을 평등하게 보장받을 수 있는 권리이며, 단순히 법적으로 성문화될 수 있는 권리가 아니다. 다시 말해, 보편적 원리는 인권의 평등과 인간의 존엄성에 대한 존중이다. 단순히 인정되는 가치가 아니라 특정한 결정을 내리는 데 사용되는 옳은 것을 해야 하는 고유한 가치이자 원리이다. 개인은 보편적 도덕 원리의 타당성에 대한 합리적 믿음이 있으며 사회 법률적 관점보다 더 기본적이고 더 분화된 관점에서 도덕 원리가 도출되어지는 단계이다. 인간은 그 자체로 존엄하고 목적이며, 마땅히 대우받아야 한다는 사실을 도덕성의 본질로 인식하는 도덕적 관점으로 이러한 원리적 도덕성을 이해하는 데에는 다른 단계의 도덕성에 비해 높은 인지적 사고와 판단력이 요구된다. 하인즈의 사례에서 하인즈는 아내를 위해 약을 훔치는 행위와 아내의 죽음 둘 중에서 선택을 해야 하는 상황이라면 훔치는 행위의 도덕적 정당성에 대해 아내의 생명을 보존하고 존중하는 것이 보다 상위의 도덕적 원리에 준한 행위임을 생각해 볼 수 있겠다.

 요약

- 콜버그(Kohlberg)는 피아제(Piaget)의 인지발달 이론의 영향을 받아 도덕발달(moral development)에 대한 이론을 제시하였다.

- 개인의 도덕발달 수준을 3가지 수준(level)으로 구분하고, 각 수준마다 두 단계씩 총 여섯 도덕 단계의 도덕발달 이론을 제시하였다.

- 제 1수준은 인습 이전 수준으로 처벌과 복종 지향, 도구적 상대주의 지향 단계를 포함하고, 제 2수준은 인습적 도덕 수준으로 착한 아이 지향, 법과 질서 지향 단계를 포함한다. 제 3수준은 후인습적 도덕 수준으로 사회계약 지향, 보편적 윤리 원칙 지향단계가 포함된다. 도덕발달은 낮은 단계에서 높은 단계로 발달하며 발달 수준이 높아질수록 도덕적 사고는 복잡해지고 도덕적 시각의 폭이 넓어진다.

- 콜버그(Kohlberg)는 연령대별로 도덕발달 단계를 나누었으나, 이 연령대는 대략적인 것으로 대다수의 사람들이 가장 높은 단계인 6단계에 도달하지 못한다고 보았다.

토론해봅시다

토론1 **가설적 딜레마 사례_A형**

유럽에서 한 부인이 암으로 죽어가고 있다. 같은 도시에 사는 제약사가 최근 발명한 라듐 형태로 된 약이 그 부인을 살릴 수 있다. 제약사는 원가의 10배나 되는 2천불을 약값으로 매겨 놓았다. 병든 부인의 남편인 하인즈는 돈을 빌리려고 백방으로 다녔으나 겨우 약값의 절반밖에 구하지 못했다. 하인즈는 제약사에게 아내가 죽어가고 있으니 약을 싸게 팔든지 아니면 외상으로 달라고 애원했지만 거절당했다. 하인즈는 절망에 빠져 약방을 부수고 들어가 아내를 살리기 위해 약을 훔쳤다. 하인즈는 그 약을 훔쳐야만 했을까? 그렇다면, 왜?

🗨 **생각해 볼 문제**

1. 하인즈는 약을 훔쳐야만 하는가?
   왜 훔쳐야 되는가? 또는 왜 훔치지 말아야 하는가?
2. 실제 장면에 처했을 때 약을 훔치는 것이 옳은 행위인가? 아니면 그른 행위인가?
3. 하인즈는 약을 훔쳐야 하는 의무가 있는가?
4. 만약 하인즈가 아내를 사랑하지 않는 경우, 아내를 위해 약을 훔쳐야 하는가?
5. 죽어가는 사람이 아내가 아니고 낯선 사람이라고 가정하자. 하인즈는 그 낯선 사람을 위해서도 약을 훔쳐야 될까?

토론2 **가설적 딜레마 사례_B형**

악성 종양을 앓고 있는 한 부인이 있다. 그녀를 구할 의학적인 처방은 아무것도 없다. 그녀의 주치의 제프슨 박사는 그녀의 생명이 불과 6개월 남짓이라는 것을 알고 있다. 너무나 큰 고통을 받고 있지만, 그녀의 허약한 상태로는 모르핀과 같은 진통제도 사용할 수 없는 형편이다. 아마 그녀는 그런 진통제 주사로도 곧 죽어버릴지 모른다. 헛소리를 하고 고통스러워 몸을 가누지도 못한다. 그런 상태가 가실 때마다 그녀는 자신에게 모르핀을 놓아 조용히 죽게 해 달라고 제프슨 박사에게 간청한다. 제프슨 박사는 안락사가 법에 저촉된다는 것을 알고 있지만, 그녀의 요청을 들어주려고 한다.

🗨 **생각해 볼 문제**

1. 제프슨 박사는 약을 투약하여 그녀를 죽게 해야 하는가?
2. 위의 상황의 주치의라면, 그녀에게 약을 주어 사망하게 하는 것이 현실적으로 옳은가 아니면 옳지 않은가?
3. 그 부인은 생의 마지막을 스스로 결정 내릴 권리가 있는가?
4. 그녀의 남편은 그 결정에 어떤 개입을 해야 하는가?
5. 도덕적으로 훌륭한 남편이라면 이 상황에서 무엇을 해야 하는가?

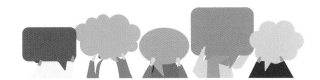

한국전에서 해병중대가 중과부적으로 적진에서 후퇴하고 있는 중이었다. 중대는 다리를 끊으려 하지만, 적군이 이미 다리 저편에 당도해 있다. 다른 중대원들은 후퇴를 계속하고 어떤 대원이 남아 다리를 폭파시킨다면, 그 중대는 어쩌면 무사히 대피할 수도 있다. 그러나 다리를 폭파한 병사는 살아서 돌아올 수 없다. 중대장은 어떻게 후퇴를 지휘해야 할지를 가장 잘 알고 있는 유일한 사람이다. 그는 지원병을 모집하지만 아무도 지원하지 않는다. 만약 그 자신이 간다면, 부하들은 안전하게 후퇴하지 못할 것이다. 그는 후퇴를 지휘하는 방법을 아는 유일한 사람이기 때문이다.

🧠 생각해 볼 문제

1. 중대장은 부하를 지목하여 명령을 통해 임무를 수행하게 해야 하는가? 아니면 본인이 가야 하는가?
2. 대원을 보내는 것이 곧 죽음을 뜻하는 것인데도, 중대장은 그런 대원을 어떠한 방법을 동원하여 선발하여 보내야 하는가?
3. 중대장 자신이 가야 할 의무가 있는가?
4. 선발된 부하는 꼭 가야 할 의무가 있는가?

유럽의 어느 나라에 발장이라고 불리는 가난한 남자가 일자리를 찾지 못하고 있었다. 그의 누이나 형제도 마찬가지로 일자리를 찾았지만 일할 곳이 없었다. 돈 한푼 없었기에 그는 형제들을 위해 식량과 의약품을 훔쳤다. 그는 체포되어서 6년 실형선고를 받았다. 몇 년 지난 후 그는 감옥소를 탈출하여, 다른 도시로 가 새로운 이름으로 살았다. 그는 돈을 모아 큰 공장을 세웠다. 공장 일꾼들에게 최고의 임금을 주고, 이익금을 다 털어 좋은 의료봉사를 받을 여유가 없는 사람들을 위해 병원을 지었다. 20년이 지난 후 한 양복공은 그 공장 주인이 바로 발장이며, 경찰이 내내 찾고 있는 탈옥수라는 것을 알았다.

🧠 생각해 볼 문제

1. 양복공이 발장을 경찰에 신고하는 것은 옳은 행위인가? 옳지 않은 행위인가?
   그 이유는 무엇인가?
2. 일반 시민이라면 발장을 신고해야 할 의무가 있는가?
3. 만약 발장이 신고되어 재판을 받는다면, 판사는 다시 그를 감옥에 보내야 하는가? 그 이유는 무엇인가?

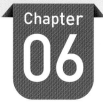

Chapter 06

생태학적 이론

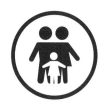

 개요

　생태학적 이론에서 브론펜브레너(Bronfenbrenner)는 인간발달에 대해 이해하기 위해서는 유기체와 환경과의 관계를 포함한 사회문화적 관점에서 이해해야 한다고 설명한다. 이론에 따르면, 아동은 자신 주변 가까이에서 멀리 확산되어 있는 체계의 직·간접적인 영향을 받으며 상호작용 가운데 발달된다. 따라서 아동의 발달에 직접적인 영향을 미치는 부모, 가정, 학교뿐만 아니라 사회, 경제, 정치, 문화 등의 간접적인 요인에 대해서도 이해해야 한다.

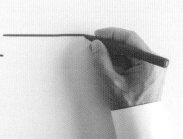

1. 브론펜브레너(Bronfenbrenner) 이론

1 브론펜브레너(Bronfenbrenner) 생태학적 이론의 기본 개념

(1) 생태학적 이론의 주요 개념

브론펜브레너(Urie Bronfenbrenner)는 이론에서 인간의 발달을 사회문화적 관점으로 이해하였다. 이 이론에서는 인간을 둘러싼 다섯 가지의 환경체계가 있다고 설명한다. 다섯 가지 환경체계의 각각은 미시체계(Microsystem), 중간체계(Mesosystem), 외체계 (Exosystem), 거시체계(Macrosystem), 시간체계(Chronosystem)로 되어 있다. 이 체계들은 인간을 둘러싸고 있는 환경에 직접·간접적으로 영향을 미치고 있다.

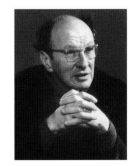

Urie Bronfenbrenner,
1917~2005

(2) 생태학적 이론의 구성요소

생태학적 이론에서 제시하고 있는 이론의 구성요소는 다음과 같다.
① 모형의 중심에는 항상 아동이 있다.
② 아동은 자신이 살고 있는 환경과 영향을 주고 받는다. 즉, 아동은 자신을 둘러싼 환경에 영향을 미치며 동시에 환경에 영향을 받는다.
③ 아동을 둘러싼 환경에서 일차적으로 중요한 부분은 가족이며 그 외 이웃, 학교 등 확대된 환경이 영향을 준다.
④ 아동이 거주하고 있는 모든 시공간을 포함한 환경들 간의 상호작용은 아동의 발달에 영향을 미친다.

2 브론펜브레너(Bronfenbrenner) 생태학적 이론의 5가지 환경체계

(1) 미시체계

미시체계란 그림에서 아동을 둘러싼 원으로 아동의 근접환경과 즉각적인 환경을 의미한다. 구체적으로 아동이 살고 있는 집, 다니고 있는 병원, 학교의 시설, 근처에 있는 놀이시설 등의 물리적 시설 등을 포함하며 이외에도 아동의 가족, 친구, 선생님 등 인적인 요소들도 포함된다.

미시체계 내에서 아동과 부모, 친구, 선생님과 같은 요소들 간에는 직접적인 상호작용이 이루어진다. 이때 아동은 단지 환경의 영향을 받기만 하는 존재가 아니라 자신을 둘러싼 환경을 구성하는 능동적 주체가 된다. 따라서 미시체계는 아동이 성장함에 따라 변화될 수도 있다. 브론펜브레너(Bronfenbrenner)의 생태학적 이론의 환경체계에 대한 설명은 〈그림 6-1〉과 같다.

(2) 중간체계

중간체계는 인간을 둘러싼 환경들 간의 관계로 미시체계들 간의 상호관계를 의미한다. 이를테면, 아이 주변의 부모와 교사 간의 관계, 또는 형제관계, 이웃과의 관계 등이 있다. 일반적으로 미시체계들 간의 관계가 가까울수록 아동이 발달하는 데 긍정적인 영향을 미친다. 이는 아동을 둘러싼 미시체계들이 밀접하게 연관되어 있을수록 아동의 발달이 순조롭게 진행됨을 의미한다. 예를 들어, 성장과정에서 부모로부터 사랑을 받지 못한 아동은 학교에서 교사 및 또래 친구들과 긍정적인 관계를 형성하기가 어려울 수 있다. 따라서 아동의 발달을 이해하기 위해서는 아동과 가까이에서 관계를 맺고 있는 가족, 친구, 선생님과의 관계를 이해할 필요가 있다.

그러나 미시체계와 중간체계 간에는 갈등이 발생될 수 있는데, 첫 번째는 여러 다른 미시체계가 서로 다른 가치관을 지니고 있을 때 갈등 및 여러 위험요인이 따른다. 예를 들어, 아동 주변의 또래 집단은 음주, 흡연, 약물남용 등을 영웅시하고 모방하는 반면, 부모나 교사 등은 이 같은 행동들에 대한 부정적 시각을 가지고 훈육 또는 체벌할 수 있다. 두 번째로는 빈약한 중간체계 내에서는 미시체계들 간의 의미 있다 할 수 있는 연결이 거의 없게 된다. 즉, 부모가 자녀의 친구들을 잘 알지 못하는 경우, 같은 학교에 다니나 전혀 친하지 않은 친구, 부모가 모르는 자녀의 종교 활동 등이 그 예이다.

(3) 외체계

외체계는 아동과 직접적으로 연관되지는 않지만 아동에게 영향을 미칠 수 있는 사회적 환경을 의미한다. 예를 들어 정부기관, 교육제도, 부모의 직업 등이 포함된다. 아동은 이 같은 외체계와의 직접적인 접촉은 없지만 이 같은 환경체계는 분명 아동의 발달 및 행동에 영향을 미친다. 예를 들어, 부모의 직장상사는 부모가 어떤 일을 수행해야 할지, 언제 휴가를 갈 수 있는지, 근무시간은 어떠한지, 급여는 얼마인지 등을 결정한다. 또한 부모가 직장에서 스트레스를 받는 날이면 집에 돌아왔을 때 자녀 양육에 부정적인 영향을 미칠 수도 있다. 이외에도 정부기관이 정한 교육제도는 아동이 어떠한 교육을 얼마만큼 받아야 하는지, 방과 후 활동이 있는지 등에 영향을 미칠 수 있다. 따라서 아동의 발달을 위하여 어른들은 외체계가 아동들의 발달에 얼마큼의 영향을 미칠지를 염두에 두고, 즉 아동들의 이익을 고려하여 외체계에 대한 결정을 내릴 필요가 있다.

(4) 거시체계

거시체계는 미시체계, 중간체계, 외체계를 포함한 개인이 살고 있는 문화, 전통 등을 의미한다. 이처럼 거시체계는 신념, 태도 등을 통해 아동에게 영향을 미치는데 간접적인 방식으로 지속적인 영향을 미친다. 거시체계는 아동의 삶에 직접적인 영향을 미치지는 않으나, 전체적으로 보면 아동에게 영향을 미치는 모든 사회문화적인 환경을 포함하므로 비록 간접적인 영향을 미친다 할지라도 그 영향력이 지대하다고 할 수 있다. 이에 거시체계는 앞서서 살펴 본 다른 체계와 비교하여 안정적인 편이지만 사회변화에 따라 변할 수도 있다.

(5) 시간체계

시간체계는 시간의 경과에 따라 계속 변화하는 환경을 포함한다. 즉, 생애 전반에 걸쳐 일어나는 변화를 의미하며 사회역사적인 환경을 포함한다. 예를 들어, 이혼한 부모를 둔 아동에 관한 연구에서 부모의 이혼은 아동에게 부정적 영향을 미치는데, 특히 이혼한 첫 해에 최고조인 것으로 나타났다.

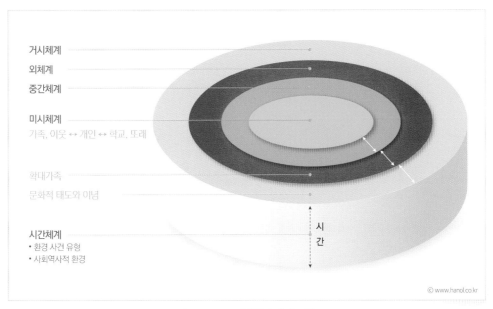

그림 6-1_ 생태학적 체계 모델

- 생태학적 이론에 따르면, 아동은 자신 주변 가까이에서 멀리 확산되어 있는 체계의 직·간접적인 영향을 받으며 상호작용 가운데 발달된다.

- 각 체계는 미시체계, 중간체계, 외체계, 거시체계, 시간체계로 구성되어 있다.

인간성장발달

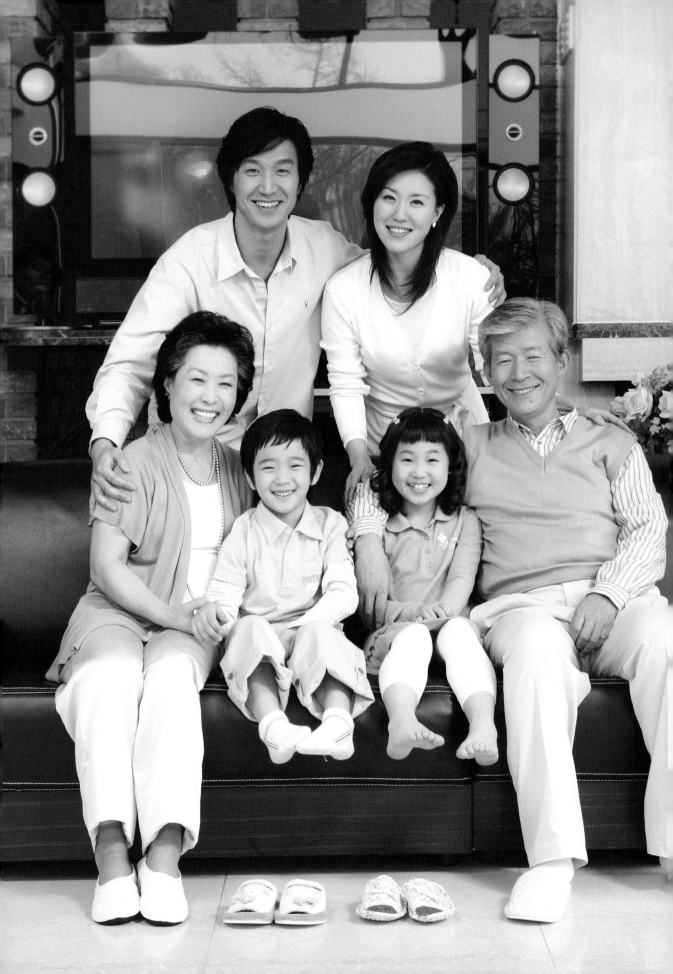

Part 02

생애주기별 성장발달

Ⅰ. 태아기

Fetal period : 수정~출산

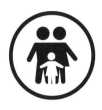

학습목표

· 태아기의 성장발달 특성을 이해할 수 있다.

· 태아기의 주요 성장발달에 대해 설명할 수 있다.

· 태아기의 성장발달 이슈를 설명할 수 있다.

 개요

성숙한 난자와 정자가 수정이 되면 하나의 생명체인 인간이 되고, 수정에서 출생에 이르는 동안 어머니의 자궁에서 보내는 280일은 인간의 생애 중 가장 빠른 성장과 발달이 이루어지는 중요한 시기이다. 태내에서의 성장과 발달은 출생 이후의 성장과 발달에 많은 영향을 미친다.

1. 태아기의 성장발달 특성

1 태아기

여성의 난자와 남성의 정자가 결합하는 수정과정을 거친 단일세포를 수정란 또는 접합자라 하며, 이것이 곧 인간 생명의 시작이며 태아기라 한다. 유전적 요인은 발달에 영향을 주는 개인적 특성을 결정짓고, 유전적 요인으로 인해 태아가 부모를 닮게 된다. 태아의 신체적 발달은 단독으로 발생하기보다는 생물·심리·사회적 요인을 포함한 여러 요인의 영향을 받는다.

임신기간 중 태아의 발달은 수정 이후 경과주수에 따라 3단계(배란기, 배아기, 태아기)로 나눈다.

(1) 태아기 형태학적 발달

① 배란기

배란기는 배출된 난자와 정자가 결합하는 수정으로부터 2주간, 임신 4주까지를 말한다. 정자의 23개 염색체와 난자의 23개 염색체가 서로 짝을 이루어 46개의 염색체를 가진 정자와 난자가 결합하면 수정란이 된다. 수정란이 분열을 계속하면서 난관을 내려가 자궁벽에 착상이 되는데, 수정란은 태아와 양막, 태반, 탯줄이 된다. 배란기 동안 수정란은 난관을 통과하면서 세포분열을 하는데, 세포분열한 수정란이 완전히 착상하는 데 7일 정도가 소요되며 착상 후 배아로 성장하게 된다.

② 배아기

배아기는 수정란의 착상 이후 6주 동안을 말하며 수정 후 2~8주, 임신 4~10주를 의미한다. 주요 신체기관과 조직이 빠르게 분화·형성되며 배아기가 끝날 때쯤에는 사람의 형체를 갖추게 된다. 또한 매우 빠른 발달과 분화로 인해 태내환경에 가장 민감하여 어머니의 질병, 영양부족 또는 약물복용 등의 영향을 받게 되면 태아발달에 회복할 수 없는 상해를 초래할 수 있다.

배아는 외배엽, 중배엽, 내배엽으로 분화되며 외배엽(Ectoderm)은 피부의 상피, 머리카락, 피지샘, 땀샘, 비강, 구강, 침샘, 입과 코의 점막, 치아의 에나멜질, 젖샘, 중추신경계(뇌와 척

수) 및 말초신경계를 이룬다. 중배엽(Mesoderm)은 근육, 뼈, 연골, 치아의 상아질, 인대, 건, 민무늬근과 가로무늬근, 신장, 비장, 자궁, 난소, 고환, 심장, 혈액, 림프와 맥관계, 심막, 흉막 및 복막강을 이룬다. 내배엽(Endoderm)은 소화기계의 상피, 코를 제외한 호흡기계, 흉선, 간, 췌장, 방광, 요도, 갑상샘 및 고막을 형성한다.

6주에는 심장박동 시작과 심장과 다른 기관의 형성이 시작된다. 8주에는 배아의 눈, 턱, 팔, 다리도 볼 수 있으며 성기를 제외한 성인에게 있는 대부분의 기관들을 가지고 있으나 아직 배아의 키는 1인치에 불과하다. 배아기 발달 과정의 특성은 [표 1-1]과 같다.

📓 **표 1-1_** 배아기 발달 과정

임신주수	발달 특성	
6주	· 신경관 폐쇄 · 심장박동 시작과 심장과 다른 기관의 형성 시작 · 눈과 귀 발달을 위한 구조 형성. 팔의 싹이 발생 · 몸이 C형으로 굴곡됨	
7주	· 머리와 얼굴 발달 · 콧구멍이 생기는 부위가 움푹 꺼짐 · 망막이 형성되기 시작 · 다리의 싹이 발생 · 팔은 노 모양	
8주	· 길이 : 2.2~2.4cm · 눈과 윗입술이 좀 더 명확해지고 코 형성 · 귀로 발달될 부위가 구별됨 · 목과 몸통이 일자로 됨 · 다리도 노 모양. 손가락 형성 시작됨	
9주	· 발가락 형성. 팔이 자라서 팔꿈치가 보임 · 눈꺼풀이 나타남 · 머리가 커지지만, 턱은 아직 형성이 덜 됨	
10주	· 신장 : 약 9cm · 체중 : 약 20g · 머리가 좀 더 둥글어짐 · 팔꿈치 구부러짐 · 발가락과 손가락의 갈퀴가 사라지고 길어짐 · 눈꺼풀과 귀 형태가 점점 발달 · 탯줄이 확연해짐	

© www.hanol.co.kr

③ 태아기

태아기는 수정 후 8주부터 출생까지, 마지막 월경 시작일 이후 10주부터 40주까지를 말한다. 이 시기는 태아발달의 마지막 단계로 주요 기관의 발달이 일어나는 시기이다. 신체의 시스템이 기능하기 시작하며 태아의 크기가 현저하게 증가한다. 태아기 동안 신경계, 호흡계, 소화계 등의 신체기관들에 대한 성장발달이 이루어진다. 또한 태반을 통해 어머니의 면역성을 얻어 출생 후 수개월 동안 여러 질병에 대한 저항력을 지니게 된다.

임신 12주에는 태아의 외생식기 발달 및 성 구별이 가능하게 된다. 임신 16주에는 태반이 거의 완성되어 태반을 통해 영양분을 공급받는다. 임신 20주가 되면 태아의 움직임이 활발해져 산모는 태동을 느낄 수 있고 태지 형성으로 피부를 보호할 수 있다. 임신 24주에는 빨기 반사가 발달하여 손가락을 빠는 모습을 보이고 감각수용기가 발달하여 촉각에 민감하고, 빛에 동공이 반응하며, 청각이 발달하여 소리에 반응한다. 임신 28주에는 폐 발달로 계면활성제가 형성되고 남아의 경우 고환이 음낭으로 내려오기 시작한다. 임신 32주에는 태아의 주요 발달이 모두 이루어지고 남아의 고환은 음낭으로 완전히 하강하게 된다. 임신 36주에는 분홍빛 피부로 자라게 되며 신경계와 호흡기계가 성숙하게 된다. 임신 40주에는 분만이 진행된다[표 1-2].

표 1-2_ 태아기 발달 과정

임신주수	발달 특성
12주	• 신장 : 약 10~12cm • 체중 : 약 70~120g • 얼굴이 좀 더 사람처럼 보임 • 외생식기 발달 • 손톱 형성 • 치아의 싹이 발생 • 장이 복강 내에 위치함
16주	• 신장 : 약 15~20cm • 체중 : 약 300g • 성별 구별이 확연해짐 • 골격이 단단해짐
20주	• 신장 : 약 25~30cm • 체중 : 약 500~600g • 발톱 형성 • 활동량 증가됨에 따라 태동 느낌 • 태지 형성으로 피부 보호

© www.hanol.co.kr

임신주수	발달 특성

24 주
- 신장 : 약 37~39cm
- 체중 : 약 900g~1kg
- 솜털 형성
- 빨기 반사가 발달하여 손가락을 빠는 모습을 보임
- 눈썹과 머리털 보이기 시작
- 붉고 주름지고 투명한 피부
- 청각 발달로 소리에 반응
- 빛이 동공에 반응

28주
- 신장 : 약 40~43cm
- 체중 : 약 1.5~1.8kg
- 폐 발달로 계면활성제 형성
- 지방이 붙기 시작
- 남아는 고환이 음낭으로 내려오기 시작

32주
- 신장 : 약 45~48cm
- 체중 : 약 2.3~2.6kg
- 눈을 뜰 수 있음
- 머리카락이 풍성해짐
- 대부분의 중요한 발달이 완료
- 체중이 증가하기 시작
- 솜털이 사라지기 시작
- 남아는 고환이 음낭으로 완전히 하강

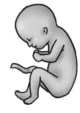

36주
- 신장 : 약 50cm
- 체중 : 약 2.7~3.4kg
- 손톱이 다 자람
- 분홍빛 피부
- 팔다리가 통통해짐
- 양막 낭을 꽉 채울만큼 자람

40주
- 아이의 머리가 아래쪽으로 돌아감
- 발톱이 다 자람
- 솜털이 다 사라짐
- 몸 전체에 지방이 붙음

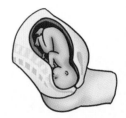

© www.hanol.co.kr

2. 태아기의 주요 성장발달

1 순환기계

순환기계는 가장 먼저 기능을 발휘하는 기관이며, 태아순환은 자궁 외의 순환과는 다르다. 이 시기에는 폐가 아닌 태반에서 산소교환이 이루어지며 동맥관, 정맥관, 난원공, 제대혈관을 거쳐 혈액순환이 이루어지나, 출생 후에는 태반을 통한 태아혈액의 순환은 정지하며 동맥관, 정맥관, 제대혈관의 필요성이 없어지고, 이들 혈관은 수축하여 인대(Ligament)로 변한다〈그림 1-1〉.

태아의 헤모글로빈은 성인보다 농축되어 있고 산소친화력이 높아 모체 헤모글로빈보다 20~30% 더 많은 산소를 운반한다. 출생 시 신생아의 헤모글로빈은 17g/100ml, 신생아의 Hct는 53%이다.

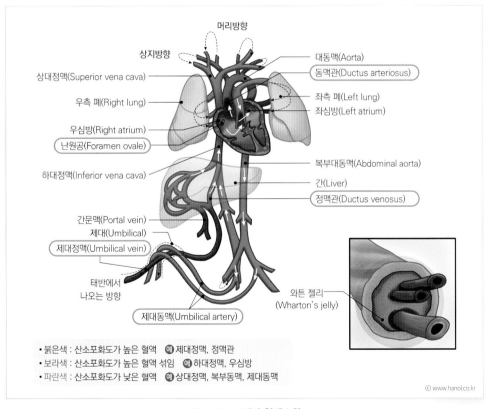

· 붉은색 : 산소포화도가 높은 혈액 예 제대정맥, 정맥관
· 보라색 : 산소포화도가 높은 혈액 섞임 예 하대정맥, 우심방
· 파란색 : 산소포화도가 낮은 혈액 예 상대정맥, 복부대동맥, 제대동맥

© www.hanol.co.kr

그림 1-1_ 태아 혈액순환

2 호흡계

재태 4주 말에 기도와 식도가 구분되고, 같은 시기에 폐층(Lung buds)에 기도가 나타난다. 재태 7주에 횡경막이 완성되며 흉강과 복강이 분리된다. 재태 24~28주에는 폐포(허파꽈리)와 모세혈관이 형성된다. 태아는 태반에서 반투과성 막을 통해 고농도에서 저농도로 운반되는 단순 확산(Simple diffusion)의 방법에 의해 산소와 이산화탄소의 교환이 이루어진다.

폐포세포는 폐 계면활성제를 분비하며, 이 계면활성제는 폐의 확장을 용이하게 한다. 계면활성제(Surfactants)의 주요성분인 레시틴(Lecithin)은 약 24주째부터 증가하여 35주에 최고에 달한다. 다른 성분인 스핑고미엘린(Sphingomyelin)의 양은 일정하게 유지된다. 레시틴/스핑고미엘린(L/S) 비율을 검사하여 태아 폐의 성숙 정도를 알 수 있는데, 레시틴/스핑고미엘린(L/S) 비율이 2:1이 되는 시점인 35주가 되면 폐의 성숙 정도가 호흡에 무리가 없는 정도가 된다.

3 신경계

임신 4주에 신경관(Neural tube)이 나타나고, 뇌와 척수, 신경계가 발달한다. 이 시기에 결함이 발생하면 이분척추와 신경관 결손 같은 기형이 발생할 수 있다. 뇌는 출생 시부터 생후 1년 동안 빠르게 발달하고, 그 이후 5~6세까지 성장이 지속된다. 태아는 임신 24~26주에 소리에 반응하며 어머니의 음성에는 차분한 반응을 보인다. 5개월이면 양수를 삼키고, 단맛을 첨가했을 때는 연하운동이 2배로 빨라지는 등의 맛의 구별이 가능하다. 만삭이 되면 태아의 뇌는 성인 뇌의 1/4 수준이 되며 신경계 발달은 계속된다.

4 위장계

임신 4주에 호흡기계로부터 분화된다. 초기에는 간과 신장이 복강 내 공간을 차지하여 소장과 대장은 제대 안에 들어가 있다가 임신 10주 정도에 복강 내 제자리로 자리 잡게 된다. 이 시기에 결함이 발생할 경우 복벽개열증 같은 기형이 발생할 수 있다. 위장계는 전장(Foregut), 중장(Midgut), 후장(Hindgut)으로 구별된다. 전장은 인두, 호흡기계 하부, 식도, 위 십이지장 1/2 부위, 간, 췌장, 담낭이 5~6주에 형성된다. 중장은 원위 십이지장의 1/2, 공장, 회장, 맹장과 대장의 근위 1/2에 해당된다. 후장은 원위 직장의 1/2, 직장, 항문, 방광, 요도로 발달한다. 항문직장 기형이 소화기계의 흔한 기형이다. 위장계의 성숙은 36주에 완성된다.

5 생식기계

재태 13주에 소변 생성 및 양수 내 소변 배설이 가능하며 양수과소 여부는 신장기능 부전의 지표이다. 테스토스테론 양에 따라 생식관과 외부생식기 분화가 결정된다. 재태 28주 이후 남자아이는 서서히 고환이 음낭으로 하강한다. 이 시기에 결함이 발생하면 잠복고환이 발생하게 된다.

6 근골격계

임신 4주 경 중배엽으로부터 뼈와 근육이 발달하며, 이때 심장박동이 시작된다. 6주에는 어깨, 팔, 둔부, 다리의 뼈가 보이나 관절은 없다. 7주에는 초음파상에서 팔다리의 움직임을 보게 되나, 임부는 16~20주가 될 때까지 태아의 움직임을 잘 인지하지 못한다. 12주에 뼈에 화골세포가 생기기 시작하고, 이러한 화골과정은 태아기에서 성인기까지 지속된다. 수근골, 족근골, 흉골은 출생이 임박하기 전까지 화골되지 않는다.

3. 태아기 성장발달 이슈

1 태아 발달의 결정적 시기

기형 발생은 이론적으로 배아기인 수정 후 20일부터 55일 사이에 발생하는 것으로 알려져 있다. 수정 후 20일 이전(착상 전기)에 문제가 생길 경우 태아는 유산되거나 혹은 정상적으로 회복되기도 하며, 수정 후 55일 이후(태아기)에는 성장과 발육에 장애를 가질 수 있다.

배아기는 심장, 중추신경계, 폐, 소화기관, 신장 및 간 등이 형성되고 태아기에도 중추신경계, 눈, 치아, 구개, 외부 생식기, 귀 등 많은 신체기관들은 영향을 받을 수 있기 때문에 결정적 시기가 지나서도 조심해야 한다〈그림 1-2〉. 태아 발달의 결정적 시기에 중추신경계가 영향을 받으면 무뇌아, 머리뼈 및 등뼈 결손이 나타날 수 있으며, 사지가 영향을 받으면 다리가 합쳐진 인어체 기형, 사지가 짧은 기형, 손발가락 기형, 아래 팔뼈 둘 중 한 개가 없는 것으로 나타날 수 있고, 식도가 영향을 받으면 식도 발육부전, 기관지 식도 연결부전이 나타날 수 있다. 심장이 영향을 받으면 심장 기형이 나타나며, 장이 영향을 받으면 십이지장 발육부전, 장의 기형, 직장이나 항문이 막히게 된다. 횡경막이 영향을 받으면 횡경막 탈장이 생길 수 있고, 복벽에 영향을 받으면 복벽 균열이, 생식기 부분에 영향을 받으면 외부 및 내부 성기 기형, 자궁 기형이 나타나게 된다.

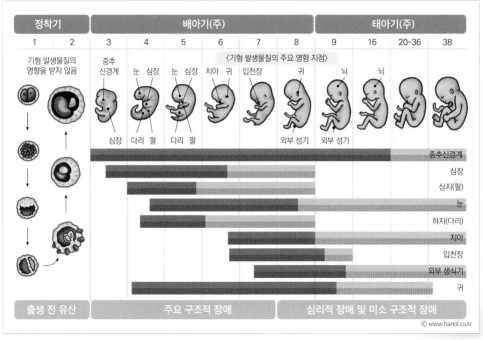

🔹 그림 1-2_ 태아 발달에 따른 기형 발생의 위험기간

2 태아 발달의 영향요인

태아 발달의 영향요인은 발달단계와 신체기관에 따라 다르게 나타날 수 있는데 이는 각 요인마다 발달에 미치는 영향이 다르게 나타나기 때문이다. 유전적인 요인이 중요하게 작용하고 민감도의 차이도 크게 나타날 수 있으며 생리적, 병리적 상태가 영향을 끼치게 된다. 영향요인들은 각 발달 단계 신체기관과 상호작용을 가지게 되므로, 각 영향요인과 문제

발생 시의 대응법 등을 아는 것이 중요하다.

(1) 영양

임신기간의 충분한 영양섭취는 태아의 성장발달에 필수적이며 임산부는 임신 전보다 15~30% 정도의 열량을 더 섭취하도록 하고, 칼슘과 비타민, 단백질, 철분은 태아의 발육과 성장에 필수적이므로 충분히 섭취해야 한다. 또한 임신 중기부터 태아는 모체로부터 철분을 흡수해 자신의 혈액을 만들기 시작하므로 철분을 충분히 공급하는 것이 좋다. 영양이 충분하지 않을 경우 조산, 유산, 미숙아 출산의 확률이 높으며 이 외에도 출생 후 호흡기 질환에 감염될 확률이 높고 뇌의 급격한 발달이 이루어지는 시기의 영양부족은 중추신경 계의 결함을 초래하여 이후 지적 발달에 장애를 가져온다.

(2) 약물

안전한 약물이라 할지라도 약물이 태반을 통해 태아에게 전달될 때 태아의 성장발달에 영향을 미칠 수 있으므로 임신 초기에는 가능한 어떠한 약물도 복용하지 않는 것이 좋다. 부득이할 경우 의사와 상의한 후 약품을 사용하도록 한다. 태아기에 코카인에 노출된 태아 는 약물중독인 채로 태어나거나 조산, 저체중, 신체적 결함, 호흡곤란, 출생 시점에서 사망 과 같은 위험에 노출할 가능성이 높으므로 각별한 주의가 필요하다.

(3) 흡연

임신 중 흡연은 니코틴의 영향으로 태아에게 전달되는 산소의 양이 감소하고, 태아의 성 장장애, 지적장애, 선천성기형, 호흡기질환이나 알레르기 유발, 유산, 조산, 사산이 발생할 수 있으므로 주의를 기울여야 한다.

(4) 알코올

임신 중 음주는 태아알코올증후군(Fetal Alcohol Syndrome; FAS)을 초래할 수도 있으며 이로 인해 태아의 성장결핍, 발달 지연, 지적장애, 소뇌증, 미세운동기능부전, 얼굴기형 등 이 발생할 수 있다.

(5) 연령

산모의 나이가 35세를 넘을 경우 의학적으로 노산으로 분류한다. 노산의 경우 자연유산, 임신중독증, 난산, 미숙아출산, 다운증후군의 비율이 증가하며, 이는 임산부의 연령이 20

세 미만의 미성숙인 경우에도 발생할 수 있다.

(6) 정서상태

임부의 정서변화에 따른 신경전달물질(아세틸콜린, 아드레날린 등)이 태아에 전달될 경우 부정적인 영향을 미치게 된다. 급성 스트레스는 자궁혈관을 수축시켜 태아에게 가는 혈류가 감소하게 되는데 걱정, 슬픔 등의 정서는 모체의 신진대사, 호흡기능을 저하시키고 혈관 수축 등을 야기하여 태아에게 영향을 미친다.

이 시기에 행해지는 태교는 태아에게 좋은 영향을 주기 위해 마음을 바르게 하고 말과 행동을 조심하는 것으로, 임부의 정서적 변화에 따른 나쁜 영향을 최소화하고 다양한 차원에서 능동적이고 목적적으로 행해지는 건강관리라 할 수 있다.

(7) 질병

임산부가 임신 초기에 풍진 바이러스에 감염된 경우 신생아의 50% 이상에서 백내장, 난청, 심장, 생식기 등의 이상과 정신지체가 나타난다. 또한 임신부가 매독균에 감염되면 실명 등 눈 부위와 피부 부위에 영향을 미친다. AIDS 임부의 경우 태반을 통해서나 분만 시 모체의 혈액에 노출된 경우 또는 산후에 모유수유를 통해 태아나 아기에게 감염이 일어난다.

 요약

- 수정란에서 신생아로 출생하기까지의 변화 과정을 태아 발달이라고 한다. 태아 발달은 40주에 걸쳐 일어나며 배란기, 배아기, 태아기의 3단계로 나뉜다.

- 신체기관은 주로 배아기에 형성되어 태아기에 활발히 성장발달하기 시작한다.

- 태아 발달의 결정적 시기가 있으며, 태아 발달의 영향요인으로는 영양, 약물, 흡연, 알코올, 연령, 정서상태 및 질병이 있다.

생각해봅시다

우리엄마 나이가 많아져요~
늙은 엄마?

여성의 평균 출산 연령이 높아지면서 '20대 엄마'가 2000년 절반 이상에서 지난해 22.1%로 빠르게 감소한 것으로 나타났다. 2021년 2월 통계청의 출생·사망 관련 통계를 보면, 지난해 출생아 중 엄마가 20대인 아이는 6만200명으로 전체 출생아 27만2,400명 중 22.1%였다. 25~29살인 20대 후반이 5만600명으로, 20대 초반(20~24살·9,600명)보다 훨씬 많았다. 2000년에는 40만4,592명(63.2%)으로 절반 이상을 차지했지만, 매년 크게 줄었다. 2005년(20만8,711명·47.6%)에는 절반 이하로, 2010년(17만1,735명·36.5%)에는 40% 이하로 감소했다.

반면 출생아 중 엄마가 30대인 아이의 비중은 늘었다. 지난해 30대 엄마의 출생아는 19만7,300명으로 전체 출생아의 72.4%였다. 30대 초반(30~34살)이 11만9천명, 30대 후반(35~39살)은 7만8,300명이었다. 2000년에는 322만290명으로 34.7%던 비중은 2005년(21만9,646명·50.1%), 2010년(28만5,451명·360.7%) 등 줄곧 늘어 지난해에는 70% 이상을 차지했다.

평균 출산 연령도 지난해 33.1살로 나타나는 등 계속 올랐다. 2000년 29.0살에서 2005년 30.2살로 30살을 넘어섰다. 이후 2010년 31.3살, 2014년 32.0살, 2019년에는 33살을 넘어섰다. 이는 여성 출산연령이 상승하는 것은 결혼시기가 늦어지고 있기 때문이다. 통계청 자료를 보면 여성의 평균 초혼연령은 1990년 24.8살에서 2019년 30.6살로 상승했다.

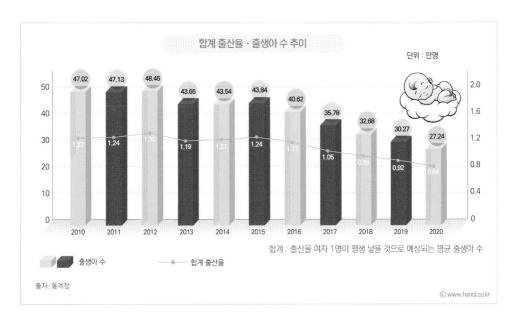

합계 출산율 · 출생아 수 추이

단위 : 만명

합계 : 출산율 여자 1명이 평생 낳을 것으로 예상되는 평균 출생아 수

출생아 수　　　합계 출산율

출처 : 통계청

© www.hanol.co.kr

Ⅱ. 신생아기

Neonatal period : 출생~1개월

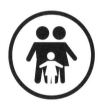

· 신생아기의 주요 성장발달을 이해하고 관련 지식을 습득한다.

· 신생아기의 발달의 영향요인을 설명할 수 있다.

· 신생아기의 정상 성장발달 상태를 사정하고 평가할 수 있다.

· 신생아의 주요 발달 이슈를 이해하고 이를 사례에 적용할 수 있다.

개요

    신생아기는 출생 후 첫 4주(생후 28일, 생후 1개월)까지를 의미하며, 일생에서 가장 빠른 성장과 발달이 진행되는 시기이다. 신생아는 출생 후, 자궁 외 환경에 적응하기 위한 많은 생리적 변화를 겪게 되며, 자궁 외 생존에 대한 적응이 필요하며 매우 불안정하고 취약한 시기로 특별한 지원과 돌봄이 요구된다. 신생아는 자궁 외 환경으로의 성공적인 전환을 위해 많은 변화를 겪는데, 이 변화를 신생아 전환기(Transitional period)라고 한다. 신생아기는 호흡곤란과 순환부전의 빠른 변화로 사망률 및 이환율이 높아 영아사망의 약 2/3가 일어난다. 따라서 신생아의 정상적인 생리적·행동적 적응에 대해 바로 알고, 자궁 외 환경의 생활에 영향을 미치는 요인을 파악하는 노력이 필요한 시기이다.

1. 신생아기의 성장발달 특성

1 생리적인 특징

태아는 어머니의 자궁 내에서 태반으로 산소와 영양분을 공급받는다. 신생아는 첫 울음을 통해 액체로 가득 차 있던 폐가 공기로 채워지면서 폐포가 확장되고 호흡함으로써 자궁 외 생활을 적응하기 시작한다. 신생아기에 일어나는 가장 중요한 생리적 변화는 태반순환(Placental circulation)에서 폐순환(Pulmonary circulation)으로의 전환이며, 출생 직후 난원공, 동맥관, 정맥관의 기능적 폐쇄에 의해 순환이 변한다. 이 변화는 점진적으로 이루어지며, 큰 혈관의 압력 차이에 의해 발생한다.

폐동맥은 산소의 증가, 이산화탄소의 감소, pH의 증가, 호흡에 따라 폐의 혈류를 증가시켜서 신생아의 자궁 외 생존 및 적응에 도움을 준다. 첫 울음 직후 심장박동 수는 분당 175~180회이고, 1주 내에 안정된 상태의 정상 신생아의 경우, 분당 120~140회 정도가 된다. 정상 신생아는 수면 시 분당 100회, 각성 시 분당 120~160회이며, 울 때는 분당 180회 이상으로 증가하기도 한다.

신생아의 소화기관은 아직 미숙하여 침과 소화효소의 분비가 적고 분문괄약근이 미약하고 위 용적이 적어 역류되기가 쉽다. 생후 24~48시간 내에 첫 태변을 배설한다. 보통 3~5일 경에 정상변으로 이행하는 과정에서 물기 있는 이행변을 보고 생후 5~6일부터는 정상변으로 보게 된다. 소화기관 중 간이 가장 미숙하며, 신생아기에는 간의 효소 부족, 즉 간에서 간접빌리루빈을 배설 형태인 직접빌리루빈으로 전환시키는 글루쿠론산전이효소(Glucuronyltransferase)의 활성이 부족하여 생리적 황달이 유발된다. 또한 신생아는 적혈구 농도가 높고 적혈구 수명이 80~100일로 성인보다 짧아 생리적 황달을 일으킨다.

(1) 신경기능

신생아기의 신경학적인 상태 사정은 재태기간뿐만 아니라 신생아의 자세와 자극에 대한 반응을 사정해야 한다. 신생아기의 신경기능은 대부분 원시반사작용이고, 원시반사는 보호 목적으로 나타나는 타고난 행동이다 [표 1-3]. 정상반사는 신경계의 기능이 정상임을 의미한다. 만약 반사가 불완전하거나 나타나지 않으면 중추신경계의 손상을 의미한다. 반사반응이 출생 후에 나타나지 않거나 수개월 이후에도 계속 나타난다면 신경계의 이상 유무를 확인하여야 한다.

표 1-3_ 신생아기 원시반사

모로반사_Moro reflex

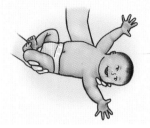

자 극	평형의 갑작스러운 부조화나 변화를 준다.
반 응	사지를 갑작스럽게 펴고, 손가락을 편다. 다리는 약하게 굴곡되고, 머리는 뒤로 움직이며, 척추와 하지는 뻗는다.
소실시기	3~4개월에 사라진다.
비정상적일 경우	신경학적 손상

놀람반사_startle reflex

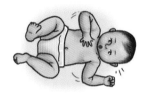

자 극	큰 소리에 손은 주먹을 쥐고 팔꿈치를 굽힌 채 팔을 벌린다.
소실시기	4개월

포유반사_rooting reflex

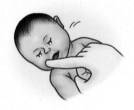

자 극	우유냄새를 맡게 하면 우유냄새가 나는 방향으로 고개를 돌리고 뺨에 자극이 닿으면 입을 그쪽으로 향하여 젖꼭지 물듯이 입을 움직인다.
소실시기	• 깨어 있을 때 3~4개월 • 수면 시 7~8개월

빨기반사_sucking reflex

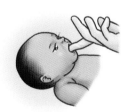

자 극	젖꼭지를 신생아의 입속에 넣으면 빠는 움직임을 보인다.
소실시기	4~7개월에 사라진다.

체간만곡반사_trunk incurvation reflex

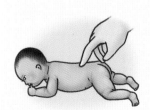

자 극	배를 대고 누웠을 때 신생아의 등을 척추를 따라 약 5cm 정도 건드린다.
반 응	자극을 받은 쪽으로 등을 구부린다. 양쪽을 확인하는 것이 중요하다.
소실시기	2~3개월에 사라진다.
비정상적일 경우	척추신경장애

© www.hanol.co.kr

손바닥 움켜잡기 반사_palmar grasp reflex

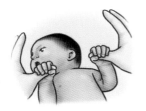

자 극	손바닥을 자극한다.
반 응	물건을 움켜 잡는다.
소실시기	4개월에 사라진다.
비정상적일 경우	전두엽 장애

발바닥 움켜잡기 반사_plantar grasp reflex

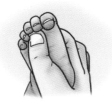

자 극	엄지손가락을 신생아의 발바닥의 기저부분에 놓는다.
반 응	발가락이 아래쪽으로 굴곡된다.
소실시기	8개월에 사라진다.
비정상적일 경우	뇌성마비, 폐색성의 중추신경계 장애(농양, 종양)

긴장성 경반사_tonic neck reflex

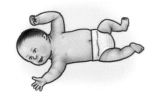

자 극	한쪽으로 목을 돌린다.
반 응	그쪽의 사지는 신장되고 반대쪽은 굴곡된다.
소실시기	3~4개월에 사라진다.
비정상적일 경우	신경학적 손상

보행반사_stepping and waking reflex

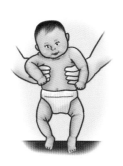

자 극	신생아의 팔 아래를 위쪽으로 안고 발등을 탁자와 같은 단단한 물체에 놓는다.
반 응	테이블 위를 걷는 것처럼 발을 든다.
소실시기	4개월에 사라진다.
비정상적일 경우	둔부 마비, 대뇌피질 기형

바빈스키반사_Babinski reflex

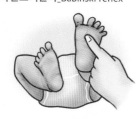

자 극	발바닥을 가로질러 위쪽으로 긁는다.
반 응	발가락은 쫙 펴고 엄지발가락은 발등쪽으로 굽는다.
소실시기	1년 후 사라진다.
비정상적일 경우	뇌성마비

(2) 감각기능

신생아에게 감각기능이 존재하고, 감각기능의 발달은 애착과정을 포함한 정상 성장발달에 중요한 영향을 미친다.

① 시각

출생 시 눈은 구조적으로 불완전하다. 모양체 근육의 미숙으로 물체에 집중하거나 협응하는 능력이 제한되어 있다. 신생아는 쳐다보는 거리인 20cm 이내에서 빛이나 움직이는 물체에 집중할 수 있다. 출생 직후에는 사시경향이 있고, 출생 후 7~8주가 되면 협응과 집중작용이 완전해진다. 동공은 빛에 반응하고, 작은 자극에도 반응하는 눈깜짝반사와 각막을 건드리면 눈을 감는 각막반사가 나타난다.

신생아는 시각적 선호를 보이는데, 중간색(노랑, 초록, 분홍)을 밝은 색(빨강, 주황, 파랑)과 어두운 색보다 더 좋아하는 경향이 있다. 특히 중간 정도의 복잡한 큰 물체와 흑백대조의 기하학적인 무늬나 바둑판 무늬를 좋아한다.

② 청각

신생아는 출생 후 귀에서 양수가 제거되고 중이에 잔설(Debris)이 없어지면 성인과 비슷한 청각을 갖추게 된다. 신생아는 약 90dB 정도의 큰소리에 놀람반사를 나타내고 심장박동, 자장가 등과 같은 저주파음은 신생아의 움직임과 울음을 감소시키고, 고주파음에는 기민한 반응을 보인다. 신생아는 출생 직후에도 사람의 목소리에 기민한 반응을 보이는데, 생후 3일이 되면 엄마 목소리와 다른 여성의 목소리를 구별할 수 있게 된다.

출생 시 내이와 중이는 크지만 외이도가 작으며, 유양돌기와 외이도의 뼈 부분은 아직 발달되어 있지 않으므로 고막과 안면신경이 피부 표면에 가까워 손상받기 쉽다.

③ 후각

신생아는 다양한 냄새를 구별할 수 있는데, 식초나 알코올과 같은 자극성이 있는 냄새에 고개를 돌리는 반응을 보인다. 모유수유아의 경우 모유 냄새를 통해 자신의 엄마와 다른 여성의 모유를 구별할 수 있다. 이러한 엄마의 냄새를 구분하는 것은 성공적인 모유수유와 애착과정에 영향을 미친다.

④ 미각

신생아는 다양한 맛을 구별할 수 있다. 출생 초기에는 미뢰가 대부분 혀의 끝에 분포되어 있다. 아무런 맛이 없는 물에 대해서는 얼굴 표정 변화가 없으나 단맛을 내는 설탕물의 경우 빨려고 하는 행동을 보이지만, 신맛을 내는 레몬즙에 대해서는 얼굴을 찡그리며 입술을 오므리고, 쓴맛을 내는 용액의 경우에는 얼굴을 심하게 찡그리거나 화를 내며 운다.

⑤ 촉각

가장 예민한 감각으로, 신생아는 출생 시 입과 손바닥, 발바닥이 가장 예민하고, 다른 신체 어느 부위나 촉감을 인지할 수 있다. 신생아의 등을 부드럽게 두드리거나 배를 문지르면 편안해 하고, 고통스러운 자극에는 불쾌함을 나타낸다. 접촉은 정상 성장발달에 도움이 되기도 하고 아기와의 의사소통의 주요 방법이다. 접촉과 운동감각은 애착형성 및 정상적인 성장발달에 필수적이다.

② 신생아의 신체적 특성

신생아의 신체적 특성은 〈그림 1-3〉과 같다.
신생아의 머리는 총 신장의 1/4에 해당되므로 전체적으로 신체의 균형이 잡혀 있지

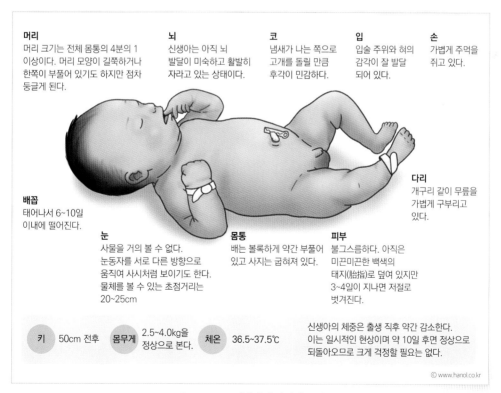

머리
머리 크기는 전체 몸통의 4분의 1 이상이다. 머리 모양이 길쭉하거나 한쪽이 부풀어 있기도 하지만 점차 둥글게 된다.

뇌
신생아는 아직 뇌 발달이 미숙하고 활발히 자라고 있는 상태이다.

코
냄새가 나는 쪽으로 고개를 돌릴 만큼 후각이 민감하다.

입
입술 주위와 혀의 감각이 잘 발달되어 있다.

손
가볍게 주먹을 쥐고 있다.

다리
개구리 같이 무릎을 가볍게 구부리고 있다.

배꼽
태어나서 6~10일 이내에 떨어진다.

눈
사물을 거의 볼 수 없다. 눈동자를 서로 다른 방향으로 움직여 사시처럼 보이기도 한다. 물체를 볼 수 있는 초점거리는 20~25cm

몸통
배는 볼록하게 약간 부풀어 있고 사지는 굽혀져 있다.

피부
불그스름하다. 아직은 미끈미끈한 백색의 태지(胎脂)로 덮여 있지만 3~4일이 지나면 저절로 벗겨진다.

키 50cm 전후　몸무게 2.5~4.0kg을 정상으로 본다.　체온 36.5~37.5℃

신생아의 체중은 출생 직후 약간 감소한다. 이는 일시적인 현상이며 약 10일 후면 정상으로 되돌아오므로 크게 걱정할 필요는 없다.

© www.hanol.co.kr

그림 1-3_ 신생아의 신체적 특징

않다.

질식 분만을 한 경우에는 주형(Molding)이 일어나기 때문에 머리모양이 기형으로 보일 수도 있어서 부모들은 신생아의 머리나 천문에 손상을 줄까봐 만지기를 두려워하는 경향이 있다. 출생 시 머리 모양이 변하는 것은 두개골이 아직 융합되어 있지 않아서 분만과정에서 산도의 크기에 맞추어 두개골의 끝이 포개어지기 때문이다.

두개골은 6개의 뼈(전두골, 후두골, 2개의 두정골, 2개의 측두골)로 되어 있다. 이 뼈들의 접합 부위에는 봉합선(Suture)이라 불리는 결체조직의 밴드가 있고, 봉합선은 두개골 사이의 갈라진 틈같이 느껴지며, 봉합선들의 접합지점에는 천문(Fontanel)이라 불리는 막 조직으로 된 공간이 있다〈그림 1-4〉.

천문은 봉합선이 접합하는 지점에서 열려 있고 연하고 평평하게 만져진다. 일반적으로 소천문은 2~8주에 닫히는 반면, 대천문은 12~18개월에 닫힌다.

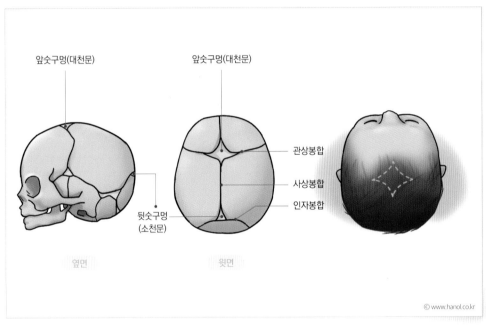

🔷 그림 1-4_ 신생아의 봉합선과 천문의 위치

신생아의 눈은 부어 있어 홍채의 색을 확인하지 못할 수 있다. 또한 신생아는 복부가 크고 둥글고, 제대는 출생 시 푸르스름한 회색으로 젖어 있으며, 생후 첫날부터 건조되고 줄어들기 시작하여 점차 검은색으로 변하게 된다.

출생 후 6~10일이면 탈락된다. 감염예방을 위해 이 기간 동안 제대의 밑 부분은 깨끗하고 건조된 상태이어야 한다.

신생아는 전체적으로 완전한 굴곡 상태로 손은 주먹을 쥐고 있다〈그림 1-5〉. 사지는 몸에 비해 짧지만 손을 뻗으면 허벅지까지 닿을 수 있다. 다리는 무릎과 대퇴관절에서 굴곡되어 있어 활모양으로 보이며 발은 배굴(Dorsiflexion)되어 있다. 출생 시 피부는 혈관 운동 신경이 불안정하고 말초 혈액순환이 완만하기 때문에 울 때 암적색이나 자주색을 띠고, 피부가 얼룩덜룩하거나 말단 청색증(Acrocyanosis)을 보이며 심하게 울수록 점점 진하게 변한다. 성장발달이 진행되면서 해당 증상은 점점 사라진다.

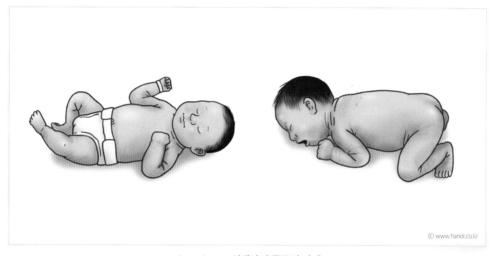

🌐 그림 1-5_ 신생아의 굴곡된 자세

2. 신생아기의 주요 발달

1 신생아의 성, 심리발달

태아의 성은 임신이 되는 순간 유전적으로 결정되지만, 재태기간 5~6주에 발달되는 원시적 생식선은 난소와 고환의 구성물을 함께 포함하고 있어 양성능력을 가지고 있다. 유전학적으로 Y염색체가 있으면 원시적 생식선은 재태기간 6~7주에 고환으로 발달하고, Y염색체가 없고 X염색체가 2개 있으면 재태기간 10주에 난소로 발달한다.

성 심리발달은 출생 후 신생아가 구강 자극, 부모와의 신체적 접촉, 껴안아주고 들어 올리는 등의 접촉을 통해 만족을 찾으면서 계속 이루어진다.

2 신생아의 인지발달

인지발달은 사고의 발달과 지식을 획득하고 사용하는 것을 말하며, 대뇌피질의 기능인 학습은 모방과 습관을 통해 일어나며, 생후 12일 된 신생아는 눈과 입으로 어른의 손동작이나 표정을 흉내 낼 수 있다. 중간 밝기의 사물, 뚜렷이 구별되는 색깔, 큰 사각형, 동그란 알 모양의 물건을 좋아하고, 신생아는 소리자극에 반응하여 소리 나는 방향으로 머리를 돌릴 수 있다. 청각 자극의 빈도와 강도에 따라 반응하는데, 고주파에 더 민감하게 반응하는 각성반응이 나타난다. 심박동소리, 메트로놈, 자장가 같은 저주파의 신호는 통증을 억제하기도 하고 신생아의 활동상태 감소와 울음을 그치게 하는 반응이 될 수도 있다.

또한 신생아는 접촉과 촉각자극에 민감하다. 만약 신생아가 너무 조용하다면 빠르고 방해하는 듯한 접촉을 함으로써 명료한 상태를 이끌어낼 수 있다. 신생아가 화나고 슬퍼할 때에는 느리고 부드러운 접촉으로 신생아를 진정시킬 수 있다.

브레즐튼(Brazelton)은 신생아가 요구를 표현하는 신호와 환경과의 상호작용 능력을 갖고 있으며, 요구가 충족되었을 때 반응한다고 보았다. 자극에 대한 신생아의 반응은 부모-신생아 간의 애착에 영향을 준다. 부모와 신생아 간의 비언어적 의사소통은 애착의 첫 번째 단계이기 때문에 부모는 신생아에게 자극을 제공하여 반응을 유도함으로써 애착을 강화시켜야 하며, 자극에 과민해지거나 습관화되는 것을 의미하는 신생아의 행동적 단서를 읽을 수 있어야 한다. 습관화(Habituation)는 지속되는 방해자극에 대한 반응을 감소시키는 능력으로서, 신생아를 과잉자극으로부터 보호하고 신체적 요구로부터 자유롭게 한다. 습관화되지 않은 신생아는 반복되는 자극에 대해 계속적으로 강하게 반응할 것이다.

3 신생아의 사회심리발달

에릭슨(Erikson)은 인간의 생애주기를 8단계로 나누고 각 단계에서 겪게 되는 사회심리발달 과제로 각 단계를 설명하였다[표 1-4]. 신생아기를 포함한 영아기의 발달적 과제는 신뢰감과 불신감이다. 신생아는 욕구를 충족시키기 위해 주 양육자(부모)에게 의지하며, 부모가 빠르게 욕구를 충족시켜줄 때 기본적인 신뢰감이 향상된다.

적절한 영양공급과 충분한 정서 지지, 그리고 사랑받는 양육환경을 통해 신생아는 부모에 대해 애착을 형성하고 긍정적인 관계를 발달시킬 것이다. 그러나 부모와 신생아 사이의 애착은 단지 수유와 유전적 욕구 충족을 통해서만 발달되는 것이 아니라 애착 형성은 정서적 반응에 달려 있다.

표 1-4_ 신생아기의 심리사회적 발달 및 인지발달

단계		발달 내용
프로이드 (Freud)	구강기 (0~1개월)	• 신생아는 구강을 통해 가장 큰 만족감을 얻는다.
에릭슨 (Erikson)	신뢰감 대 불신감 (0~1개월)	• 아동의 기본욕구가 일관성 있게 충족되면 형성된다. • 어머니와의 애착관계가 중요하다.
피아제 (Piaget)	감각운동기 (0~1개월)	• 자극에 대해 반응하는 행동을 하므로 자극은 감각이고 반응은 운동이 된다. • 다른 사물로부터 자신을 분리한다. • 환경에 적응하기 위해 반사적 행동이 일어난다. • 자아중심적 세계관을 가지고 있다.

3. 신생아기의 성장발달 이슈

1 신생아의 건강 문제와 발달 이슈
신생아 황달, 기저귀 발진, 선천성 대사이상 질환

(1) 신생아 황달

생리적 황달은 정상 신생아의 60% 이상에서 관찰된다. 정상 신생아는 순환 적혈구의 농도가 성인보다 높고, 적혈구의 수명이 70~90일로 짧아서 빌리루빈 생산이 성인보다 2배 정도 많다. 간에서 파괴된 적혈구의 산물인 빌리루빈을 제거하는 능력이 저하되어 있어 체내 빌리루빈이 축적되어 피부가 노랗게 보인다. 황달은 눈의 공막, 손톱, 피부에서 관찰되는데 얼굴부터 시작하여 복부, 발까지 진행

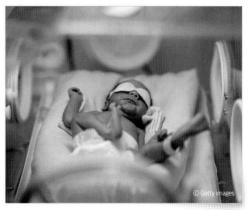
그림 1-6_ 광선요법

된다. 황달이 진행되면 신생아가 잘 먹지 않고 처지거나 경련을 일으킬 수 있고, 심해지면 핵황달이 발생할 수 있으므로 가능한 한 일찍 치료를 받도록 한다. 핵황달(Kernicterus)은

만성적이고 영구적인 후유증을 초래하는 빌리루빈 독성으로 뇌성마비, 청각신경장애, 시력장애와 치아형성부전증을 가져올 수 있다.

광선요법(Phototherapy)은 일반적으로 혈중 빌리루빈 수치를 감소시키고, 핵황달을 예방하는 데 효과적이다. 광선요법의 빛은 피부의 불활성 빌리루빈을 산화시키고, 수용성으로 변화시켜 대변과 소변으로 배설된다. 광선요법 시에는 특수 안대로 신생아의 망막을 보호해야 하며, 생식기도 반드시 기저귀로 가려준다〈그림 1-6〉. 또한 모든 신체 표면이 빛에 노출되도록 자주 체위를 변경해주어야 한다. 광선요법 시 주의사항은 다음과 같다.

① 노출을 극대화하기 위해서 체위를 자주 변경한다.
② 안구손상을 예방하기 위해 안대를 착용하고 고환을 가린다.
③ 빌리루빈이 체외로 배출되면 묽은 변을 볼 수 있다(회음부 간호).
④ 광선으로 인한 체온상승과 탈수가 있을 수 있으므로 주의 깊게 사정한다.
⑤ 탈수증과 건조증상을 주의하여 적절하게 수분을 보충한다.
⑥ 매일 빌리루빈 수치를 측정한다.
⑦ 수유 동안에는 안대를 벗겨서 시각적, 감각적 자극을 제공한다.
⑧ 바디오일이나 로션은 피부를 태울 수 있으므로 바르지 않는다.

(2) 기저귀 발진

신생아의 피부는 연약하여 기저귀 발진이 잘 생길 수 있다.
기저귀 발진의 원인은 다음과 같다.
① 피부의 많은 습기
② 비비거나 문지르기
③ 피부와 소변, 대변과의 지속적인 접촉
④ 항생제 사용(효모균 감염)
⑤ 기저귀 물질에 대한 알레르기 반응

기저귀 발진의 증상은 가벼운 것에서 심각한 것까지 다양하며, 발진, 통증이 심한 개방 욕창, 복부, 생식기, 허벅지와 엉덩이의 접힌 피부 사이 발진 등이 포함된다. 주로 서혜부와 하복부에 발적과 홍반이 나타나면서 기저귀 발진이 발생한다. 피부발진이 48~72시간 사이에 가라앉지 않거나 개방 욕창과 물집이 생긴다면 반드시 의사에게 연락하도록 부모에게 교육한다. 치료와 예방방법은 기저귀를 자주 교체하고 기저귀 부위를 깨끗한 흐르는 물을 이용하여 씻어주고, 피부 보호 연고나 크림(산화아연 또는 바셀린)을 두껍게 사용하는 것이다. 또한 정화된 물과 흡수성이 좋은 솜, 깨끗한 수건을 사용하는 것이 좋다. 천 기저귀를 사용하는 경우에는 세탁 시 잘 헹구고 섬유유연제는 사용하지 않는 것이 좋으며 상품화된 물휴지는 성인용이 아닌 아기용을 사용한다. 성인용 물휴지는 신생아의 피부를 건조하게 하는 알코올이 함유되어 있으므로 사용하지 않는다.

(3) 선천성 대사이상 질환

선천성 대사이상 질환은 선천적인 특정 소화효소의 결핍, 결손 등으로 인해 우유 등의 탄수화물, 단백질, 지방 등의 각 화합물들이 완전히 대사되지 못하고 체내에 축적되거나 뇌나 신체에 독성작용을 일으켜 정신적, 신체적으로 회복할 수 없는 장애를 유발하는 질환으로 이 질환을 조기에 발견하고 치료를 하는 것이 중요하다. 신생아 선천성 대사이상 선별검사는 조기에 발견하고 치료로 질환을 예방할 수 있거나 최소한 질환의 경과를 호전시킬 수 있는 유전질환을 가진 신생아를 발견하는 것이다. 이 선별검사는 미국에서 처음 페닐케톤뇨증과 갑상선 기능저하증이 시행되었으며, 우리나라의 경우 현재 정부 지원으로 선천성 갑상선 기능저하증, 페닐케톤뇨증, 갈락토스혈증, 단풍당뇨증, 선천성 부신과형성증, 호모시스틴뇨증 등의 50여 종이 무료로 이루어지고 있다. 검사시기는 생후 3~7일 이내이며 미숙아는 10일까지 가능하다. 가장 이상적인 검사시기는 퇴원하기 전인 생후 72시간 이내, 수유 24시간 후에 채혈하는 것이다.

신생아 채혈은 발뒤꿈치에서 시행하며 발뒤꿈치 채혈은 첫째 발가락과 다섯 번째 발가락에서 발뒤꿈치 쪽으로 가상선을 긋고 그은 가상선 밖 아래쪽에서 실시한다〈그림 1-7〉. 채혈로 인해 연골에 괴사나 염증이 생길 수 있으므로 침이 2mm 이상 들어가지 않도록 한다. 채혈시기에 란셋(채혈침)으로 천자 후 채혈지 원 안에 혈액을 떨어뜨려 채혈지 원 안을 다 채우고 뒷면까지 스며들도록 채혈한다〈그림 1-8〉. 선별검사를 통해 증상이 나타나기 전에 조기 발견하여 최대한 생후 3개월 이내에 치료를 시작하면 정신지체와 발육장애를 예방할 수 있다.

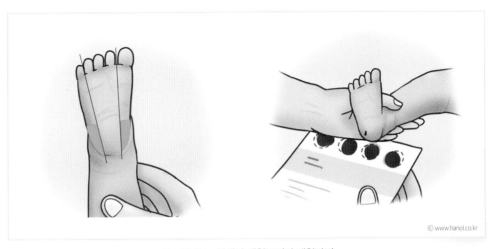

© www.hanol.co.kr

🌀 그림 1-7_ 신생아 채혈부위와 채혈방법

* 채혈기관은 2일 이내 검체물을 검사기관에 송부해야 함

위 4개의 원에 혈액을 살짝 대어 뒷면까지 충분히 흡수되도록 해주십시오.

선천성 대사이상 검사 채혈지(갑)

검체 접수번호 (바코드) 검사기관에서 기재		검사종류	① 정부 지원 50종( ) ② 탬덤매스선별검사( ) ③ 기타( )
검사기관명:		검체 접수 일자:	
어머니(이름:	생년월일	핸드폰번호:	
우편번호 현주소:(	주민등록상 거주지 기재		)
출생일 년 월 일 (남, 여)		체중: g 쌍둥이( ) 세 쌍둥이 이상( )	
출생순위: ( )째	분만주수: 주, 일	항생제 사용 유무: 유( ), 무( )	
채혈일 년 월 일		수유개시일: 년 월 일	
수유상태: 양호( ), 불량( )	수유양상: 모유( ), 분유( ), 모유+분유( ), 기타( )		
채혈기관명:		(☎)	
분만기관명:			

상기 정보는 선천성 대사이상의 유무를 조기 발견·치료 및 영유아의 건강 증진 목적으로 수집되며, 수집된 정보는 유관기관에 제공되고 개인정보 보유기간은 개인정보 보호법을 기준으로 하며, 개인정보 이용목적 소멸 시까지 보유함. 수집 항목은 보호자의 인적사항(성명, 주소, 생년월일, 전화번호), 검사결과 내역이며 검사 결과는 결과발송, 유소견자관리, 통계분석에 활용됩니다.

「개인정보 보호법」 등 관련 법규에 의거하여 상기 본인은 개인정보 수집 및 활용에 동의함. 예 □ 아니오 □
※ 결과발송에 동의함   예 □ 아니오 □
※ 유소견자 관리에 동의함   예 □ 아니오 □
※ 통계분석 활용에 동의함   예 □ 아니오 □

보건복지부

© www.hanol.co.kr

🌸 그림 1-8_ 선천성 대사이상 검사 채혈지 양식

2 신생아기의 안전사고와 예방

신생아의 안전사고는 가정에서 많이 발생하므로 가정에서의 부모를 위한 안전교육은 반드시 필요하다. 신생아가 스스로 다양한 자세로 움직일 수 있으므로 안전사고에 만전을 기해야 한다는 사실을 부모가 인지할 수 있도록 교육할 필요가 있다.

안전사고는 아동의 사망과 입원의 원인이 되며, 1세 이하 아동의 경우 불의의 사고로 인한 사망률이 가장 높다. 신생아에게 일어나는 가장 위험한 사고는 낙상, 질식, 중독, 자동차 사고이다.

난간이 올려진 침대를 제외하고는 신생아를 절대로 혼자 두어서는 안 된다. 부모는 신생

아를 절대 높은 곳에 올려놓지 않으며 어느 곳이든 잠시라도 둘 경우라면 반드시 한 손으로 신생아를 붙들고 있어야 한다. 아기 둘 곳이 마땅하지 않으면 바닥에 둔다.

목욕시간은 부모와 신생아에게 즐거운 경험을 주지만, 어떠한 이유로도 신생아를 혼자 두어서는 안 된다.

자동차 사고는 모든 연령에서 발생할 수 있으므로 차를 타게 되면 반드시 카시트를 이용해 아동을 적절히 고정시켜야 한다. 신생아를 앞좌석에 두는 것은 매우 위험하다. 부모는 자동차 안전장치를 설치하는 방법이나 사용했을 때의 효과에 대해 충분히 알고 있어야 한다.

신생아의 침대에는 전기요를 사용하지 말고 가습기를 조심스럽게 사용해야 하며, 사용하지 않는 콘센트는 커버를 씌워두도록 한다. 그리고 뜨거운 커피나 음료수를 마실 때에는 신생아를 안지 않아야 한다.

최근 중이염과 호흡기감염은 간접흡연과 관련되기 때문에 신생아 주변에서는 절대 흡연해서는 안 된다. 만일 가족 중에 누군가 담배를 피우려 한다면 반드시 밖으로 나가야 하며, 특히 차 안에서의 흡연은 피해야 한다.

신생아 안전교육 내용은 다음과 같다.

① 자동차를 탈 때는 항상 카시트를 이용하고, 아기를 안고 앞좌석에 앉지 않는다.
② 재울 때는 단단한 요를 사용하고, 너무 푹신한 베개나 이불은 사용하지 않는다.
③ 신생아와 한 침대에서 자지 않는다.
④ 엎드려 눕혀 재우지 않는다.
⑤ 달래기 젖꼭지를 줄에 매달아 아기 목에 걸어주지 않는다.
⑥ 잘 때에는 턱받이를 뗀다.
⑦ 아기를 높은 곳에 올려놓지 않는다. 아기 둘 곳이 마땅하지 않으면 바닥에 둔다.
⑧ 주차된 자동차 안에 아기를 혼자 남겨 두지 않는다.
⑨ 아기가 탄 유모차를 주차된 차의 뒤에 방치하지 않는다.
⑩ 아기 주변에서 뜨거운 차를 마시지 않는다.
⑪ 목욕 중에는 아기를 혼자 두고 자리를 뜨지 않는다.

요약

- 신생아기는 출생 후 첫 4주(생후 28일, 생후 1개월)까지를 의미하며, 일생에서 가장 빠른 성장과 발달이 진행되는 시기로 자궁 밖에서 새로운 환경에 적응이 필요하다.

- 신생아는 출생 후 신체적인 변화와 생리적인 변화를 갖는다.

- 신생아는 욕구를 충족시키기 위해 주 양육자(부모)가 욕구를 충족시켜줄 때 기본적인 신뢰감이 향상된다. 적절한 영양 공급과 충분한 정서 지지, 긍정적 양육환경을 통해 신생아는 부모에 대해 애착을 형성하고 긍정적인 관계를 발달시킨다.

- 신생아의 건강문제는 신생아 황달, 기저귀 발진, 선천성 대사이상 등이다.

- 신생아의 안전사고는 부모의 부주의에 의한 사고로 가정에서 많이 발생하므로 부모를 위한 안전교육이 필요하다.

인간성장발달

생각해봅시다

유엔인구기금(UNFPA)이 발간한 2021년 세계 인구 현황 보고서 '내 몸은 나의 것'에 실린 통계표를 보면, 한국 여성 1명이 평생 낳을 것으로 예상되는 아이 수를 뜻하는 '합계 출산율'은 1.1명이다. 이는 조사 대상 198개 국가 중 가장 낮은 출산율 수치의 결과를 보인다. 2019년 1.3명으로 192위였던 한국의 합계 출산율은 지난해 조사에서 처음으로 꼴찌로 떨어진 뒤 2년 연속 최하위다. 2008년에 총인구가 정점을 찍은 뒤 인구 감소세로 돌아선 일본(1.4명)보다도 적다.

이렇듯 한국은 저출산 고령사회로 되어 출생아 수는 감소하지만 산모의 평균 연령의 증가로 임신 37주 미만 출산인 미숙아와 다태아의 출생빈도가 크게 증가하였다. 출산율은 계속적으로 감소하고 있는 반면, 신생아 10명 중 1.7명이 미숙아로 출생하며 해마다 미숙아 출생률은 0.5%씩 증가하고 있다(통계청, 2018).

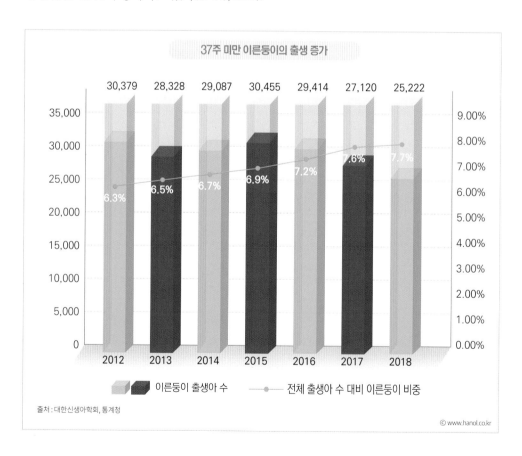

출처 : 대한신생아학회, 통계청

© www.hanol.co.kr

세계보건기구(WHO)에 따르면 미숙아(이른둥이)는 재태(뱃속)기간 37주를 못 채우고 나오는 아기를 말한다. 재태기간과 상관없이 출생체중을 기준으로 2.5kg 미만은 '저체중 출생아', 1.5kg 미만은 '극소 저체중 출생아', 1kg 미만은 '초극소 저체중 출생아(초미숙아)'로 분류한다. 통계청에 따르면 2.5kg 미만 저체중아 출생률은 2008년 4.9%(전체 출생아 46만5,892명 중

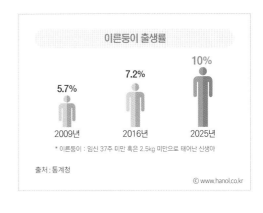

2만2,725명)에서 2017년 6.2%(35만7,771명 중 2만2,022명)로 높아졌다. 같은 기간 1.5kg 미만 극소 저체중아 출생아 수(2,341명 → 2,530명)도 마찬가지로 증가했다.

특히 최근 3년간(2014~2016년) 500g 미만의 초미숙아 163명이 태어나는 등 출생 몸무게가 점점 작아지는 추세다. 미숙아(이른둥이) 사망의 대부분은 정상 신생아 평균 체중(3kg)의 절반밖에 안 되는 1.5kg 미만의 극소 저체중아에서 일어난다. 500g 미만일 경우 생존율은 18.3%에 불과하다. 300g 정도의 출생체중인 이른둥이의 생존율은 보고가 되지 않고 있다. 전 세계적으로 25명 정도가 태어나지만 대부분 적극적인 소생술을 시행하지 않고 돌봄 치료를 하면서 임종을 맞는 실정이다.

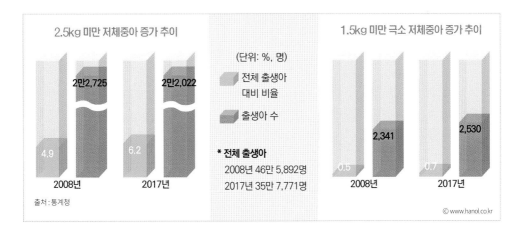

1kg 미만인 '초극소 저체중 출생아(초미숙아)'들은 출생 직후부터 신생아호흡곤란증후군, 미숙아 동맥관 개존증, 괴사성 장염, 패혈증, 기관지 폐 이형성증, 미숙아망막증 등 각종 합병증에 시달리며 죽음의 사선을 넘나든다. 의료의 수준의 향상과 제공되는 발달간호의 질 향상으로 사망률은 감소하고 있으나 복합적 성장발달 장애를 안고 살아가는 경우가 많다. 다행히 최신 가습 보온 인큐베이터, 초미숙아용 혈관 카테터, 정밀 수액 펌프, 인공 폐표면 활성제 등 첨단장비와 의료기술이 이들의 생존율을 높이는 데 도움되고 있다.

Ⅲ. 영아기

Infant period : 1~12개월

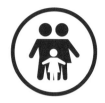

· 영아기의 성장발달 특성을 이해할 수 있다.

· 영아기의 주요 성장발달에 대해 설명할 수 있다.

· 영아기의 성장발달 이슈를 설명할 수 있다.

 개요

영아기는 출생 후 1개월부터 12개월까지를 말한다. 이 시기 동안 성장발달이 급속히 이루어지며, 영아기 동안 이루어지는 급속한 신체성장을 성장급등(Growth spurt) 현상이라고 한다. 일생 동안 영아기 외에 사춘기에도 성장급등 현상이 나타나는데, 영아기를 제 1성장급등기라고 하고 사춘기를 제 2성장급등기라고 한다.

1. 영아기의 성장발달 특성

1 신체 성장

성장은 생후 1년 동안 빠르게 진행되며 특히 후반기보다 전반기 6개월에 더 빠르다. 신장은 출생 시 신장보다 50%가 증가하며, 발달은 다리보다 머리 부분에서 일어나는데, 이것은 머리부터 발끝 방향으로 성장발달하는 영아기 발달의 특징적인 양상이다. 생후 1년이 되면 출생 시 체중의 3배가 되며 머리의 성장도 빠르게 나타나는데 머리둘레는 신경계의 성장과 분화를 반영하는 중요한 지표이다. 출생 시 머리둘레는 가슴둘레보다 크며, 점차 가슴둘레가 커지면서 생후 1년 경이 되면 머리둘레는 가슴둘레와 비슷해지고, 원통형이었던 가슴은 전후 지름보다 좌우 지름이 커지면서 성인의 외형을 갖추어 가게 된다.

2 영양

영아기는 일생 중 성장발달이 가장 급격히 이루어지는 시기이며, 특히 영양이 중요하다. 음식의 제공은 치아와 턱의 발달 정도에 따라 묽은 것에서 단단한 것으로 진행한다. 첫 몇 달 동안 영아는 모유나 조제유로 수유한다. 모유는 첫 생후 6개월 동안 영아에게 완전한 식품이며, 모유를 먹은 영아는 4~6개월까지 모체로부터 가져온 철분의 양이 충분하게 비축되어 있으므로 보충식이를 할 필요가 없다.

영아가 생후 5~6개월 경이 되면 체내에 저장되었던 철분을 다 사용하게 되고, 모유나 조제유로는 영양분을 다 섭취할 수 없기 때문에 철분이나 비타민D를 보충할 필요가 있다. 초기 영양공급으로 제공되었던 고형식이를 첨가하는 것은 대개 6개월부터 시작한다. 이 시기는 좀 더 복합적인 영양소를 소화할 수 있을 만큼 위장관이 성숙되어 소화능력이 늘어나고, 치아가 나서 음식을 물어뜯고 씹을 수 있다. 음식을 밀어내지 않고 삼킬 수 있는 능력이 생겨 고형식이를 먹을 수 있고, 머리를 가눌 수 있으며 잡아주면 앉고 눈과 손의 협응능력이 향상되며 스스로 음식을 먹을 수 있어야 고형식이 섭취가 가능하다.

고형식이는 알레르기 발생의 가능성 등을 고려하여 알레르기가 적고 철분함량이 많으며 주 에너지원으로 사용 가능한 탄수화물인 곡류부터 시작한다. 채소 및 과일류는 자극성이 있는 것 외에 사용 가능하며 생선은 알레르기를 유발할 수 있는 지방 함유가 적은 흰살 생선을 사용하는 것이 좋다. 보통 고형식이 제공은 알레르기가 있는지 확인하기 위해 한 번에 한 가지씩 4~7일간 먹여보고 간격을 두고 다른 음식을 추가제공한다. 고형식이로의 성공적인 전환을 위해 젖병사용 대신 숟가락이나 컵을 사용한다.

고형식이를 제공할 때 꿀은 보툴리즘의 우려가 있으므로 생후 1년 안에는 먹이지 않는다. 사과나 배는 많은 양을 먹으면 설사를 하므로 주의하고, 너무 달거나 짠 음식은 선호도가 생길 수 있으므로 주의를 기울인다. 생우유나 저지방우유, 탈지유는 무기질 성분이 많아 신장에 무리를 줄 수 있으니 생후 2년이 지난 후에 먹인다. 가족 중에 특정 식품에 대한 알레르기가 있다면 생후 1년 이내에는 섭취하지 않도록 한다. 너무 딱딱하거나 작은 땅콩과 같은 음식은 쉽게 기도로 넘어가 질식을 일으킬 수 있으므로 삼간다.

3 수면

영아는 기질, 수유 양상, 양육자의 반응, 환경적 조건 등에 의해 영향을 받아 다양한 수면양상을 가지고 있다. 영아기 동안 수면시간, 수면습관은 계속 변하는데, 성장하면서 점차 수면시간은 줄고 한 번 자면 깊이 자고 주로 밤에 자고 낮에 깨어있다. 하루 총 수면시간은 평균 13~15시간 정도이며, 낮잠의 횟수는 다양하지만 영아기 후기가 되면 하루 한두 번의 잠을 잔다. 영아는 밤 동안 자다가 깰 수 있는데, 흔들거나 노리개 젖꼭지를 주거나 조명을 어둡게 하기 등으로 잠자는 데에 도움을 줄 수 있다.

건강한 수면 양상 촉진을 위해 수면 전 목욕을 시키기, 책을 읽어주기, 이야기나 노래를 들려주기, 안아서 흔들기 등의 방법으로 잠자리 규칙을 만들어 준다. 조용하고 편안한, 아늑한 환경을 제공하며 편안한 실내 온도를 유지한다. 어두운 조명을 사용하며 아기 침대를 놀이장소로 사용하지 않는다.

4 놀이

영아기 놀이 특성은 단독놀이이며, 대부분 신체발달을 위해 사용된다. 단순한 장난감이 좋으며, 부드러운 목소리로 말을 걸거나 노래를 불러주고, 손으로 잡고, 만지고, 안는 등의 시각·청각·촉각적 자극이 중요하다.

이 시기에는 물체를 잡으면 입으로 가져가므로 장난감을 선택할 때는 안전을 고려하는 것이 좋다. 적합한 장난감은 고무로 만든 장난감이나 솜 인형 혹은 잘 부서지지 않는 튼튼한 장난감이 적합하다. 삼킬 수 있는 작은 장난감이나 유리 등으로 되어 있는 것, 끈이 달린 장난감, 분리될 수 있는 장난감 등은 피하는 것이 좋다.

5 치아건강

치아관리는 처음 유치가 날 때부터 시작한다. 대개 6개월 전후에 첫 유치가 나게 되며, 영아기 동안에는 잇몸이 부드러우므로 칫솔보다 부드러운 헝겊으로 치아와 잇몸을 닦아준다. 이 때는 입안의 내용물을 뱉기 어려우므로 물로 닦아준다. 수면 중에 모유나 우유병을 물고자는 경우 당분이 치아에 침착되어 충치가 생길 수 있으므로 우유병이나 모유를 물고 자지 않도록 하며, 병을 물고 자야 한다면 우유 대신 물을 넣어 주는 것이 좋다.

2. 영아기의 주요발달

1 운동발달

영아기의 운동발달과 속도는 중추신경계와 근골격계의 성숙 정도에 따라 개인차가 있으며 발달의 순서는 시간적·계통적으로 일정한 순서에 따른다. 영아의 움직임은 조화되지 않은 활동에서 조화되고 복잡한 이행운동으로 발달된다. 머리를 들어 올릴 수 있어야 구를 수 있으며, 팔을 뻗을 수 있어야 쥘 수 있다. 또한 앉을 수 있어야 길 수 있고, 길 수 있어야 설 수 있으며, 서는 것이 가능해야 걸을 수 있다. 대부분의 영아들은 연습하고 노력함으로써 운동기술을 획득한다.

영아기의 전체운동발달과 미세운동발달은 [표 1-5]와 같다.

전체운동발달은 전체적인 몸의 움직임 발달로, 2개월 경에는 머리를 30도 정도 들 수 있으며, 4개월 경에는 팔로 지지해서 90도 정도 상체를 일으킬 수 있다. 5~6개월 경에는 누운 자세에서 엎드린 자세로 몸을 뒤집을 수 있다. 7~8개월 경에는 혼자 앉을 수 있다. 9개월에는 배를 바닥에서 떼고 손과 무릎으로 기어다니며 기구를 잡고 설 수 있게 되고, 10~12개월에는 이동능력이 빠르게 발달하여 12개월 경에는 혼자 설 수 있고 걸을 수 있게 된다〈그림 1-8〉.

미세운동발달은 주로 손과 손가락을 사용하여 물체를 잡는 것으로 2~3개월 경에는 반사작용이 나타나며, 4개월에는 물체를 정확하게 응시할 수 있고, 5개월 경에는 물건을 스스로 잡을 수 있다. 7개월 경에는 물체를 한 손에서 다른 손으로 옮겨 갈 수 있으며, 생후 11개월이 되면 엄지와 검지를 이용해 물체를 정교하게 잡을 수 있다.

표 1-5_ 영아기 전체운동발달과 미세운동발달

월	전체운동발달	미세운동발달
1	• 엎드렸을 때 구부린 자세를 취한다. • 엎드렸을 때 순간적으로 머리를 든다.	• 주먹을 쥐고 있다.
2	• 엎드렸을 때 등이 덜 구부러진다. • 앉은 자세에서 잠깐 머리를 똑바로 한다.	• 잡는 반사가 사라진다.
3	• 엎드린 자세에서 팔을 뻗어 몸을 받쳐 머리와 가슴을 든다.	• 눈앞의 물체를 잡으려고 손을 움직이고, 손에 쥐어주면 잠시 잡는다.
4	• 엎드린 자세에서 전박으로 지탱하면서 머리를 든다. • 끌어당길 때 머리 처짐이 거의 없다. • 앉은 자세에서 머리를 가눈다. • 대칭적인 자세가 현저하다. • 받쳐주면 앉는다.	• 물체에 손을 뻗어 잡는다. • 손을 들여다보며 논다. • 딸랑이를 흔들고 놀지만, 떨어뜨리면 줍지 못한다.
5	• 엎드린 자세에서 팔로 몸무게를 지탱하면서 머리와 가슴 및 복부를 든다. • 무릎에 앉고 물건을 잡는다. • 엎드린 자세에서 누운 자세로 뒤집는다. • 발가락을 가지고 논다.	• 나무토막 하나를 손에 쥐고 다른 하나를 주시한다. • 물건을 손 전체로 움켜쥔다. • 물체를 입으로 가져간다.
6	• 엎드린 자세에서 팔로 몸무게를 지탱하면서 가슴과 상복부를 든다. • 누운 자세에서 엎드린 자세로 뒤집는다. • 발을 잡아 입으로 가져간다.	• 젖병을 잡는다. • 잠시 양손에 하나씩 물건을 쥔다.
7	• 똑바로 누웠을 때 머리를 든다. • 엎드린 자세에서 한 손으로 몸무게를 지탱한다. • 순간적으로 똑바로 앉는다.	• 물체를 한 손에서 다른 손으로 옮겨 쥔다. • 작은 물체를 잡는다.
8	• 기대지 않고 혼자 잘 앉는다. • 받쳐주면 선다.	• 눈과 손의 조절이 이루어져 팔을 뻗치면 물체에 닿는다. • 여러 손가락을 사용하여 미숙하게 잡는다. • 두 개의 나무토막을 쥐고, 세 번째 나무토막을 바라본다.
9	• 기기 시작한다(뒤로 갈 수도 있다). • 몸을 끌어당겨 가구를 붙잡고 선다.	• 주로 사용하는 손을 즐겨 쓴다. • 엄지와 검지를 사용하여 미숙하게 잡는다.
10	• 엎드린 자세에서 앉는다. • 잘 기어 다닌다. • 서 있을 때 한 쪽 발을 앞으로 내딛는다.	• 물건을 일부러 떨어뜨린다.
11	• 바닥에서 배를 떼고 기어간다. • 손을 잡아주면 걷는다.	• 집게 잡기를 잘 한다. • 물건을 하나씩 용기에 담는다. • 일부러 물건을 떨어뜨리고 잡는다. • 크레용을 쥐고 종이에 그린다.
12	• 혼자 선다. • 한 손을 잡고 걷는다. • 선 자세에서 앉는다. • 컵으로 마신다.	• 블록 두 개를 쌓으려 하나 실패한다. • 엄지와 검지로 정확히 잡는다. • 한 번에 여러 장씩 책장을 넘긴다. • 입구가 좁은 병에 작은 물체를 넣으려 하지만 실패한다.

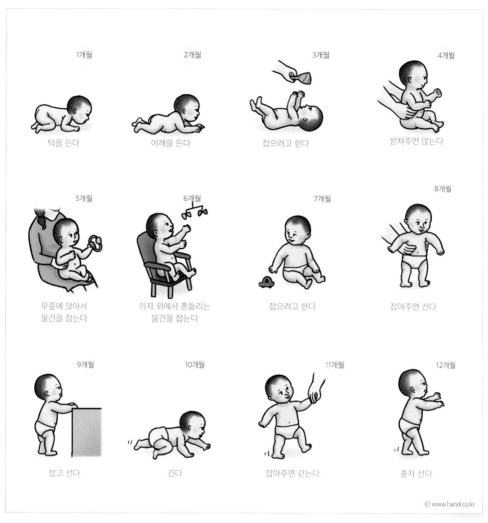

🌑 그림 1-8_ 영아기 전체운동발달(Shirley.M.M, 1993)

2 감각발달

(1) 시각

대부분의 영아는 생후 3개월이 되어야 눈의 협응이 이루어지고, 6개월이 되어야 성숙해진다. 시각조절능력은 4개월이 되면 성인 수준에 이르는데, 2개월 된 영아는 강하게 대비되는 색이나 움직이는 패턴을 볼 수 있다. 1개월의 영아는 큰 사각형의 모서리 같은 특징적 요소만을 오래 응시할 수 있으나, 2개월이 되면 작은 사각형 두 개를 번갈아 볼 수 있다.

영아는 인간의 얼굴을 다른 도형보다 오랫동안 주시한다. 선행연구에서 4개월 이전의 영아는 눈을 중심으로 대강의 얼굴을 보고, 5개월 정도가 되면 이목구비를 포함한 얼굴을 인식한다고 하였다. 나이가 든 아동은 얼굴의 안쪽에 눈길을 주는데, 어린아이는 얼굴 외각에 시선을 준다. 영아는 눈앞에 있는 모든 사물을 볼 수 있는 것이 아니라 일정한 거리의 사물을 먼저 보고 점차로 볼 수 있는 범위가 넓어진다. 양시각은 4개월 정도가 되어야 하며, 6개월 정도가 되면 깊이지각을 느낄 수 있다.

(2) 청각

영아의 청각체계는 구조는 완전하나 기능적으로 민감하지 못해 강한 소리에만 반응한다. 점차 작은 소리에도 반응하며 예민해지고, 다른 높낮이의 소리를 식별할 수 있다. 청각은 언어를 획득하기 위해 중요하며, 사물과 사람이 어디에 있는지 알려주는 중요한 역할을 한다. 7~9개월 사이에 영아들은 말하는 것을 들으면서 친숙한 단어들을 식별하고, 단어 같은 단위들에서 말의 흐름을 지각하기 시작하고, 구와 절의 분명한 경계가 있는 말을 더 오랫동안 듣게 된다.

3 심리사회성 발달

프로이드(Freud)에 의하면 이 시기는 구강기에 해당하며, 입, 혀, 입술 등의 구강에 관심이 집중되어 있다. 구강을 통해 성적 욕구를 충족시키며, 나중에 치아가 생기면 음식을 깨물어 먹고 씹는 데 쾌감을 느낀다. 이 시기에 충분한 구강만족을 얻어 다음 단계로 옮겨가게 되면 별 문제가 없지만, 욕구가 충족되지 않으면 구강기에 고착되어 전 생애를 통해 그 욕구를 충족시키려고 계속 노력하게 된다. 고착현상은 손가락 빨기, 손톱 깨물기, 과식, 과음, 흡연, 수다떨기, 빈정거림 등의 구강기 성격으로 나타날 수 있다.

에릭슨(Erikson)은 영아기에 어머니(혹은 주 양육자)로부터 적절한 보살핌을 받아 기본적 욕구를 충족하면 자신과 주변에 대한 신뢰감을 형성하지만, 그렇지 않으면 불신감을 가지게 된다고 보았다. 적절하고 민감하게 아기의 불편감에 대해 반응해주고 아기를 부드럽게 안아주며 아기가 충분히 우유를 먹을 때까지 기다려 주기 등의 행동은 신뢰감을 형성시켜 줄 수 있다. 반면, 부모와의 분리가 길어지거나 부모로부터 적절한 애정과 보살핌을 받지 못하거나, 긴장 및 무서운 경험을 반복적으로 경험한 경우는 불신감을 형성할 수 있다. 신뢰감이 형성된 영아는 세상이 선하고 만족스러울 것으로 기대하며, 모험을 하고 세상을 탐색하는 것에 자신감을 느낀다. 그러나 불신감이 형성된 아기는 다른 사람들의 친절과 연민을 기대하지 않으며, 자기 주변의 사람들과 사물로부터 떨어지면서 자신을 보호하려고 한다.

아이의 건전한 발달을 위해 영아는 신뢰감과 불신감을 적절하게 조화시켜야 한다. 지나친 신뢰는 너무 순진하게 만들 수 있으므로 건강한 자아발달을 위해서는 자기방어를 할 수 있는 불신감의 형성도 적절히 형성되어야 한다.

(1) 애착형성

애착은 친숙한 사람과 맺는 강한 애정적 유대로, 가까운 사람과의 상호작용을 통해 즐거움을 느끼고 스트레스 상황에서 함께 있음으로써 위안을 얻는다. 애착은 선천적일 뿐만 아니라 학습되며, 애착의 종류와 양은 개인의 과거경험과 상황에 따라 다르다. 생물학적 부모와도 애착을 형성하지만, 생물학적으로 관계없는 사람과도 애착형성이 가능하다. 보울비(Bowlby)는 애착이 잘 형성된 아동은 성숙한 성인이 되지만, 그렇지 않으면 미성숙하고 과잉의존적인 성인이 된다고 하였다. 어머니만이 아동과의 애착행동의 대상일 필요는 없으며, 아버지, 형제자매 등 가족 구성원의 한 명이 애착형성 대상이 될 수도 있고, 가족 외의 돌봐주는 사람도 될 수 있다. 중요한 것은 정신적 유대를 맺을 수 있는 사람이 아기의 욕구에 신속히 반응하고 보살펴 주는 것이며, 짧은 시간이라도 적절한 자극과 정성들여 보살펴 주는 것이 보내는 시간의 양보다 중요하다.

(2) 낯가림과 분리불안

낯가림은 낯선 사람에 대한 불안반응으로 생후 6~8개월에 나타나서 15~18개월에 가장 심하며, 보통 2세 경에 사라진다. 영아가 낯선 사람에 대해 불안반응을 나타내는 것은 친숙한 사람과 친숙하지 못한 사람을 구별할 수 있다는 것으로, 인지능력이 증가된 것이다. 낯선 사람이 있을 때, 부모에게 매달리거나 숨고 낯선 사람이 안아주는 것을 거부하기도 하며 경직되거나 낯선 사람의 얼굴에서 눈을 돌리기도 한다.

분리불안은 부모와 분리될 때 나타나는 슬픔으로, 생후 9개월 경에 나타나며, 부모에 대한 애착 정도를 나타내는 중요한 지표이다. 영아는 애착대상과 분리되면 애착대상을 찾으려 노력한다. 전형적으로 위축되거나 찌푸리거나 울먹이거나 울거나 남에게 의존하는 것으로 분리불안을 표현하는데, 영아가 익숙하지 않은 장소나 익숙하지 않은 사람과 혼자 있을 경우 더 잘 나타난다.

낯가림과 분리불안을 줄일 수 있는 방법으로 친구나 친척을 자주 방문하여 낯선 사람이 두려움의 존재가 아니라는 것을 인지시켜 주며, 양육자가 먼저 낯선 사람에게 말을 걸고 서로 익숙해질 수 있는 시간을 주고, 때론 친숙한 환경과 양육자와 함께 있도록 해준다. 그리고 양육자가 떠나야 하는 상황에서는 반드시 영아에게 떠나는 것을 알리고 떠나며, 영아에게 양육자를 대신할 수 있는 친숙한 물건 등을 주고 떠나도록 한다.

4 인지발달

영아기의 인지발달은 피아제(Piaget)에 의하면 감각운동기이며, 영아기의 인지발달은 감각기관과 운동기능을 통해 이루어지고, 사물과 상호작용하고 감각과 운동을 통해 사물에 대한 지식을 얻는 시기이다. 영아는 자신이 갖고 태어난 여러 감각적이고 지각적인 반사기능을 신체활동을 통해 통합하고 정교화함으로써 감각적인 도식을 발달시켜나간다.

(1) 도식과 조직화

피아제(Piaget)에 의하면 도식은 경험을 바탕으로 이해를 조직화하는 방식으로 연령에 따라 변한다고 하였다. 도식은 적응과 조직화의 과정을 통해 변화하는데, 적응은 동화와 조절을 통해 이루어진다. 동화될 때 외부의 세계를 해석하기 위해 우리가 현재 가지고 있는 도식을 사용하며, 조절은 현재 가지고 있는 도식이 환경을 완전히 이해하지 못한 것을 알아차린 후 새로운 도식을 창조하거나 옛날 도식을 수정하는 것을 의미한다. 예를 들면, TV에서 얼룩말을 본 이후 얼룩무늬를 보면 얼룩말을 떠올리는데(동화), 얼룩무늬 옷을 입은 사람에게 얼룩말이라고 하고는 그 사람이 얼룩말이 아님을 알고, '저 무늬는 얼룩무늬'로 수정하여 인지하는 것이다(조절).

인지 변화가 일어나는 동안 영아는 불균형의 상태에 있게 되어, 새로운 정보가 현재 영아들이 가지고 있는 도식에 맞지 않음을 알고, 동화에서 조절로 옮겨간다. 조직화는 새로운 도식을 형성한 후 그것을 재배열하여 강하게 상호 연결된 인지체계를 구축하기 위해서 다른 도식과 연결시키는 것이다. 예를 들면, 떨어뜨리기를 던지기와 연결하고, 가깝고 먼 것을 연결하여 멀리던지기로 연결시키는 것이다.

(2) 순환반응

일련의 도식을 결합시켜 학습을 하고 이러한 학습을 통해 문제해결방법을 인지하며, 순환반응은 아이가 도식을 적용시킬 수 있도록 한다. 영아가 자신의 움직임에 의해 우연히 알게 된 새로운 경험을 기존의 일과 관련시킨다. 반응이 순환적인 이유는 사건을 반복적으로 일어나게 하려고 노력하면서, 처음 우연히 일어난 감각운동 반응이 새로운 도식으로 강화되기 때문이다.

(3) 대상영속성

대상영속성은 환경 내에 있는 물체는 그 자리에 있으며, 눈에 보이지 않아도 여전히 존재한다는 개념이다. 만약 생후 6개월 된 영아가 딸랑이를 가지고 놀고 있다가 딸랑이가 떨어

저서 보이지 않는 쿠션 밑으로 굴러가 눈에서 없어졌을 때 대상영속성 개념을 획득한 영아들은 쿠션 밑에서 딸랑이를 찾을 것이다.

까꿍놀이는 대상영속성의 개념을 획득하지 못한 영아에게 가장 재미있는 게임이다. 대상영속성의 개념이 발달되기 이전의 영아는 눈을 감았을 때 없어졌던 사물이 다시 나타나면 놀라고 흥분한다. 대상영속성의 개념을 획득한 경우는 더 이상 까꿍놀이에 흥미를 보이지 않는다.

5 언어발달

언어발달은 영아부터 평생 동안 발달하며, 개인차가 많고 유전적·환경적 요인에 따라 차이가 있다. 영아는 의사소통을 통해 욕구와 정서를 표현하는데, 이 시기에 나타나는 언어적 발달은 울음, 옹알이, 몸짓으로 표현되어진다.

옹알이는 대개 3~4개월 경에 혼자 소리를 옹알거리며 음성표현을 하게 되는데, 5~6개월 경에는 '음마, 맘마' 등의 옹알이가 나타난다. 8개월이 되면 옹알이는 절정에 이른다. 9~11개월 경이 되면 '싫어'라는 의미로 고개를 저을 수 있고 간단한 단어의 의미를 이해하고 지시에 따른다. 12개월이 되면 소리의 결합능력이 형성되며 엄마, 아빠, 맘마 등의 3~5개의 단어를 사용할 수 있고 간단한 지시를 이해한다. 어머니나 양육자의 응답은 영아기 언어발달 촉진에 있어 중요한 역할을 한다.

영아기 심리사회성 발달 및 인지발달은 [표 1-6]과 같다.

표 1-6_ 영아기 심리사회성 발달 및 인지발달

단계		발달 내용	놀이 형태
프로이드 (Freud)	구강기 (0~1세)	• 영아는 구강을 통해 가장 큰 만족감을 얻는다.	
에릭슨 (Erikson)	신뢰감/불신감 (0~1세)	• 아동의 기본욕구가 일관성 있게 충족되면 형성된다. • 어머니와의 관계가 중요하다.	단독놀이: 자신의 행위에 집중하며 다른 아동이 사용하는 것과 다른 장난감을 이용하여 따로 논다.
피아제 (Piaget)	감각운동기 (0~2세)	• 자극에 대해 반응하는 행동을 하므로 자극은 감각이고 반응은 운동이 된다. • 대상영속성의 발달 • 다른 사물로부터 자신을 분리	

3. 영아기의 성장발달 이슈

1 영아의 건강문제와 발달 이슈

역류, 영아산통, 성장장애, 영아돌연사증후군, 흔들린 아기증후군

(1) 역류

역류는 소화되지 않은 음식이 위에서부터 넘어오는 것으로, 보통 트림과 함께 입으로 흘러나온다. 영아기에 정상적으로 있을 수 있으므로 부모가 놀라지 않도록 설명한다. 수유 중간이나 수유 후에 트림을 시키고, 수유 후 머리를 조금 높이고 오른쪽으로 눕히면 도움이 되며, 영아에게 흡수성 턱받이 사용이나 어머니에게 보호용 수건 사용을 권할 수도 있다. 역류로 인한 입 주위 등의 피부가 빨갛게 손상될 수 있으므로 청결하고 건조하게 해주면 좋다.

(2) 영아산통

영아산통은 영아가 갑자기 다리를 복부 위로 끌어당기고 격렬히 우는 것으로 3세 미만의 아기나 까다로운 기질의 영아에게 흔히 나타난다. 정확한 원인은 알 수 없으나 대개 너무 급하게 먹거나 공기를 삼키거나 트림 기술이 부적절하거나 모아 간의 정서적 긴장, 보모의 흡연 등이 관련된다고 알려져 있다. 저절로 없어지는 경우가 많으나, 영아산통 동안 울고 과민한 영아로 인해 가족은 피로, 좌절, 분노, 무력감을 느낄 수 있으므로 그들을 지지할 필요가 있다.

영아산통을 관리하기 위해 이전의 증상발현력을 조사하고, 영아산통을 감소시키는 방법에 대해 가족에게 상담하고 지지하는 것이 중요하다. 영아산통을 감소시키기 위해 복부를 부드럽게 마사지하거나 연동운동을 자극하고, 따뜻한 수건을 대어주거나, 체위를 자주 변경시키거나, 수유를 적은 양으로 자주 먹이거나, 수유 후 30분 정도 앉혀 놓기 등을 하면 좋다.

(3) 성장장애

성장장애는 성장에 필요한 칼로리를 얻지 못하거나 이용하는 능력이 부족하여 성장이 잘 안 되는 것으로, 뚜렷한 이유 없이 체중이 증가하지 않거나 감소하는 경우이다. 주로 키나 몸무게가 표준성장곡선상에서 3백분위수 이하로 떨어지는 경우이다. 기질적 병변이 원

인인 경우, 심리적 원인이나 부모의 무관심으로 인한 경우, 환경적 원인 등으로 나타날 수 있다.

성장에 필요한 영양을 공급해 주는 것이 우선적이며, 원인에 따라 구체적인 간호제공은 달라진다. 출생 시 몸무게와 키를 정확히 파악하고, 수유하는 동안의 모아 상호작용과 부모의 보살피는 행동, 놀이, 아동의 수유행동을 파악한다. 덴버발달 검사(DDST)나 다른 발달 검사로 연령에 맞는 발달을 했는지 확인한다. 또한 아동과 부모, 가족의 상호작용을 평가한다.

심리적이나 부모의 무관심으로 나타난 경우는 적절한 발달 자극을 제공하고, 조용하고 자극적이지 않은 식사분위기 제공과 아이 양육에서 부모 역할과 상호작용에 대해 부모교육을 할 필요가 있다.

(4) 영아돌연사증후군

영아돌연사증후군은 영아가 갑자기 죽는 것이며, 대개가 자다가 발생하는 경우가 많다. 정확한 원인은 알 수 없으나 엎드려 재우거나 푹신한 이불, 부모와 한 침대에서 자는 등의 수면습관 등과 관련 있다. 엎드려 재우는 체위와 푹신한 이불은 영아가 머리를 잘 가눌 수 없어 이불에 파묻히기 쉬우므로 질식의 위험이 있다. 부모와 한 침대를 사용하는 것 또한 질식의 위험이 있다.

영아돌연사증후군을 예방하기 위해서는 영아를 바로 눕히거나 옆으로 눕히기, 모유수유하기, 부모와 한 침대 사용하지 않고 푹신한 이불 사용하지 않기 등이 필요하다. 영아돌연사증후군으로 아이를 잃은 가족은 아이의 갑작스러운 사망에 의해 심한 스트레스를 받게 되므로 그들을 지지하는 것이 필요하다.

(5) 흔들린 아기증후군

흔들린 아기증후군은 아이의 머리가 심하게 흔들리는 경우 뇌에 충격을 주어 심각한 신경학적 장애를 초래하게 되는 증후군이다. 영아는 뇌의 무게가 몸무게의 10%로 상대적으로 무겁고 머리를 잘 가눌 수 없어 아이를 흔들면 뇌가 충격을 받으며, 뇌가 두개골에 부딪히면서 뇌출혈이 일어난다.

특히 생후 6주~4개월에 아기가 많이 울 때 잘 발생하며, 영아가 울 때 달랜다고 심하게 흔들 때 잘 발생한다. 처음은 울거나 몸을 떨고 토하는 증상이 대부분이나, 장기적으로는 시각장애, 사지마비, 정신지체, 성장장애 등이 발생할 수 있고, 심한 경우 혼수나 사망에 이르기도 한다.

가급적 영아를 흔들지 않고 아이를 이동시키거나 다른 사람에게 맡길 때 목을 잘 받혀

주는 것이 좋다. 영아를 반복적으로 올리거나 어깨에 올려놓고 흔들거나, 팔을 잡고 돌리는 것과 같은 놀이도 뇌에 충격을 줄 수 있으며, 승차 중의 사고나 급제동, 급커브 시의 흔들림도 조심하는 것이 좋다.

❷ 영아기의 안전사고 및 예방

영아는 환경에 대한 호기심을 가지고 운동기술 발달과 섬세한 발달 단계에 있으며, 손에 잡히는 것을 입으로 가져가려는 경향이 있다. 이러한 상황에서 영아는 손상의 위험과 사망을 일으킬 수도 있다. 영아의 안전한 환경을 위하여 양육자는 영아의 각 발달 단계에 따른 적절한 안전을 인지할 필요가 있다. 4~6개월 영아는 뒤집기를 할 수 있으므로 높은 곳에 혼자 두어서는 안 된다. 8~12개월 영아는 엎드려 잘 기고, 가구를 잡고 일어설 수 있으므로 식탁보 등을 잡아 당겨 안전사고가 일어날 수 있다. 영아가 물건에 손을 뻗고 쥐며 입으로 가져갈 수 있으면 영아를 물건과 함께 두는 것을 조심해야 한다. 또한 기는 능력의 발달로 인해 더 멀리, 더 빨리 이동할 수 있으므로 바닥에 작은 물건을 치우고 수납장은 잠그는 등의 지속적인 경계와 확인 및 감시가 필요하며, 이에 따른 부모교육이 필요하다.

요약

- 영아기는 일생 중 성장발달이 가장 급격히 이루어지는 시기이며 전반기 6개월이 더 빠르다.

- 영아기는 성장발달의 속도가 빠르므로 균형 잡힌 영양 공급이 중요하며, 모유에서 고형식이로의 전환이 중요하다.

- 영아기는 프로이드(Freud)의 구강기, 에릭슨의 신뢰성/불신감, 피아제의 감각운동기에 속하며, 이 시기는 인격 및 신뢰성의 원만한 형성에 중요한 영향을 미친다.

- 영아기의 애착형성과 신뢰성형성은 주양육자(혹은 어머니)와의 원만한 관계와 관계가 있다.

- 영아기에는 역류와 영아산통, 성장장애, 영아돌연사증후군 및 흔들린 아기증후군 등의 성장발달 이슈가 있다.

- 영아는 환경에 대한 호기심이 많고, 운동발달 단계에 있으며, 손에 잡히는 것을 입으로 가져가려는 경향이 있으므로, 안전사고에 대한 예방이 중요하다.

인간성장발달

Chapter 02 유아기
Toddler : 1~3세

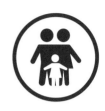

학습목표

· 유아기의 성장발달 특성을 이해할 수 있다.
· 유아기의 주요 성장발달에 대해 설명할 수 있다.
· 유아기의 성장발달 이슈를 설명할 수 있다.

🎯 개요

  유아기는 1세에서 3세까지로, 걷기 시작하면서 이동성과 활동성이 증가하고 호기심이 많으며 주변 환경을 탐색하는 것을 좋아한다. 신체조절능력의 발달로 대소변 훈련이 이루어지고 심리 사회적으로 자율성과 독립심이 발달하게 된다. 유아는 아직 신체기능이 미성숙하고 주변 환경의 위험요소를 인지하는 능력이 부족하므로 사고의 위험성이 크다.

1. 유아기의 성장발달 특성

1 신체성장

　신생아기와 영아기의 신체성장은 빠르게 진행되나, 유아기가 되면서 성장 진행속도는 다소 느려진다. 하지만 신체성장은 꾸준히 이루어져서 2세가 되면 신장은 성인 신장의 1/2이 되고 체중은 출생 시의 4배가 된다. 가슴둘레는 좌우의 길이가 전후의 길이보다 길어져서 가슴의 모양은 납작해지고 가슴둘레가 복부둘레보다 커져서 배불뚝이 모습도 점차 사라진다. 머리와 몸통에 비해 팔다리의 성장이 빠르게 진행되고 지방조직이 근육조직으로 바뀌며 뼈가 단단해지는 화골현상이 일어난다. 그리고 유아기 신체발달의 중요한 부분은 뇌와 신경계의 발달이다. 뇌 크기의 증가는 수초화와 시냅스의 밀도 증가로 인한 것으로 이로 인해 인지능력과 운동기술능력이 발달하게 된다.

2 운동발달

(1) 전체운동발달

　유아기 전반에 걸쳐 근골격계와 신경계가 발달함에 따라 여러 가지 복잡한 동작이나 기술을 습득하게 된다. 12개월에 한 손으로 가구를 잡고 걷다가 15개월에는 혼자 걸을 수 있게 되고 계단을 기어서 오르고 뒤로 기어서 내려올 수 있으며 블록은 2개 쌓을 수 있다. 18개월이 되면 달릴 수 있고 한 손으로 난간을 잡고 계단을 오를 수 있으며 공을 던지고 장난감을 밀고 당길 수 있다. 블록은 3개 쌓을 수 있다. 24개월에는 잘 뛰고 난간을 잡고 계단을 내려올 수 있고 몸의 균형을 잡고 큰 공을 앞으로 찰 수 있다. 30개월에는 세발자전거를 탈 수 있다. 한 발씩 교대로 계단을 내려올 수 있고 한 발로 1~2초 정도 잠깐 동안 서 있을 수 있다. 다리를 움직이지 않고 어깨와 팔꿈치만 이용하여 공을 던질 수 있다.

(2) 미세운동발달

　미세운동발달은 신생아 초기 반사작용의 소실과 눈과 손의 협응의 발달로 10개월에 엄지와 검지를 이용해서 과자를 집을 수 있게 되고, 15개월이 되면 숟가락을 잡을 수 있고 흘리지 않고 컵으로 마실 수 있게 되며 양말과 신발을 벗을 수 있게 된다. 18개월이 되면 책장을 한 번에 2~3쪽씩 넘기고 간단한 옷을 벗을 수 있다. 24개월에 책장을 한 번에 한 쪽씩 넘길 수 있고 간단한 옷을 입을 수 있으며 수직선과 원을 모방해서 그릴 수 있게 된다.

3 감각발달

눈은 12개월에 양안시가 잘 발달되고 유아기를 거치면서 시력은 점차 성인의 수준에 가까워진다. 깊이에 대한 지각이 발달되고 있지만 아직 운동조절능력이 미성숙하기 때문에 높은 곳에서 떨어질 위험성이 있다. 청력은 출생 시부터 성인 수준이지만 그 이후에도 큰 소리에 반응을 보이는지 청력소실의 징후가 있는지 관찰을 해야 한다.

4 영양

유아의 성장발달을 위해 충분한 영양공급이 필요하다. 1~3세 유아의 하루 열량 권장량은 1,000~1,400kcal/일이다. 단백질은 15~20g/일, 칼슘은 500~600mg/일, 수분요구량은 1,100~1,400ml/일이다. 유아는 성인에 비해 위 용적도 작고 위장의 기능이 아직 미성숙하기 때문에 식사만으로는 필요한 영양을 공급하는 데 한계가 있다. 그래서 식사 사이에 간식이 필요하며 총 열량의 10~20%를 간식으로 제공하면 되고 보통 하루 1~2회 정도 정해진 시간에 규칙적으로 제공하는 것이 좋다. 이때 간식은 식사시간 직전에 주거나 단맛이 강한 식품을 제공하여 식사시간을 통한 충분한 영양공급에 방해를 주어서는 안 된다.

 ## 2. 유아기의 주요 발달

1 심리사회성 발달

유아기는 성적 본능의 성 에너지(Libido)가 영아기의 구강에서 항문으로 옮겨지는 시기이다[표 2-1]. 항문기(Anal stage)에는 배변을 참아서 보유하고 다시 변을 배출하는 것을 통해 만족감과 쾌락을 느끼게 된다. 이 시기에 유아는 배변훈련을 하게 되는데 부모가 배변훈련을 잘 하지 못했다고 체벌을 하거나 야단을 치면, 항문기 강박적 성격을 가지게 되거나 청결이나 질서에 대한 강박적 욕구로 결벽주의, 완벽주의자로 성장한다. 혹은 반대로 억압에 대한 분노의 표현으로 항문기 폭발적 성격인 정리정돈을 잘 못하거나 낭비벽이 심한 성인으로 성장하게 된다.

또한 유아기는 자율성(Autonomy)과 수치심(Shame)이 형성되는 시기이다. 유아기는 배변보유와 배설뿐만 아니라 신체 근육의 성장발달에 의해 먹기, 입기, 걷기, 물건을 잡거나 던지는 행동 등을 스스로 할 수 있는 능력이 생긴다. 유아는 여러 상반되는 충동 사이에서 선택을 하게 되고 이 과정을 통해 자신의 의지가 발달하게 된다. 자율성을 나타내는 방법으로 '나', '내 것', '안 해'라는 말을 반복하여 사용한다. 반대로 사회의 기대와 압력을 의식함으로써 부모의 기대에 적합한 행동을 잘 수행하지 못했을 경우 수치심을 갖게 된다. 그러므로 사회적으로 수용되는 행동을 학습할 때는 행동에 대한 제한설정이 필요하고 유아가 이해할 수 있도록 구체적이어야 한다. 만약 한계를 넘어 올바르지 않은 행동을 할 경우에는 훈육이 필요하다.

2 인지발달

피아제(Piaget) 이론에 따르면 감각운동기(Sensorimotor stage)의 3차 순환반응기(Tertiary circular reactions)와 내적 표상기(Representational thought stage)를 지나 전조작기(Preoperational stage) 중 전개념적 사고기(Preconceptual phase)에 해당된다. 3차 순환반응기에는 자신의 주변 환경에 대한 강한 호기심을 보이고 이를 탐색하는 과정을 반복하면서 사물의 속성을 학습하게 되며 인과관계를 이해하게 된다. 내적 표상기에는 환경이나 사물에 대한 정신적 표상기(Mental representation)를 형성할 수 있게 되는 시기로 기억력을 사용하여 지연모방을 할 수 있다. 전개념적 사고기에는 사물에 대한 표상적인 심상은 가능하지만 의미적 표상(Semantic representation), 즉 추상적인 언어로 사물을 표현하지는 못한다. 그리고 유아기는 자기중심적 사고(Egocentric thought)를 하는 시기로 자신과 타인의 관점을 구별하지 못하고 세상을 자신의 관점에서 보는 경향이 뚜렷하다. 무생물에게 생명이 있다고 생각하고 감정을 부여하는 물활론(Animism)적 사고와 서로 관련이 전혀 없는 두 사건이 근접해서 발생할 경우 두 사건이 서로 관련이 있다고 생각하는 전환적 추론(Transductive reasoning) 등이 있다.

3 언어발달

 유아는 인지발달과 함께 언어발달이 급속히 이루어지는 시기이다. 12개월에 3~4개 단어를 습득했던 유아는 2세가 되면 300개 단어를 사용하고 대명사를 사용할 수 있으며 자신을 말할 때 자신의 이름으로 표현한다. 또한 3세가 되면 신체부위를 말로 표현할 수 있고, 900개 단어를 습득하고 3~5개의 단어를 사용하여 문장을 만들어 말할 수 있게 된다. 그리고 부정문이나 복수형에 대한 개념을 갖게 되는 시기로 '싫어', '아니오'라는 단어를 많이 사용하는 시기이다. 이 시기는 말을 할 수 있는 능력에 비해 말을 이해하는 능력이 훨씬 더 발달되어 있는 시기이다.

4 놀이

 유아기의 놀이는 평행놀이(Parallel play)로 같은 장소에서 같은 종류의 장난감을 가지고 놀지만 함께 놀지는 않는다. 다른 또래의 유아에게 관심이 없기 때문에 부모는 함께 놀 것을 강요할 필요가 없다. 또한 내 것이라는 생각이 강하게 나타나는 시기로 장난감을 공유하기보다는 자신의 것이라고 빼앗으려는 행동을 관찰할 수 있다.

 유아기 말에는 모방놀이(Imitative play)와 상상놀이(Imaginative play)를 많이 하게 되는데, 모방놀이는 다른 사람의 행동을 따라 하는 것이고, 상상놀이는 사물이나 장난감을 사용하여 타인의 동작이나 활동을 모방해서 노는 것을 의미하고 상상작용에 의해 이루어지는 인물이나 장면을 혼자 가작(Make-believe)하는 놀이이다. 이러한 놀이를 통해 유아는 사회성, 창조성이 발달하게 된다.

표 2-1_ 유아기 심리사회성 발달 및 인지발달

단계			발달 내용	놀이 형태
프로이드 (Freud)		항문기 (1.5~3세)	대소변 가리기와 같은 몸의 기능을 다스리는 법을 배운다.	
에릭슨 (Erikson)		자율성/수치심 (1.5~3세)	대소변 가리기 훈련, 밥 먹기, 옷 입기 등 독립적인 행동을 배운다.	
피아제 (Piaget)	감각 운동기	3차 순환반응기 (12~18개월)	새로운 것을 반복, 인과관계를 이해한다.	평행놀이
		내적 표상기 (18~24개월)	간단한 문제해결 가능, 기억력을 사용하고 모방을 한다.	
	전조작기	전개념기적 사고기 (2~4세)	자기중심적 생각, 심상이미지, 언어능력 발달	

3. 유아기의 성장발달 이슈

1 유아의 건강문제와 발달 이슈
식욕부진과 편식, 충치예방, 대소변 가리기, 거부증, 분노발작, 퇴행

(1) 식욕부진과 편식

유아기는 평생의 식습관을 형성하는 중요한 시기이다. 18개월쯤 생리적 식욕감소(Physiologic anorexia)가 나타나고, 음식을 골고루 먹지 않고 음식에 대한 기호가 뚜렷한 상태인 편식(Imbalanced diet)이 나타난다〈그림 2-1〉. 유아는 하루는 게걸스럽게 먹다가 다음 날에는 거의 먹지 않거나 좋아했던 음식도 갑자기 먹기 싫어하는 음식이 되기도 한다. 때로는 자기주장을 위한 수단으로 식사나 특정 음식을 거부하기도 한다.

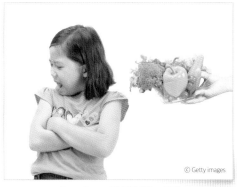
🔅 그림 2-1_ 편식을 하는 유아

올바른 식습관을 형성하기 위해 아동의 식사시간을 30분 정도로 하게 하고, 식사 중간에 간식을 주되, 간식이 식사를 방해하지 않게 주의하며, 싫어하는 음식을 강제로 먹이기보다 식사 재료를 준비할 때 함께 하도록 하고 식사 전 수저 놓기 등에 참여시켜 즐거움을 주면 도움이 된다〈그림 2-2〉.

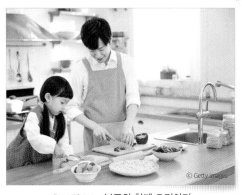
🔅 그림 2-2_ 부모와 함께 요리하기

새로운 음식을 시도하는 것을 좋아하지 않기 때문에 다양한 모양과 조리법을 사용하여 아동이 호기심을 가지고 접근할 수 있도록 한다. 식사시간은 즐거운 시간이 되도록 숟가락, 컵 사용이 불안정해도 스스로 할 수 있도록 격려하고 잘 하면 칭찬을 해준다. 유아기는 의식주의(Ritualism)가 나타나기 때문에 동일한 수저, 컵, 그릇을 제공하여 유아의 편안함을 제공해 주는 것이 필요하다.

(2) 충치예방

유치는 6개월부터 나기 시작해서 24~30개
월에는 총 20개가 다 나타난다. 유아는 부드
러운 칫솔모에 처음에는 물로만 칫솔질을 하
고 20개월 이후에 치약을 사용하여 칫솔질
을 하며 식사 후와 잠자기 전에 칫솔질하도
록 교육한다. 부모는 자녀와 함께 칫솔질을
하여 자녀가 부모의 행동을 모방하며 즐거움
을 느끼게 해주어야 한다〈그림 2-3〉. 충치를
예방하기 위해 우유나 주스를 젖병에 넣어서

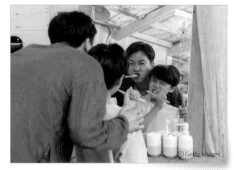
🏵 그림 2-3_ 부모와 함께 칫솔질하기

주면 안 되고 컵을 사용하여 먹도록 해야 한다. 사탕이나 과자 같은 당분이 많은 간식은 피
한다.

(3) 대소변 가리기

대소변 가리기(Toilet training)는 자기 자신의 신체를 통제하는 것을 처음으로 습득하는
기술로 대소변 훈련 시 유아의 개인적인 특성을 고려하고 자율성을 기를 수 있도록 해야
한다. 대소변 훈련의 적절한 시기는 18~24개월 사이에 시작하는 것이다. 이때는 유아가 걸
을 수 있고 척수의 발달로 항문과 요도 괄약근 조절이 가능해지며 2시간 이상 소변을 방광
에 모을 수 있는 때이다. 그리고 갑자기 울거나 부모의 옷자락을 잡아당기거나 하던 동작을
멈추고 가만히 앉아 있는 등의 신호를 보내거나 '쉬'와 '응가'라고 말을 할 수 있게 될 때이
다. 유아는 부모의 지시에 따라 대소변 훈련을 하게 된다.

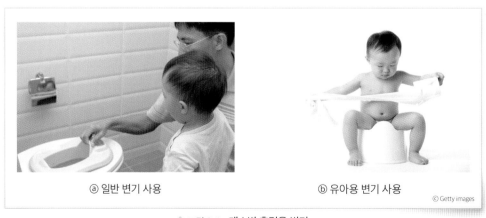
ⓐ 일반 변기 사용   ⓑ 유아용 변기 사용

🏵 그림 2-4_ 대소변 훈련용 변기

대소변을 훈련하는 기간에는 유아가 쉽게 입고 벗을 수 있는 옷을 입도록 하고 유아용 변기를 사용하여 안정감을 주며 만약 일반 변기에 유아용 변기를 올려서 사용할 경우에는 발 받침대를 두어 유아의 발이 받침대에 닿아 안정감을 느끼게 해준다〈그림 2-4〉. 대소변 후에는 배설물이 물과 함께 씻겨 내려가는 것을 관찰하게 하고 손 씻기를 교육한다. 그리고 대소변 훈련을 성공한 경우 칭찬과 격려를 해주어야 한다.

만약 대소변 가리기 훈련을 하는 시기에 동생이 출생하거나 질병으로 인해 병원에 입원 혹은 이사 등으로 유아가 스트레스를 받을 수 있는 상황이 발생하게 되면 대소변 훈련을 시작해서는 안 된다.

(4) 거부증

거부증(Negativism)은 자율성을 찾아가는 과정에서 나타나는 정상적인 반응으로, 유아는 자신이 원하는 것을 하려고 할 때 허락을 받지 못하거나 자기에게 지시를 하는 것 자체를 싫어하기 때문에 자신의 의지를 표현하고자 '싫어', '아니야' 등 부정적 반응을 보일 수 있다. 이것은 유아가 고집을 부리거나 억지를 부리는 것이 아니라 자신의 의지를 표현하고자 하는 반응이다. 대개 거부증은 18개월부터 나타나서 3~4세에 정점에 이른 후 사라지며 이 시기를 제 1반항기라고 한다. 거부증을 보이는 유아에게는 '아니야'라고 말할 수 있는 기회를 주지 않아야 하며, 대신 선택을 할 수 있는 질문을 해야 한다. 예를 들어 "지금 점심 먹을래?"라고 묻지 않고 "볶음밥 먹을래? 아니면 국수 먹을래?"라고 묻는다. 그리고 유아가 이해할 수 있는 간단한 표현으로 대화하도록 노력하며 아이가 피곤하거나 배고플 때는 복잡한 요구나 지나치게 자극을 주는 상황을 만들지 않고 부정적 행동을 하는 경우 관심을 갖지 않아야 한다. 대신 훈육이 필요한 상황이라면 즉시 해야 한다.

(5) 분노발작

분노발작(Temper tantrums)은 유아가 자신의 요구나 자신이 중요하게 생각하는 것들이 부모로부터 수용되지 않을 때 자신의 독립성을 주장하는 하나의 수단으로 나타나는 정상적인 반응이다. 이때 유아는 바닥에 누워 소리를 지르거나 발로 차고 숨이 넘어갈 듯 울기도 하고〈그림 2-5〉 자신의

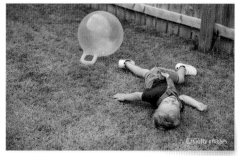

그림 2-5_ 분노발작

요구가 받아들여질 때까지 숨을 멈추는 행동을 하여 부모가 놀라기도 하지만, 숨을 참는 행동으로 산소가 부족해져서 호흡중추를 자극하여 바로 숨을 쉬게 되므로 응급상황으로 진행되지는 않는다. 분노발작이 나타나면 부모는 진정될 때까지 관심을 보이지 않고 무시해야 한다. 단, 유아 가까이에서 유아의 안전을 확인하고 진정되면 유아의 감정을 인정하고 안아주어 안정과 편안함을 느끼게 해준다. 그리고 분노발작을 예방하기 위해 부모는 유아의 분노발작 원인을 파악하고 항상 일관성을 가지고 훈육을 해야 한다. 유아가 분노발작을 하지 않고 긍정적인 행동을 할 때는 반드시 칭찬과 보상을 해주어야 한다.

(6) 퇴행

퇴행(Regression)은 스트레스 상황에서 안전하고 친근했던 과거로 돌아가는 현상으로 스트레스에 대한 정상적인 표현이다. 유아는 질병으로 인한 입원, 동생의 출생 등으로 인한 스트레스로 인해 대소변 훈련을 마쳤는데 갑자기 대소변을 가리지 못하는 행동 등을 보이기도 한다. 부모는 퇴행을 반항적 행동이나 고의적 불순종으로 인식하지 않아야 한다. 부모는 스트레스 요인이 무엇인지 확인하고 스트레스 해소를 위한 다양한 대안을 고려해 보아야 한다. 그리고 퇴행이 나타났다면 무시하고 다시 긍정적인 행동을 하게 되면 칭찬과 보상을 통해 격려해 주어야 한다.

2 유아기의 안전사고 및 예방

유아는 발달 특성상 이동능력이 생겨서 활동범위가 넓어지고 호기심이 증가하며 새로운 일을 도전하는 시도가 많아지지만 아직 신체를 조절하는 능력은 부족하고 자기중심성이 강해서 하나에 집중하면 주위 환경에 대한 위험성을 인식하지 못해서 사고의 위험성은 커진다. 그래서 사고예방을 위해 유아교육법 제31조에는 교통안전교육, 재난대비안전교육, 성폭력 및 아동학대 예방교육, 감염병 및 약물의 오남용 예방 등 보건위생관리, 실종·유괴의 예방과 방지교육에 대해 그리고 도로교통법 제50조에 따라 6세 미만의 유아가 자동차에 승차할 경우 카시트 이용에 대해 의무화하고 있다.

카시트는 뒷자석에 설치하고 최소 2세까지는 반드시 카시트를 후면으로 향하게 하고 그 이후에는 전면으로 향하게 한다〈그림 2-6〉. 사고예방을 위해 주차된 차에 잠시라도 아이 혼자 남겨두지 않아야 한다. 그 외 유아기에 발생하는 사고와 사고예방법에 대한 내용은 [표 2-2]에 제시하였다.

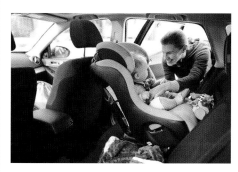 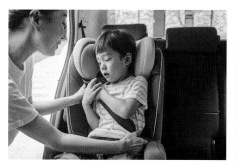

| ⓐ 카시트를 후면을 향하게 설치 | ⓑ 카시트를 전면을 향하게 설치 |

© Getty images

🔷 그림 2-6_ 카시트 설치방법

표 2-2_ 유아기 사고와 사고예방법

사고 위험	예방방법
낙상	• 유아를 주의 깊게 관찰한다. • 올라가도 되는 장소와 안 되는 장소를 가르치기 시작한다. • 낙상의 위험성을 교육한다.
중독	• 어린이 안전캡이 달린 용기를 사용하고 화학제품과 의약품은 어린이 손이 닿지 않는 곳에 보관하며 안전잠금장치가 있는 찬장에 보관한다. • 모든 제품은 원래 담겨 있던 용기에 보관한다.
화상	• 조리도구는 손잡이가 가스레인지 안쪽으로 향하게 한다. • 유아를 가까이에서 지켜볼 수 있을 때만 불을 켠다. • 유아가 노는 장소는 전깃줄, 멀티탭 등 위험요인을 치우거나 안전하게 가린다.

© www.hanol.co.kr

요약

- 유아기는 걷기 시작하는 시기로 전체운동 및 미세운동능력이 발달하는 시기이지만 아직 신체기능이 미성숙하여 사고의 위험성이 높기 때문에 양육자는 안전한 환경을 제공하고, 사고 예방을 해야 한다.

- 유아기는 항문기, 자율성과 수치심, 감각운동기(3차 순환반응기, 내적 표상기)와 전조작기(전개념적 사고기)에 해당하는 시기이며, 양육자는 성장발달을 위해 다양한 자극을 제공해야 한다.

- 양육자는 대소변 가리기, 퇴행, 거부증, 분노발작 등에 대한 올바른 이해와 훈육방법에 대해 알고 있어야 한다.

인간성장발달

아동기

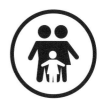

I. 학령전기_Preschooler age : 3~6세

- 학령전기 아동의 정상 성장발달을 설명할 수 있다.
- 학령전기 아동의 신체, 운동, 언어, 인지발달을 설명할 수 있다.
- 학령전기 아동의 성장발달 이슈에 대해서 설명할 수 있다.

 개요

학령전기는 초등학교에 입학하기 전 시기로 3세부터 6세 이전까지를 의미한다. 학령전기 아동은 처음으로 부모와 떨어져 어린이집, 유치원과 같은 시설에서 상호작용을 시작하며, 이 시기에는 신체, 운동, 언어, 사회·심리 발달을 통해 취학을 준비하는 시기이다.

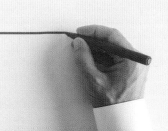

1. 학령전기 아동의 성장발달 특성

1 신체발달

학령전기는 다리가 몸통보다 빨리 성장하기 때문에 다리가 더 길어지고 신체 성장률이 완만해진다. 체중은 연간 2.31kg 정도 증가하여 3세 아동의 평균 몸무게는 14.6kg, 4세는 16.7kg, 5세는 18.7kg이다. 키는 1년에 6.7~7.5cm 증가하여 3세의 평균 키는 95cm, 4세에 103cm, 5세에 110cm이며 4세가 되면 출생 시보다 2배가 된다.

신체균형은 복부근육이 발달하면서 유아기의 올챙이 모양의 배불뚝이에서 벗어나 바르고 곧은 자세로 변화한다. 이 시기에는 신체기관도 훨씬 성숙되고 안정되어서 긴장이나 환경의 변화에 적응하는 능력이 증진되며 운동을 담당하는 근육이 발달되어 걷기, 달리기, 뛰기와 같은 운동능력이 강화된다.

2 운동발달

학령전기 아동은 근육과 신경의 성숙으로 운동기능이 급속하게 발달한다. 다리운동이 분화하며 손의 조작운동의 정확성과 속도가 급속히 발달한다. 처음에는 주로 대근육을 사용하는 큰 동작에서 점차 운동능력의 향상과 소근육의 발달로 세밀하고 정교한 운동이 가능하며 균형감각이 좋아진다. 이러한 운동발달은 학령전기 아동의 활동장소를 가정 밖으로 확대시켜 또래 친구들과 논다.

학령전기 아동의 전체운동과 미세운동 발달은 [표 3-1]과 같다.

표 3-1_ 학령전기 아동의 전체운동과 미세운동 발달

연령	전체운동 성장발달	미세운동 성장발달
3세	• 세발자전거 타기 • 발 바꿔 계단 오르기 • 몇 초간 한 발로 서서 균형 잡기	• 블록 9~10개 쌓기 • 혼자 옷 벗기 • 원 모양과 세모 그리기
4세	• 계단 한 발씩 오르내리기 • 공놀이하기 • 한 발로 균형 잡기	• 블록 10개 이상 쌓기 • 사람 세 부분으로 그리기 • 가위 이용하여 그림 오리기
5세	• 줄넘기, 스케이트, 수영하기 • 혼자 옷 입고 벗기 • 한 발로 번갈아 뛰기	• 연필이나 간단한 도구 사용 • 사람을 5~7부분으로 그리기 • 신발 끈 매기

3 언어발달

학령전기 아동은 유아보다 더 세련되고 복잡한 언어를 구사한다. 어휘수는 극적으로 증가하여 2세에 300단어, 5세에 2,100개 이상의 단어를 사용한다. 언어 사용에 있어서 문장 구조를 갖추고 문법적 사용을 하며 이해력은 거의 성인에 가까운 수준으로 발달한다.

언어발달에서 가장 중요하고 결정적인 시기는 2~4세이다. 사회적인 언어보다 자기중심적 언어를 많이 사용하며 모음과 자음을 점차 익숙하게 사용하지만 유창하지는 않다. 아동은 호기심이 많아서 대화 중에 질문을 많이 하고 질문을 통해서 정보를 얻는다. 아동의 질문에는 어른이 대답하는 정도에 따라 언어발달이 달라진다.

3세 아동은 900개 정도의 단어를 사용하고 3~4개의 기본적인 단어로 구성된 문장을 사용한다. '왜'라는 질문을 하고 인형이나 장난감을 가지고 놀면서 언어능력이 발달된다. 다른 사람을 상관하지 않고 계속 혼자말을 하기도 한다.

4세 아동은 1,500개 정도의 단어를 사용하고 4~5개의 문장을 사용한다. 질문을 가장 많이 하는 시기로 원하는 답을 들을 때까지 질문하고 자세하게 듣고 싶어한다. 5세 아동은 문법에 약간 어긋나는 것을 제외하고는 정확하게 언어를 구사한다. 낱말의 뜻과 반대말을 이해하고 물체의 모양, 기능 등의 특징을 설명한다. 학령전기 아동의 언어발달은 [표 3-2]와 같다.

표 3-2_ 학령전기 아동의 언어발달

연령	언어발달	
3세	• 3~4개의 문장을 사용한다. • 900개 단어를 사용한다. • '왜'라는 질문을 시작한다. • 동물, 사람의 이름, 신체부위 지적하며 말한다.	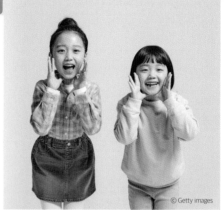
4세	• 수식어를 사용한다. • 1,500개의 단어를 사용한다. • 원하는 대답을 들을 때까지 질문한다.	
5세	• 2,100개의 단어를 사용한다. • 물체의 특징을 설명한다. • 반대말을 한다.	

© Getty images

4 영양

학령전기 아동의 영양 요구량은 유아기와 비슷하나 주변의 호기심이 많아서 먹는 것에 대한 흥미가 줄고 편식하는 경향이 있으며 성장률이 느려지는 시기이다. 열량은 약

90~100kcal/kg, 단백질은 2~3kg, 수분은 100~125ml/kg이 필요하고 섭취량은 성인의 1/2 정도이다.

학령전기 아동의 일부는 유아의 특징인 일부 음식에 대한 선호도를 그대로 가지고 있다. 3~4세 아동은 가족이 식사를 마칠 때까지 조용히 앉아있는 것을 힘들어한다. 4세가 되면 반항적이고 난폭한 특성으로 인해 음식이 까다로워지게 된다. 5세까지는 부모가 음식준비를 할 때 아동이 돕게 하거나 새로운 맛과 안 먹어 본 음식의 맛을 보도록 하여

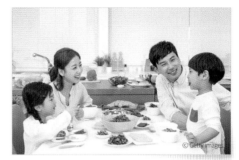

🔅 그림 3-1_ 학령전기 아동의 식사시간

새로운 음식을 더 쉽게 받아들이도록 한다. 학령전기 아동에게 식사시간은 따뜻한 분위기가 있는 행복한 시간이 되어야 하며, 규칙적이어야 하고 모든 가족이 참여해야 한다〈그림 3-1〉. 식사 전에 조용한 시간을 갖는 것이 필요하고 대화에도 아동을 참여시킨다.

5 놀이

학령전기는 상상력이 풍부한 시기로 모방적이고 극적 놀이의 특징을 가지고 있으며 소꿉놀이, 인형놀이, 역할놀이를 할 수 있는 장난감을 좋아한다.

3세쯤이 되면 상상친구를 만드는 일이 흔하며 현실과 상상의 경계가 불분명해지고 마치 실제로 있는 척하는 행동을 함으로써 상상력이 풍부해지고 지적 능력이 높아진다. 놀이 형태는 연합놀이(Associative play)로 공동의 목표는 없지만 함께 어울려 노는 집단으로 상호작용하며 엄격한 조직이나 규칙, 리더가 없는 것이 특징이다〈그림 3-2〉.

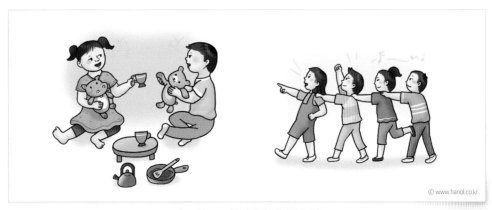

🔅 그림 3-2_ 학령전기 아동의 놀이

2. 학령전기 아동의 주요 발달

1 인지발달

피아제(Piaget)의 인지발달 이론에서 전조작기는 2~7세로 2~4세의 전개념적 사고(Preconceptual phase)와 4~7세의 직관적 사고(Intuitive thinking)로 나누어진다. 이 시기에는 자아중심적 사고에서 벗어나 다른 사람 입장을 고려하는 능력이 생기지만 일부 자아중심적 경향은 남아있다. 사고력이 증가함에 따라 행동보다 언어로 자신의 생각을 표현하지만 한 번에 여러 가지를 총체적으로 생각하기는 어렵다.

이 시기의 아동은 보존개념이 확립되지 않아서 사물의 크기나 모양이 변한다고 생각하며 사물의 외적 형태가 변해도 사물의 수, 양, 무게 등은 변하지 않는다는 것을 알지 못한다.

아동은 사물을 볼 때나 어떠한 상황에서 전체보다 부분에 집중하게 되고 눈에 보이는 직관에 의해 판단하고 모든 것을 독립적인 것으로 생각한다.

사물에 생명이 있는 것처럼 행동하는 물활론적 사고와 상상력을 가진 마술적 사고를 하게 되는 것이 학령전기 아동의 인지발달 특징이라고 할 수 있다.

2 심리사회발달

에릭슨(Erikson)은 심리사회적 발달 과업으로 주도성(Initiative)과 죄책감(Guilt)의 위기를 극복하는 것이라고 하였다. 이 시기에 아동은 호기심이 넘쳐나고 활동수준이 높으며 에너지가 넘치고 언어발달이 급격히 이루어지므로 끊임없는 질문을 하게 된다. 아동은 스스로 어떤 목표나 계획을 세워 경쟁적이 되는데 세상을 향해 나아가는 주도성과 두려움이나 죄책감으로 인해 주저하는 것 사이에 갈등이 발생한다.

주도성 대 죄책감의 균형적인 발달은 생의 자발적인 기쁨과 책임감을 동시에 갖는 성인으로 발달할 수 있으나, 균형적으로 발달하지 않으면 고통을 받거나 억압을 받아서 자신의 추진력을 억제하며 타인의 추진력에 대해 독선적으로 싫어하는 성인으로 발달할 수 있고 주도성이 지나치게 발달되면 인생을 끊임없이 성취하고자 하는 사람으로 발달할 수 있다.

프로이드(Freud)는 이 시기를 남근기(Phallic stage)라고 하였으며 남근기는 성 에너지인 리비도(Libido)가 항문에서 성기로 옮겨간다. 이 시기의 아동은 스트레스를 받으면 자위행위(Masturbation)를 하는데 이는 성적 호기심의 과정이고, 불안과 지루함 또는 갈등의 표현과 같이 여러 가지 이유로 일어난다. 자위행위는 일시적인 현상이고 지나치지 않으면 정상이지만 지속 시에는 다른 활동에 참여시켜서 관심을 다른 곳으로 유도하며, 경우에 따라 적절하게 제지하는 것도 필요하다.

학령전기에는 성을 구별하고 각각의 성 역할에 알맞은 행동을 하도록 배우는 등 일생 동안의 성 정체감과 이성에 대한 믿음, 신념을 형성하는 데 중요한 영향을 미친다. 이 시기에서 남아는 어머니에게 애착을 보이며 아버지를 경쟁의 대상자로 생각하는 오이디푸스 콤플렉스(Oedipus complex)를 경험하고, 여아는 아버지에게 애착을 보이며 어머니를 경쟁의 대상자로 여기는 엘렉트라 콤플렉스(Electra complex)를 경험하게 되면서 동성 부모를 동일시하며 성 역할을 모방하고 습득하게 된다.

3 도덕발달

콜버그(Kohlberg)의 전인습적 도덕수준의 단계이며, 도덕적 판단이 가장 낮은 수준으로 처벌과 보상이라는 외부요인에 의해 직관적으로 판단을 하게 된다. 절대 권위자에게 복종하고 착한 행동을 하는 처벌과 복종 지향 1단계와 개인의 목적을 달성하기 위해 또는 보상을 얻기 위해서 자신과 타인을 만족시키는 도구로서의 도덕적 행동으로 정의하는 개인주의와 도구적 상대주의 2단계가 있다. 아동은 권위자의 상이나 벌을 통해 행동의 옳고 그름을 판단하게 되고 거의 절대적으로 의지하게 된다. 따라서 나쁜 짓을 했을 때 부모가 벌을 내려 벌 받는 것이라고 생각한다.

이 시기의 주요 발달 과업은 초자아(Superego)가 발달하는 것이고, 학령전기의 주요한 발달 과업인 도덕성 발달의 기초가 된다.

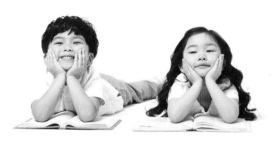
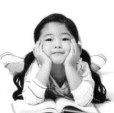
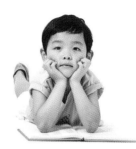

© Getty images

3. 학령전기 아동의 성장발달 이슈

1 학령전기 아동의 건강문제와 발달 이슈
수면장애(악몽, 야경증), 말더듬, 공포, 치아우식증

(1) 수면장애

학령전기 아동의 평균 수면 유형은 매우 다양하며 평균 수면은 약 12시간 정도이다. 이 시기에는 가끔 낮잠을 자기도 하며, 밤에 잠을 이루지 못하며 어두움을 무서워하고 악몽(Nightmare), 야경증(Night terror) 수면문제가 흔하게 나타나는 시기이다. 수면문제가 있을 때 부모의 이해와 지지가 필요하다. 부모는 아동에게 위협하거나 벌을 주지 말고, 수면시간을 정해 놓고 자기 전에 차분한 시간을 갖도록 하는 것이 편안한 잠을 자는 데 도움이 되는데, 이때 부모는 잠을 자지 않으려 하는 아이에게 단호한 태도를 취해 잠을 잘 수 있게 유도해야 한다. 지속되는 악몽의 경우에는 원인이 되는 불안을 줄여주고 안정된 환경을 만들어 주어야 한다.

① 악몽

악몽(Nightmare)은 무서운 꿈으로 인해 잠을 깨는 장애로 3~5세 아동의 10~50%는 부모를 힘들게 할 정도로 심각한 악몽을 경험한다. 아동은 얼굴을 찌푸리고, 불안하게 움직이거나 큰소리로 울고 공포감을 나타내며, 렘(REM; Rapid Eye Movement)수면의 후반부인 새벽에 흔히 나타난다〈그림 3-3〉. 악몽을 꾸고 있을 때 깨우면 잠에서 깨어나고, 꿈의 내용을 기억한다. 여아에게서 더 많고, 나이가 많은 아동에게서 빈도가 높다. 이때는 과잉반

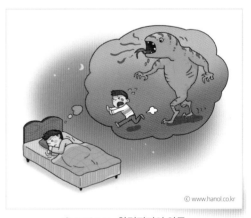

ⓒ www.hanol.co.kr

◈ 그림 3-3_ 학령전기의 악몽

응을 보이지 말고 단지 꿈이었다는 것을 확인시키고 다시 잠자리에 들도록 도와준다.

악몽은 일상생활의 스트레스, 불안, 우울, 죄책감이 표출되는 것으로 지속적인 악몽의 경우에는 원인이 되는 불안을 이해해주고 안정된 환경을 만들어 주며 악몽을 꾸지 않도록 무

서운 TV 내용이나 프로그램을 보지 않도록 하면 도움이 된다. 악몽은 성장하면서 대부분 없어지게 된다.

② 야경증

야경증(Night terror)은 대체로 미숙한 중추신경계의 기능이나 환경적 스트레스로 학령전기 아동에게 있어서 정상적인 현상이다. 아동은 잠에서 완전히 깨어나지 못하고 호흡이 빠르며, 동공이 확대되고, 땀과 빈맥이 나타나며, 비렘(NREM; Non-Rapid Eye Movement)수면에서 볼 수 있다. 야경증은 잠시 후에 다시 잠들고 다음 날 아침에 전날 밤의 일어난 일을 기억하지 못한다. 여아보다는 남아에게 더 많이 빈도를 보이고 가족력이 있으며, 발달 과정에서의 갈등이나 환경에서 오는 스트레스가 원인이고 일과성일 때가 많으며 성장하면서 좋아진다. 장기간 지속될 때는 만성 불안이 될 수 있으므로 진찰이 필요하다.

(2) 말더듬

말더듬(Stuttering)은 유창성 장애(Fluency disorder) 중의 하나로 자신의 의지와 상관없이 말을 하는 중에 리듬이 끊기거나 반복하고 갑자기 말문이 막히는 언어장애이다. 말더듬은 가족력이 있는 경우 3배 정도 더 많으며 아동의 5%에서 나타나고, 남아가 여아보다 4배 정도 많으며 대개 5세 이전에 시작된다.

원인은 정신적 발달의 이해 정도가 언어발달보다 빠르기 때문이다. 또한 유전적, 심리적, 환경적 요인이 영향을 미치고, 한정적인 단어를 사용하여 말을 하다 보니 정서적으로 긴장하기 때문에 생기는 경우도 있다. 말더듬 아동을 위한 부모 지침은 다음과 같다.

① 부모의 말하는 방식이 모델이 되므로 말의 시범을 보여주고 천천히, 부드럽게, 정확하게 말한다.
② 아동의 말에 관심과 흥미를 가지고 있다는 것을 보여주며 잘 들어주고 중단하지 않도록 한다.
③ 아동의 말을 대신 완성해 주거나 아동의 말 자체를 지적하면 안 된다.
④ 다른 사람들 앞에서 이야기해 보라고 강요하거나, 어려운 질문을 하는 등 말에 부담을 주지 않는다.
⑤ 아동의 언어 상태를 '말더듬'으로 표현하는 것을 삼간다.
⑥ 가정의 분위기는 의사소통을 잘 할 수 있도록 부드럽고 즐겁게 조성한다.
⑦ 정신적 장애 또는 발성기관의 근육, 신경계 장애가 심할 시 전문의와 상담한다.

언어발달 장애는 아동의 발달 장애 중 가장 흔하며 학령전기 아동의 5~10%, 학령기 아동의 3~5% 관찰된다. 언어발달 지체가 있는 아동에서 전반적인 발달 지체를 보일 수 있으며 정신지체나 발달 장애와 중복될 수 있다. 지적장애, 자폐증후군, 청각장애, 구강안면기형, 뇌성마비 등 의사소통의 장애를 초래하는 질환이 드물게 나타날 수 있으니 언어발달을 잘 관찰하고 대개 7세까지 교정되지만 5세 이후에도 계속 말을 더듬을 경우는 전문가와 상담을 하는 것이 좋다.

(3) 공포

학령전기에는 유아기에 나타나는 낮가림에 대한 공포가 많이 감소되지만 상상력이 증가하면서 다른 공포가 나타난다. 이 시기에는 현실과 환상, 공포와 불안을 잘 구분하지 못하여 실제적인 것뿐만 아니라 상상물에 대해서도 공포를 느낀다. 어두움, 혼자 자는 것, 귀신, 폭풍우, 벌레, 큰 개나 뱀과 같은 동물, 신체상해, 거세, 통증과 관련된 물체나 사람 등이 원인이 된다〈그림 3-4〉.

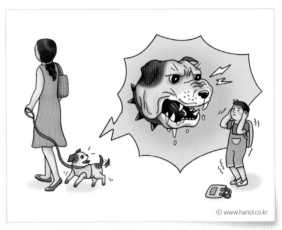

그림 3-4_ 학령전기 상상물에 대한 공포

유아의 자기중심적 사고는 상상의 공포로부터 자신을 보호하는 역할을 하고, 학령기 아동의 논리적인 사고는 잠재된 공포에 대해 설명을 하여 그 공포를 쫓아낼 수 있다. 하지만 학령전기 아동은 사건이나 상황에 대해 비합리적 사고를 하고, 공포가 죄의식을 표출하는 도구가 된다.

학령전기 아동은 어두움에 공포를 느낄 때 무서운 것이 아니라고 논리적으로 설명하고 설득하여도 받아들이기 어렵다. 아동이 공포를 극복하도록 돕는 가장 좋은 방법은 논리적으로 설명하고 설득하기보다는 두려웠던 경험을 이야기하며 함께 참여시키거나 안전한 상황에서 아동을 공포의 대상에게 조금씩 노출시키는 탈감작(Desensitization)요법을 제공하는 것이다. 예로 어둠 속에 괴물이 없다는 것을 보여주기 위해 침실에 취침등을 켜주거나 개를 무서워하는 아동에게는 또래 친구들이 개를 데리고 노는 것을 보여주는 것부터 단계적으로 개의 안전함을 경험하도록 하는 방법 등이 있다.

공포가 사회적 기능이나 대인관계에 지장을 가져올 정도로 심해지거나 견딜 수 없을 정도로 큰 공포를 경험했을 때에는 전문가의 상담을 받는다.

(4) 치아우식증

학령전기 초기에 유치가 모두 나오는데 이때 치아우식증이 생기면 영구치까지 손상될 수 있으므로 정기적이고 지속적인 치아관리가 필요하다. 학령전기 아동의 경우 미세근육운동 조절이 향상되어 혼자 칫솔질을 할 수 있으나 부모의 지도와 도움이 필요하며, 치실은 부모가 직접 해주도록 한다. 충치를 유발하는 음식섭취 후의 관리방법에 대해 교육하고 간식 후의 칫솔질에 대해서 중요성을 설명한다. 충치 발생을 확인하기 위해 규칙적으로 6개월마다 정기 구강검진을 받게 한다〈그림 3-5〉.

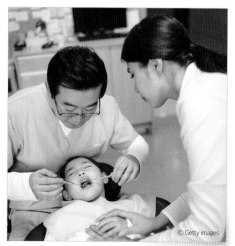

◈ 그림 3-5_ 유치 관리

2 학령전기의 안전사고 및 예방

학령전기 아동은 마술적 사고를 하기 때문에 만화 속의 일이 실제로 가능하다고 생각해서 시도해 보기도 하므로 안전에 문제가 있을 수 있다. 전체운동과 미세운동기술, 조정 및 균형감각이 유아기보다 향상되어 낙상의 위험은 줄어드나 새로운 것을 탐구하기 위한 기회가 늘어나고 위험을 인지하는 능력이 부족해서 익사사고, 화상, 중독 등이 발생할 수 있으므로 가정이나 유치원에서 안전교육을 실시하는 것이 좋다. 특히 4세 이하의 아동은 주의를 필요로 하며 안전의자나 안전벨트 등 소아의 움직임이 덜 하게 하는 장치가 사망률을 감소시키므로 안전장치에 대한 지도가 필요하다.

학령전기 아동은 집에 불이 나면 도망가기보다는 옷장이나 침대 밑에 무서워서 숨기도 하므로 부모는 자녀에게 화재가 났을 때 대처하는 방법을 교육해야 한다. 또한 옷에 불이 붙었을 때 즉시 멈추고 얼굴과 입을 손으로 가리고 땅에 누워 굴러서 불을 끄도록 하는 대처방법 교육이 가능한 시기이다.

학령전기 아동은 성인의 행동을 모방하므로 어른이 안전생활에 모범을 보이고, 가정과 유치원에서 안전교육을 하는 것이 좋다.

요약

- 학령전기는 3~6세까지의 기간으로 유치원에 다니는 시기이며, 근육과 신경의 성숙으로 운동기능이 급속하게 발달한다.

- 보존개념이 아직 완성되지 않아서 사물의 크기나 모양이 변하면 속성이 변한다고 생각하고, 사회성이 발달에 중요한 시기이며 자기중심적인 사고에서 벗어나 또래 친구들과의 관계를 시작하는 시기이다.

- 동성 부모를 동일시하면서 이성 부모에게 애착을 느끼고 오이디푸스 콤플렉스, 엘렉트라 콤플렉스를 경험하며, 수면장애, 말더듬, 공포, 치아우식증 등이 나타날 수 있다.

인간성장발달

아동학대

　　아동학대는 보호자를 포함한 성인이 아동의 건강 또는 복지를 해치거나 정상적 발달을 저해할 수 있는 신체적·정신적·성적 폭력이나 가혹행위를 하는 것과 아동의 보호자가 아동을 유기하거나 방임하는 것이다(아동복지법 제3조 제7호).

　　가해자의 80%가 부모이고 가해장소 역시 80%가 가정이다. 부모에게 맞거나 부모에게 잔소리를 듣는 등 어린 시절에 학대를 당했을 수는 있다. 하지만 어린 시절에 학대를 당했다고 해서 학대를 대물리는 것은 아니다. 자녀들이 부모에게 주로 많이 당하는 학대의 유형으로는 신체적 학대와 심리적 학대가 있지만, 방임이 여기에 포함되는 경우도 있다. 아동학대를 훈육이라고 생각할 수는 있다. 하지만 훈육은 부모가 바른 방법으로 자녀를 가르치는 것이기 때문에 아동학대는 훈육이 아닌 범죄이다.

　　아동학대의 유형은 신체학대, 정서학대, 성학대, 방임 등이 있다.

① 신체학대는 보호자를 포함한 성인이 아동에게 우발적인 사고가 아닌 상황에서 신체적 손상을 입히거나 또는 신체손상을 입도록 허용한 모든 행위를 말한다.

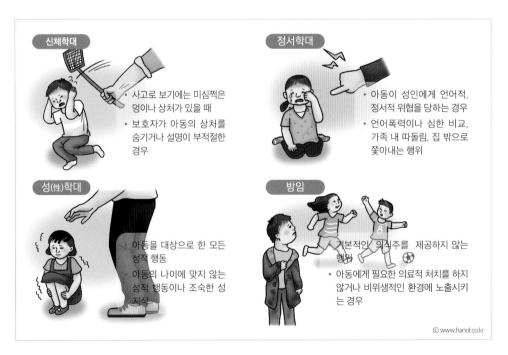

🌸 그림 3-6_ 아동학대 의심상황

② 정서학대는 보호자를 포함한 성인이 아동에게 행하는 언어적 모욕, 정서적 위협, 감금이나 억제, 기타 가학적인 행위를 말하며 언어적, 정신적, 심리적 학대라고도 한다.

③ 성학대는 보호자를 포함한 성인이 자신의 성적 충족을 목적으로 18세 미만의 아동에게 행하는 모든 성적 행위를 말한다.

④ 방임은 보호자가 아동에게 위험한 환경에 처하게 하거나 아동에게 필요한 의식주, 의무교육, 의료적 조치 등을 제공하지 않는 행위를 말한다.

아동학대의 의심상황을 확인하고〈그림 3-6〉, 아동학대범죄를 발견한 경우는 신고해야 하며〈그림 3-7〉, 「아동학대범죄의 처벌 등에 관한 특례법」 제10조의2에 따라 누구든지 아동학대범죄신고자 등에게 아동학대범죄신고 등을 이유로 불이익조치를 해서는 안 된다.

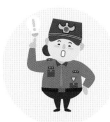

언제?

★ 아동의 울음소리, 비명, 신음소리가 계속되는 경우
★ 아동의 상처에 대한 보호자의 설명이 모순되는 경우
★ 계절에 맞지 않거나 깨끗하지 않은 옷을 계속 입고 다니는 경우
★ 뚜렷한 이유 없이 지각이나 결석이 잦은 경우
★ 나이에 맞지 않는 성적 행동을 보이는 경우

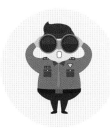

무엇을?

★ 신고자의 이름, 연락처
★ 아동의 이름, 성별, 나이, 주소
★ 학대행위자로 의심되는 사람의 이름, 성별, 나이, 주소
★ 아동이 위험에 처해 있거나 학대를 받고 있다고 믿는 이유

※ 아동이나 학대행위자의 정보를 파악하지 못해도 신고는 가능하며, 가능한 많은 정보를 제공하도록 합니다.

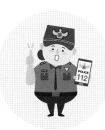

어떻게?

★ 전화 : 국번없이 112
★ 방문 : 관할 지역아동보호전문기관
★ 신고자의 신분은 아동학대범죄의 처벌 등에 관한 특례법 제10조, 제62조에 의해 보장됩니다.

출처: 아동권리보장원, 아동학대 - 신고

그림 3-7_ 아동학대 신고방법

Chapter 03 아동기

Ⅱ. 학령기_Schooler period : 6~12세

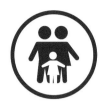

학습목표

· 학령기의 성장발달 특성을 이해할 수 있다.
· 학령기의 주요 성장발달에 대해 설명할 수 있다.
· 학령기의 성장발달 이슈를 설명할 수 있다.

🎯 개요

학령기는 초등학교에 다니는 시기로 6세에서 12세까지이며 초기(6-7세), 중기(8-9세), 후기(10-12세)로 구분한다. 학령기 아동의 신체성장은 서서히 이루어지지만 사춘기를 시작으로 신체성장이 빠르게 이루어지면서 성장통을 경험하게 된다. 이 시기에는 가정을 벗어나 외부 환경의 영향을 많이 받으며, 또래집단과의 관계를 통해 사회화가 발달하고 대인관계가 성숙해진다.

1. 학령기 아동의 성장발달 특성

1 신체성장

학령기 초기에는 신체성장이 이전 단계에 비해 완만하게 진행되고 전체적인 신체체계가 안정되는 시기이다. 이후 학령기 후기, 즉 청소년 초기 단계인 11~14세가 되면서 다시 빠르게 성장을 하게 된다. 학령기 동안 매년 신장은 5.5cm, 체중은 2.5kg 정도 성장하고 몸무게에서 근육의 비율이 증가한다. 하지의 성장 속도가 빨라지면서 학령전기보다 날씬하고 날렵해 보이며 몸의 중심이 낮아져 균형 있는 몸매를 가진다. 학령기 초기에는 남아가 여아보다 신체성장이 빠르게 진행되다가 학령기 후기부터는 여아가 남아보다 2년 정도 빠르게 성장한다. 이는 사춘기가 여아는 10~12세, 남아는 12~14세에 시작하는 것과 관련이 있다.

성장통(Growing pain)은 학령기 아동의 10~20%가 경험하는 것으로 근육보다 골격의 성장이 빨라서 뼈를 싸고 있는 골막이 늘어나 주위 신경을 자극하기 때문에 발생한다. 주로 양쪽 무릎, 종아리, 허벅지에 나타나며 낮보다는 저녁에 통증이 심하고 간혹 자다가 깨기도 한다. 그리고 낮에 신체활동을 심하게 한 날 발생하며 휴식을 취하거나 자고 일어나면 증상이 사라진다. 특별한 치료는 없고 통증이 심할 때는 부드럽게 마사지하거나 따뜻한 물에 목욕을 하면 통증이 완화되며 진통소염제를 사용하는 것도 도움이 된다.

학령기에 신경계 발달은 12세 정도에 성인 뇌 중량의 95%가 되고 아동의 지적 발달도 활발히 이루어진다. 호흡기계의 폐 발달은 10세까지 완만하게 이루어지다가 10세 이후에 급격하게 발달하면서 학령기 아동의 활발한 신체활동을 가능하게 하지만 심장의 성장 속도는 신체성장 속도보다 느려서 상대적으로 크기가 작다. 림프계 발달은 12세 정도에 성인의 2배 수준으로 커지며 면역계도 최대로 성숙하여 학령전기보다 감염의 빈도가 낮아지게 된다.

2 운동발달

학령기 아동의 근골격계와 신경계의 발달로 달리기, 뛰기, 던지기, 균형 잡기 등 이미 획득한 운동기술이 더 세련되고 정교화된다. 그리고 또래와의 활발한 신체활동과 놀이를 통해 학령기 아동의 운동능력은 더욱 증진된다. 학령기 초기에는 운동기능이 아직 정교하지 못하고 조심성은 있지만 두려워하지 않는다. 학령기 중기에는 이전보다 세련되고 안정감 있는 운동기능을 보이며 눈과 손의 협응능력이 발달되어 야구와 농구를 할 수 있고 팀을 이루어 경쟁하는 놀이를 한다〈그림 3-8〉. 이때 남아는 큰 근육을 사용하는 적극적인 신체활동을 좋아하고 여아는 작은 근육을 사용하는 운동이나 섬세한 활동을 좋아한다. 학령기 후기에는 근육조절능력의 발달로 안정적이고 정확한 운동기능을 할 수 있다.

미세운동능력이 발달되어 도구를 사용한 정교화 작업을 할 수 있다. 학령기 초기에는 가위로 종이를 자를 수 있고 옷의 단추를 잠그고 신발 끈을 묶을 수 있으며 그림을 그리고 글을 쓸 수 있다. 학령기 중기에는 눈과 손의 협응능력의 발달로 양손을 동시에 사

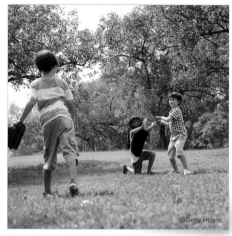

그림 3-8_ 학령기의 놀이 : 야구놀이를 통해 팀을 이루어 경쟁하는 놀이를 하게 된다.

용하거나 한쪽을 선호하는 경향을 보이며 장난감과 물건을 조립할 수 있다. 학령기 후기에는 원하는 작업이나 기술을 할 수 있다. 그림을 그리고 글을 쓸 때 균형 있게 할 수 있다.

3 감각발달

학령기 이전에는 지각이 미분화되어 있어 지각에 정서가 혼합되어 있지만 학령기에는 지적 기능이 분화됨에 따라 객관적인 지각이 가능해진다. 공간의 크기나 거리에 대한 지각이 발달하기 시작하여 공간을 더 정확하게 판단할 수 있다. 6세 경에 환경이 가정이나 이웃으로 확대되며, 7세 경에 방향에 대한 이해가 급속히 발달한다. 8세 경에 넓은 사회관계, 외국이나 세계의 관계를 이해하게 된다. 9세 경에 한두 번 가본 곳이면 혼자서 찾아갈 수 있다. 시간의 지각에는 주관적 시간과 객관적 시간인 연월일, 요일, 밤낮, 사계절 등이 있는데 학령기 아동은 객관적인 시간을 알 수 있다.

학령전기 원시는 안구의 후분절의 발달로 점차 사라지다가 학령기 후기에 정상이 된다. 시력은 6세 경 1.0으로 성인 수준이 되고 이 시기에 굴절 이상으로 인한 근시가 흔히 발생한다. 최근 초등학생의 근시 유병률은 약 50%이고 계속 증가하고 있다. 양안 중 한쪽의 시력이 0.7 이하인 학생 비율이 초등학교 1학년 25.7%, 4학년 54.0%, 중학교 1학년 66.7%이며 인터넷과 스마트폰 등의 장시간 사용이 원인이므로 앞으로 근시 유병률은 더 증가할 것으로 보고 있다. 특히, 학령기 초기에 발생한 근시일수록 빠르게 진행되는 경향이 있고 학업성취에도 영향을 많이 미치기 때문에 정기적인 시력검사가 필요하다. 근시 예방을 위한 청소년 근시 예방 권고안은 〈그림 3-9〉에 제시하였다.

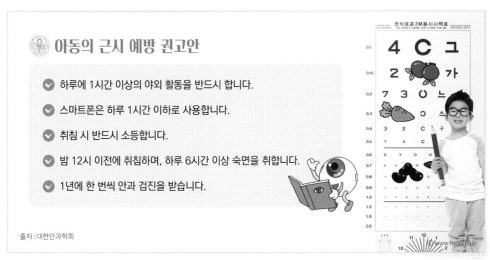

출처 : 대한안과학회

🔷 그림 3-9_ 아동의 근시 예방 권고안

4 영양

학령기 아동의 성장발달을 위해 균형 잡힌 식사를 제공한다. 7~9세 아동은 하루 1,800kcal, 10~12세는 2,000kcal 정도 필요하다. 보통 남아가 여아보다 활동량이 많아서 열량요구량도 많다. 학령기 올바른 식습관 형성을 위해 가정에서는 아침식사를 지키고 규칙적인 식사와 충분한 식사시간을 제공해 주어야 한다.

 ## 2. 학령기 아동의 주요 발달

1 심리사회성발달

학령기에는 성 에너지(Libido)가 특정한 신체부위에 한정되지 않고 성적 욕구는 억압되어 드러나지 않지만, 무의식 속에 계속 존재하는 시기인 잠복기(Latency stage)에 해당된다. 표면적으로는 위험한 충동과 환상이 잠재되어 있는 평온한 시기이다. 원본능이 약해지고 자아와 초자아가 강해지면서 자아의식 발달과 함께 자아개념과 자아존중감이 발달하는 중요한 시기이다. 성 에너지의 지향대상이 친구, 특히 동성의 친구에게로 향하는 시기로 부모와 가족보다 또래와의 관계에 관심을 가지고 또래에게 인정받기를 원한다. 그리고 학령기 아동은 활발한 지적 활동과 스포츠 활동 등 사회적으로 용인되는 활동에 자신의 성적 본능의 성 에너지(Libido)를 특정 신체부위에 사용한다.

학령기에는 대부분의 시간을 학교에 속하여 사회화에 필요한 인지적, 사회적 기술을 학습한다. 성취를 한 것에 대해 인정을 받게 되면 근면성(Industry)이 획득되고 이는 유능감에 대한 감정으로 발달하게 된다. 근면성을 획득한 아동은 성인이 된 후 사회에서 겪게 되는 힘든 일을 쉽게 포기하지 않고 노력하면 된다고 생각을 한다. 반면 성취를 할 수 있는 기회를 갖지 못했거나 성취한 결과에 대해 비난을 받게 되면 열등감(Inferiority)을 느끼게 된다. 열등감은 긍정적으로는 더 나은 상태로 이행하는 데 동기부여의 기회가 되지만, 지나친 열등감은 자신이 다른 사람에 비해 뒤떨어졌고 능력이 없다고 여기게 되어 무력감에 빠지게 된다. 학령기 아동의 근면성 획득을 위해 아동의 지적 호기심과 성취동기에 적절한 과업을 주어 그 과업을 수행하면서 성취감을 느낄 수 있도록 격려해야 한다.

2 인지발달

학령기는 구체적 조작기(Concrete operations stage)에 해당된다. 조작(Operation)이란 더하기, 빼기, 곱하기, 나누기, 서열화 등과 같은 내적 처리과정을 의미하며, 구체적 조작(Concrete operation)은 외부세계를 파악하고 상호작용하는 데 있어 일반적인 규칙이나 전략을 찾아내고 발달시키는 기술을 말한다. 여러 형태의 조작에 의해 과학적인 사고와 문제해결이 가능하게 되면서 학령기 초기에는 귀납적 사고가 가능하고 후기에는 연역적 사고가 가능해진다. 그리고 학령기 아동이 전조작기의 아동과 가장 다른 점은 자기중심성에서 벗어났다는 것이며 논리적이고 객관적인 사고를 한다는 것이다. 다만, 조작적 사고가 관찰 가능한 현재의 구체적인 사건이나 사물에 한정되어 나타난다.

(1) 보존개념

보존개념(Conservation)은 어떤 대상 혹은 사물의 외양(수, 양, 길이, 면적, 부피 등)이 바뀐다고 해도 그 속성이나 실체는 변하지 않는다는 것을 이해하는 능력이다. 피아제(Piaget)의 인지발달 이론에서 보존개념은 구체적 조작기에 습득하는 가장 중요한 능력 중의 하나라고 했다. 구체적 조작기 이전 단계인 전조작기의 아동은 모양이 다른 두 개의 컵에 동일한 분량의 물을 옮기면 보존개념을 습득하지 못했기 때문에 두 컵에 있는 물의 양이 다르다고 인지하는 것이 그 예가 된다. 보존개념은 모든 영역에서 동시에 나타나지 않고 수(6~7세), 양과 면적(8~9세), 무게(9~10세), 부피(10~15세) 순으로 발달한다.

(2) 탈중심화

탈중심화(Decentration)는 타인의 관점과 생각이 자신의 관점과 생각과는 다를 수 있음을 이해하는 것으로, 전조작기의 특성인 자기중심성이 감소함으로써 자신의 생각 이외에 여러 가지 생각을 할 수 있게 되는 것이다.

(3) 유목화

유목화(Classification)는 부분과 전체의 논리적 관계와 상하의 위계적 관계를 이해하는 것으로 물체를 색, 크기, 형태 등 여러 가지 특성에 따라 다양하게 나눌 수 있다. 유목화에 따라 다양한 물건을 수집하는데, 주로 팽이, 카드, 자동차 등을 속성에 맞게 분류하는 것을 좋아한다.

(4) 서열화

서열화(Seriation)는 크기나 무게가 같은 하나의 기준에 따라 순서대로 배열할 수 있는 능력으로 크기가 큰 것부터 작은 것으로 차례대로 배열하는 것이다. 일반적으로 7세에 길이, 9세에 무게, 12세에 부피에 대한 서열화가 획득된다. 그래서 신장이 작은 학생부터 신장이 큰 학생 순서대로 세울 수 있고 작은 자동차 장난감부터 큰 자동차 장난감까지 순서대로 나열할 수 있다.

3 놀이

학령기 아동에게 놀이는 사회화를 획득하고 근면성을 발달시키는 데 중요한 역할을 한다. 이 시기의 놀이는 협동놀이(Cooperative competitive play)로 규칙이 있고 또래와 함께 팀을 구성하며 팀의 주장과 팀원, 감독 등 각각 역할을 부여하여 승리하기 위해 서로 협동하고 이러한 과정을 통해 아동은 소속감이 생기게 된다. 그리고 놀이를 통해 운동능력이 향상되고 규칙과 사회규범을 이해하게 된다. 하지만 이기는 것에 의미를 크게 두기 때문에 놀이, 경쟁, 승리가 균형을 이룰 수 있는 적절한 교육이 필요하다.

표 3-3_ 학령기의 심리사회적 발달 및 인지발달

단계		발달 내용	놀이 형태
프로이드 (Freud)	잠복기 (6~11세)	성적 욕구는 억압되어 드러나지 않고 적절한 성 역할을 습득하며 사회화에 대해 학습하는 시기	
에릭슨 (Erikson)	근면성/열등감 (6~12세)	신체적, 인지적, 심리사회적 기술을 습득하는 시기	협동놀이
피아제 (Piaget)	구체적 조작기 (7~11세)	관계, 분류, 보존, 서열화, 가역성을 이해하는 시기	

3. 학령기 아동의 성장발달 이슈

1 학령기 아동의 건강문제와 발달 이슈

아동비만, 충치예방, 성교육, 주의력결핍과잉행동장애, 행동장애, 학교공포증, 인터넷 중독

(1) 아동비만

아동의 비만(Obesity)은 한국소아청소년 성장도표의 체질량지수(BMI; Body Mass Index, kg/m^2)를 사용하여 같은 성별/연령과 비교해서 85백분위 이상부터 95백분위 미만까지는 과체중이고 95백분위 이상은 비만 그리고 99백분위 이상은 중증비만으로 정의한다. 패스트푸드와 같은 고열량 식이의 증가와 TV 및 스마트폰의 영향으로 운동량 감소 등으로 아동비만은 지난 20~30년 사이 급속히 증가하고 있으며 전 세계적으로 학령기 아동의 약 10%가 비만 또는 과체중일 것으로 추정되고 있다. 아동비만의 경우 성인은 단순히 비만세포의 크기가 증가하는 데 비해, 아동비만은 세포 수도 증가하기 때문에 이들의 80% 이상이 성인비만으로 이어지는 것으로 나타나고 있다. 아동비만은 아동 및 청소년기의 제 2형 당뇨와 고혈압 및 고지혈증을 포함한 만성 대사성질환의 유병률을 증가시키고 있다. 뿐만 아니라 아동은 비만을 장애로 인식하여 자기 신체에 대한 부정적인 이미지를 갖게 되고 자아존중감 저하 및 우울증을 경험하게 되며 또래 친구들과의 관계 형성에도 부정적인 영향을 미치게 된다. 심할 경우 섭식장애와 같은 정신사회적 문제가 발생한다.

아동비만의 관리는 성장발달에 필요한 영양을 공급하면서 적절한 체중을 유지할 수 있도록 식이요법, 운동요법, 행동요법을 병행한다. 아동비만 관리는 가족 모두가 참여하여야 한다. 식이요법은 성장에 필요한 단백질은 충분히 섭취하고 적절한 비타민과 무기질을 섭취한다. 집 밖에서 음식을 사 먹는 경우가 많아지기 때문에 또래 친구들과 함께 당과 지방이 포함되어 있는 군것질이나 인스턴트 음식을 섭취하는 것을 줄이도록 하고 균형적이고 위생적인 음식을 선택하도록 한다. 아침식사를 포함하여 규칙적인 식사를 하고 식사는 가족이 함께 하도록 하며 식사시간에는 TV와 책을 보지 않도록 한다. 운동은 아동이 좋아하는 운동을 선택하고 하루 10~30분 정도로 일주일에 2~3회 하는 것을 권장하고 가까운 거리는 걸어서 다니고 계단을 이용하게 한다. 매일 체중을 측정하고 건강일기를 쓰게 하면 도움이 된다. 하지만 너무 엄격한 관리는 오히려 성장발달에 부정적인 영향을 주거나 신경성 식욕부진 등 정신사회적 문제를 일으킬 수 있으므로 주의해야 한다.

(2) 충치예방

학령기는 20개의 유치가 빠지고 영구치로 바뀌는 때이다. 6~7세에 아래 중앙문치가 유치에서 영구치로 교환이 되고 유치 뒤쪽으로 제 1대구치가 처음으로 나오는데, 이때 부모는 유치로 착각하는 경우가 많다. 약 13세가 되면 사랑니를 제외하고 28개의 모든 치아가 난다. 학령기에 영구치는 노년기까지 평생에 걸쳐 사용하는 신체기관으로 치아가 손상되면 다시 회복되거나 나지 않기 때문에 치아건강관리에 신경을 써야 한다. 충치(Dental caries)를 예방하기 위해 칫솔질은 하루 3번, 식후 3분 이내, 3분 동안 하며 간식 섭취 후, 잠자기 전에도 칫솔질을 해야 한다. 칫솔질 후에 치실을 사용하고 구강 안쪽에 제 1대구치까지 칫솔질을 하도록 교육한다. 영구치가 나면 치아 홈메우기, 불소양치, 불소도포 등을 통해 충치를 예방하고 정기적인 구강검진을 받도록 한다. 그리고 유치를 조기 상실했거나 영구치가 불규칙하게 난 경우 부정교합이 생길 수 있는데 부정교합(Malocclusion)은 치아의 배열이 가지런하지 않거나 위아래가 정상적으로 맞물리지 않는 상태로 턱의 크기에 비해 치아가 클 때, 유치를 조기 상실하거나 영구치가 불규칙하게 날 때 발생하며 저작기능, 언어장애, 외모에 손상을 줄 수 있으므로 발생 초기에 즉시 교정을 받는 것이 좋다.

(3) 성교육

학령기 아동의 성교육은 학교에서 이루어지는 보건교육으로 매우 중요하다. 학령기 초기에는 동성의 또래 친구와 어울리며 이성을 멀리하는 경향을 보이다가 학령기 후기로 갈수록 이성과 신체에 대한 관심이 높아진다. 최근 성적 성숙이 빨라지고 있고 어린 아동들도 인터넷, 스마트폰 등을 통해 올바르지 않은 성 정보에 무분별하게 노출되는 상황이며 각종 성관련 범죄나 학대의 대상이 될 위험성이 커지고 있다. 그래서 유아기와 학령전기부터 성교육은 필요하다. 또한 학령기 아동의 성숙 수준보다 조금 일찍 성교육을 시작하는 것은 올바른 성가치관을 확립시키고 사춘기 신체적·정서적 변화를 이해하고 수용함으로써 변화에 적응하는 데 도움이 될 것이다. 성교육 시 학령기 아동의 성에 대한 질문은 이전에 비해 구체적이고 논리적이기 때문에 아동의 성에 대한 관심의 정도와 지식의 정도를 잘 파악한 후 구체적이고 솔직하게 설명을 해야 한다.

(4) 주의력결핍과잉행동장애

주의력결핍과잉행동장애(ADHD; Attention Deficit Hyperactive Disorder)는 주의산만, 과잉행동, 충동성을 보이는 신경발달 장애로 주의력결핍 우세형, 과잉행동-충동성 우세형, 복합형으로 구분하고 있다. 원인은 아직 밝혀지지 않았지만 유전적 요인, 환경적 요인, 중추신경계의 생화학적 요인으로 대뇌의 카테콜라민 대사이상, 자극반응이나 전기유발반응의 지연과 관련된 것으로 보고되고 있다. 주의력결핍과잉행동장애는 초기 아동기에 나타나고 4~17세 아동의 11%에서 발병하며 이는 초등학교 학급당 30명의 아동 중 3명 정도로 매우 높은 발병률을 보이고 있다. 문제는 ADHD 아동의 60%는 성인이 되어서도 증상이 지속된다는 것이다. ADHD 아동의 행동 특성을 살펴보면, 가만히 앉아 있지 못하고 계속 움직이며 주어진 일을 완성하지 못한다. 남의 말을 경청하지 못하고 즉흥적이고 충동적이며 좌절감에 대한 참을성이 적고 쉽게 흥분하는 등 감정변화가 심하다. 친구에서 소외되고 부모나 선생님에게 행동 특성으로 인해 벌을 받을 때가 많고 지능에 비해 학업성적이 좋지 않고 학습장애를 보이는 경우가 많다. ADHD 치료는 약물요법, 인지행동요법, 심리치료, 미술치료, 가족상담 등이 있다. 학교나 가정에서는 아동이 자극에 민감하기 때문에 조용하고 안전한 환경을 유지하고 명확한 규칙과 순서를 정해두며 한 번에 한 가지 일만 하도록 지시한다. 그리고 성공적으로 일을 완수하고 규칙을 준수했다면 반드시 긍정적인 보상과 칭찬을 주어야 한다.

(5) 행동장애

① 거짓말

거짓말(Lying)은 학령기 이전에는 풍부한 상상력과 환상세계에 대한 표현으로 현실과 가상의 세계를 구분하는 능력이 부족해서 나타나며 크게 문제가 되지 않는다. 그러나 학령기에 거짓말은 거짓말의 의미를 이해하고 거짓말의 부정적인 결과를 이해하는 단계로 보통 처벌을 피하고 싶을 때, 부모의 관심을 끌고 싶을 때, 학업성적이 좋지 않을 때 사용하게 된다. 한두 번의 거짓말은 크게 걱정할 이유는 없지만 만약 거짓말을 반복해서 한다면 이는 성장하면서 반사회적 행동의 원인이 될 수 있으므로 잘 관찰해야 한다. 그리고 거짓말은 가정에서 부모와의 갈등, 아동학대와 같은 중요한 문제와 관련이 있기 때문에 간과해서는 안 된다.

속이기(Cheating)는 학령기 초기 아동이 또래 친구들과 게임이나 놀이를 할 때 이기고 싶고 자신의 능력을 과시하고 싶을 때 나타나며 성장하면서 사라진다.

② 훔치기

학령기 초기 아동은 옳고 그름과 나의 것과 남의 것에 대한 구분이 아직 완전하지 않아서 갖고 싶은 것이 있으면 그냥 가져가는 일이 있다. 이 시기의 훔치기는 어느 정도 정상으로 여겨질 수 있으나, 학령기 후기부터는 인지발달과 초자아가 확립되면서 훔치는 것이 잘못된 행동임을 알기 때문에 반드시 훈육이 필요하다. 훔치기는 거짓말을 동반하며 학업부진, 비행, 성격장애 등 심각한 문제로 진행될 수 있으므로 세심한 관찰이 필요하다.

(6) 학교공포증

초등학교 취학을 앞둔 아동은 보통 학교에 간다는 것이 하나의 즐거운 사건으로 받아들여진다. 하지만 어떤 아동에게는 학교를 간다는 것 자체가 하나의 공포를 유발하는 사건으로 작용하여 극심한 불안을 느끼게 된다. 이를 학교공포증(School phobia) 혹은 학교거부증(School refusal)이라고 한다. 아동은 부모의 품을 떠나 새로운 환경에 적응하지 못하고 분리불안장애의 한 유형으로 학교를 마치고 왔을 때 부모가 집에 없을까봐 두려워한다. 학교공포증 아동은 학교에 가기 싫어하면서 이를 분명히 말하거나 표현하지는 못한다. 그러나 학교에 가려고 하면 복통, 두통, 오심, 구토 등과 같은 신체 증상을 호소하며 부모가 학교를 가지 않아도 된다고 허락을 하면 증상이 사라진다. 원인을 알 수 없는 이 증상은 대부분 아침에 발생하며 결석과 조퇴를 반복하게 됨으로써 치료하지 않으면 학교생활 적응에 문제가 발생하고 심각한 불안장애로 진행될 수 있다.

학교공포증을 예방하기 위해서는 우선 학교를 가기 싫어하는 원인을 파악해야 한다. 만약 부모와의 분리불안이 원인이라면 학교에 입학하기 전에 부모와 함께 학교를 둘러보고 학교환경에 친숙해질 수 있는 시간을 만들어 주고 아동이 학교에 있는 동안 부모는 항상 아동 가까이 있다는 확신을 심어주어야 한다. 그리고 학교에 가지 않는 날이 많아질수록 학교로의 복귀가 어려워지고 아동에게 필요한 학습기회를 박탈당하기 때문에 가능한 한 빨리 아동을 학교에 등교시켜야 한다.

간혹 학교 내 집단 따돌림이나 폭행 등의 원인에 의해서 나타날 수 있기 때문에 세밀히 파악해서 관리를 해야 한다. 그리고 학령기 아동은 특별한 원인 없이 3개월에 3회 이상 반복되고 일상생활에 지장을 초래하는 반복성 복통(Recurrent abdominal pain)을 경험하게 된다. 대부분 심리적 요인에 의해 발생하며 복통은 주로 배꼽 주위에서부터 시작하고 설사, 변비, 두통 등을 동반한다. 성취 지향적 목표가 높고 민감한 아동에게 나타나며 부모나 교사로부터 꾸중을 듣거나 친구와 다툰 후에 발생한다. 그리고 다른 사람이 자신을 어떻게 보는지에 관심이 높은 아동에게서 흔히 나타난다. 반복성 복통의 경우 원인을 파악해서 증상을 유발하는 상황을 최소화시켜주는 것이 필요하고, 통증은 대부분 일시적으로 나타나고 휴식, 마사지, 온요법을 적용하면 증상완화에 도움이 된다. 하지만 증상이 지속된다면 병원을 방문해야 한다.

(7) 인터넷 중독

최근 초고속 유무선 인터넷, 스마트폰, 넷북 등 과학기술 발달로 인해 인터넷은 일상생활의 상당히 많은 부분에 영향을 미치고 있다. 특히 아동들은 인터넷 중독의 유형 중 강박적으로 온라인 게임에 몰두하는 컴퓨터 중독의 형태가 가장 많았고, 대부분 스마트폰을 가장 많이 사용하고 있었다. 우리나라 스마트폰 과의존은 청소년에서 가장 높았고 유아동의 경우 해마다 계속 증가하는 추세를 보이고 있다〈그림 3-10〉.

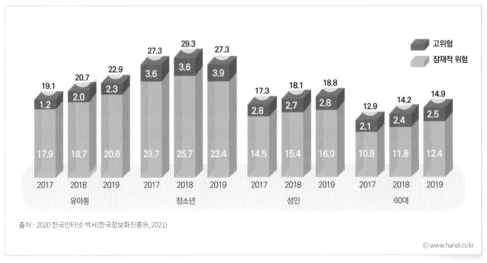

출처 : 2020 한국인터넷 백서(한국정보화진흥원, 2021)

ⓒ www.hanol.co.kr

◈ 그림 3-10_ 2019년 스마트폰 과의존 실태조사

인터넷 중독 아동들은 스마트폰 말고는 다른 것에 집중을 못하고 스마트폰을 손에서 놓을 수 없고 심지어 길을 걸을 때도 스마트폰으로 게임을 한다. 초등학생 '보행 중 스마트폰 사용' 사고율에서 자동차 충돌이 40.5%를 차지한다〈그림 3-11〉. 그리고 인터넷 이용시간 때문에 부모와 갈등을 겪게 되고 공격적 행동 등 반항적 태도를 보이며 우울, 불안을 경험하게 되면서 보상심리로 더욱 인터넷에 빠지는 등 악순환하게 된다. 부모는 자녀의 인터넷 중독을 예방하기 위해 자녀의 스마트폰 과의존 상태를 파악하고 스마트폰 과의존을 예방하기 위해 자녀의 인터넷 게임의 적절한 시간과 내용에 대해 정확한 규칙을 세워 지도를 해야 한다〈그림 3-12〉.

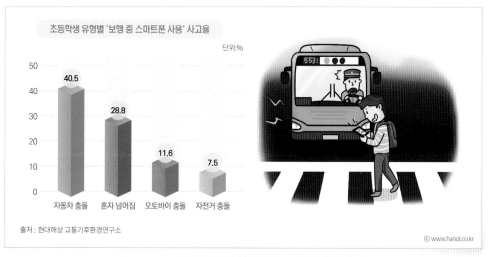

◈ 그림 3-11_ 초등학생 유형별 '보행 중 스마트폰 사용' 사고율

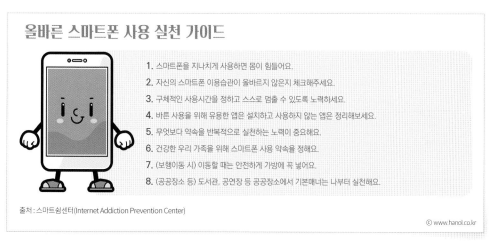

◈ 그림 3-12_ 올바른 스마트폰 사용 실천 가이드

2 학령기의 안전사고 및 예방

학령기에 사고가 많은 것은 독립심이 증가하고 부모의 보호를 벗어나 생활공간이 가정에서 학교로 확대되면서 안전을 위협하는 환경에 더 많이 노출되기 때문이다. 그리고 신체활동, 호기심, 또래 친구로부터 인정받고 싶은 욕구 증가로 인한 것이다. 가장 많은 사고 유형으로는 자동차 탑승 및 보행자 사고이며 최근에는 신체적 폭력, 언어 및 사이버 폭력 등도 증가하고 있다. 이에 학령기 아동에게 안전에 대한 개념을 확립시켜 주고 주변 환경에 존재하는 위협으로부터 자신과 타인을 보호할 수 있는 능력을 길러 줄 수 있는 안전교육이

필요하다. 교육부는 체계적인 안전교육을 위해 2015년 학교안전교육 7대 표준안을 발표하였고 이를 수정·보안하여 2016년 최종안을 발표하였다. 이를 통해 유·초·중·고 발달 단계별로 체계적인 안전교육을 시행하게 되는 발판이 마련되었다. 7대 표준안은 생활안전, 교통안전, 폭력예방 및 신변보호, 약물 및 사이버 중독예방, 재난안전, 직업안전, 응급처치를 중심으로 구성되어 있다. 구체적인 시행에 관련된 것은 「학교안전교육 실시 기준 등에 관한 고시」에 명시되어 있으며 다음 [표 3-4]와 [표 3-5]에 제시하였다.

📝 **표 3-4_** 학년별 학생 안전교육 시간

구분	교육시간			
	유치원	초등학교	중학교	고등학교
생활안전교육	13	11	10	10
교통안전교육	10	11	10	10
폭력예방 및 신변보호 교육	8	8	10	10
약물 및 사이버 중독 예방 교육	10	10	10	10
재난안전교육	6	6	6	6
직업안전교육	2	2	3	3
응급처치교육	2	2	2	2

출처: 「학교안전교육 실시 기준 등에 관한 고시」

📝 **표 3-5_** 초등학생 안전교육 내용 및 방법

구분	교육내용
생활안전교육	• 안전하게 교실, 가정, 공공시설 이용하기 • 학용품·놀이용품의 안전한 사용 및 식품 안전 알기 • 실험·실습 시 안전에 유의하기 • 안전한 놀이활동 및 야외활동 • 유괴예방, 미아사고 예방과 대처
교통안전교육	• 안전한 통학로 알기 • 교통수단(자전거, 대중교통 등)의 안전한 이용법 알기 • 교통 표지판 등 도로교통법규 알기
폭력예방 및 신변보호 교육	• 학교폭력의 예방 및 대처법 알기 • 학교폭력의 종류를 알고, 종류별 예방법 알기 • 성폭력 예방 및 대처방안 알기 • 내 몸의 소중함을 알기 • 아동학대의 유형 및 대처방안 알기 • 가족폭력의 개념과 대처방안 알기 • 자살 예방 및 생명존중 교육

구분	교육내용
약물 및 사이버 중독 예방 교육	• 약물 오남용의 위험성 및 올바른 약물 복용법 알기 • 중독성 물질을 알고 안전한 활용방법 알기 • 건전한 사이버 통제능력 배양 및 사용습관 형성하기
재난안전교육	• 화재의 원인 및 대피요령, 신고, 전파요령 알기 • 화상 대처요령 알기 • 각종 재난과 안전한 행동 알기 • 폭발 및 붕괴, 테러 위협 유형별 대처요령 알기 • 각종 재난 유형별 대비훈련 실시
직업안전교육	• 일터에서 발생하는 산업 재해를 알기 • 일터 안전시설 현장 체험하기
응급처치교육	• 응급처치의 상황, 의미, 중요성, 신고·조치 방법 알기 • 심폐소생술 및 자동 제세동기의 사용법 알기 • 상처의 종류와 응급처치하기 • 일상생활 속 응급처치 알기

출처: 「학교안전교육 실시 기준 등에 관한 고시」

 요약

• 학령기는 이미 획득한 운동기술이 또래와의 활발한 신체활동과 놀이를 통해 더 세련되고 정교화되는 시기로 다양한 성장발달 기회를 제공해야 한다.

• 학령기는 잠복기, 근면성과 열등감, 구체적 조작기에 해당하는 시기이며 주로 학교에서의 활동을 통해 사회화가 이루어지고 학교, 교사, 또래 친구의 역할이 중요해진다.

• 양육자는 학령기 아동의 비만, 충치, 주의력결핍과잉행동증후군, 행동장애, 학교공포증 등에 대해 이해하고 적절한 관리방법에 대해 알고 있어야 한다.

• 학령기 아동은 학령기 초기, 중기, 후기까지의 성장발달 단계에 따라 적절한 성교육과 안전교육이 필요하다.

학교폭력 중
따돌림과 사이버 따돌림

따돌림은 학교 내외에서 2명 이상의 학생들이 특정인이나 특정집단의 학생들을 대상으로 지속적이거나 반복적으로 신체적 또는 심리적 공격을 가하여 상대방이 고통을 느끼도록 하는 모든 행위이다(학교폭력예방 및 대책에 관한 법률 제2조 제1호의2).

사이버 따돌림은 인터넷, 휴대전화 등 정보통신기기를 이용하여 학생들이 특정 학생들을 대상으로 지속적, 반복적으로 심리적 공격을 가하거나, 특정 학생과 관련된 개인정보 또는 허위사실을 유포하여 상대방이 고통을 느끼도록 하는 모든 행위이다(학교폭력예방 및 대책에 관한 법률 제2조 제1호의3).

	따돌림	사이버 따돌림
내용	① 집단적으로 상대방을 의도적이고 반복적으로 피하는 행위 ② 싫어하는 말로 바보 취급 등 놀리기, 빈정거림, 면박주기, 겁주는 행동, 골탕먹이기, 비웃기 ③ 다른 학생들과 어울리지 못하도록 막는 행위	① 속칭 사이버모욕, 사이버명예훼손, 사이버성희롱, 사이버스토킹, 사이버음란물 유통, 대화명 테러, 인증놀이, 게임부주 강요 등 정보통신기기를 이용하여 괴롭히는 행위 ② 특정인에 대해 모욕적 언사나 욕설 등을 인터넷 게시판, 채팅, 카페 등에 올리는 행위(예 특정인에 대한 저격글) ③ 특정인에 대한 허위 글이나 개인의 사생활에 관한 사실을 인터넷, SNS 등을 통해 불특정 다수에 공개하는 행위 ④ 성적 수치심을 주거나, 위협하는 내용, 조롱하는 글, 그림, 동영상 등을 정보통신망을 통해 유포하는 행위 ⑤ 공포심이나 불안감을 유발하는 문자, 음향, 영상 등을 휴대폰 등 정보통신망을 통해 반복적으로 보내는 행위

1 학교폭력 징후

학교폭력 징후를 통해 학교폭력을 초기에 감지하여 차단할 수 있다. 다만, 어느 한 가지 징후에 해당한다고 해서 학교폭력의 피해 및 가해학생으로 특정지을 수는 없으며, 여러 가지 상황을 고려하여 판단해야 한다.

학교폭력 학생은 다음과 같은 징후가 나타날 수 있다.

피해학생의 징후

- 늦잠을 자고, 몸이 아프다며 학교가기를 꺼린다.
- 성적이 갑자기 혹은 서서히 떨어진다.
- 안색이 안 좋고 평소보다 기운이 없다.
- 학교생활 및 친구관계에 대한 대화를 시도할 때 예민한 반응을 보인다.
- 아프다는 핑계 또는 특별한 사유 없이 조퇴를 하는 횟수가 많아진다.
- 갑자기 짜증이 많아지고 가족이나 주변 사람들에게 폭력적인 행동을 한다.
- 멍하게 있고, 무엇인가에 집중하지 못한다.
- 밖에 나가는 것을 힘들어하고, 집에만 있으려고 한다.
- 쉽게 잠에 들지 못하거나 화장실에 자주 간다.
- 학교나 학원을 옮기는 것에 대해서 이야기를 꺼낸다.
- 용돈을 평소보다 많이 달라고 하거나 스마트폰 요금이 많이 부과된다. 또한 스마트폰을 보는 자녀의 표정이 불편해 보인다.
- 갑자기 급식을 먹지 않으려고 한다.
- 수련회, 봉사활동 등 단체활동에 참여하지 않으려고 한다.
- 작은 자극에 쉽게 놀란다.

>> 사이버폭력 피해 징후

- 불안한 기색으로 정보통신기기를 자주 확인하고 민감하게 반응한다.
- 단체 채팅방에서 집단에게 혼자만 반복적으로 심리적 공격을 당한다.
- 용돈을 많이 요구하거나 온라인 기기의 사용요금이 지나치게 많이 나온다.
- 부모가 자신의 정보통신기기를 만지거나 보는 것을 극도로 싫어하고 민감하게 반응한다.
- 온라인에 접속한 후, 문자메시지나 메신저를 본 후에 당황하거나 정서적으로 괴로워 보인다.
- 사이버상에서 이름보다는 비하성 별명이나 욕으로 호칭되거나 야유나 험담이 많이 올라온다.
- SNS의 상태글귀나 사진 분위기가 갑자기 우울하거나 부정적으로 바뀐다.
- 컴퓨터 혹은 정보통신기기를 사용하는 시간이 지나치게 많다.
- 잘 모르는 사람들이 자녀의 이야기나 소문을 알고 있다.
- 자녀가 SNS 계정을 탈퇴하거나 아이디가 없다.

2 사안처리 흐름도

학교폭력을 예방하기 위해 노력하며, 학교폭력이 발생하면 민감한 대응과 세심한 조치로 학생의 피해를 최소화하도록 노력한다.

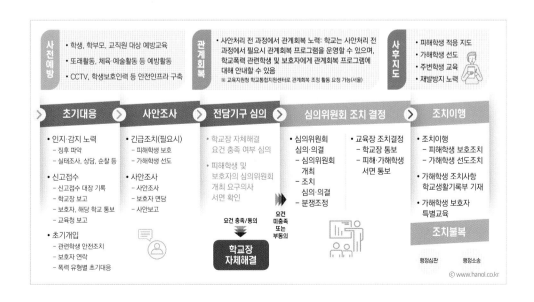

청소년기

Adolescent period : 12~20세

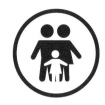

🎯 **개요**

청소년기는 아동이 신체적, 사회적, 정신적으로 성인이 되어가는 중간 시기로 12세에서 20세까지를 말한다. 이 시기의 가장 큰 특징은 급격한 신체적, 생리적 변화가 커서 개인적 혼란과 갈등을 경험하게 된다. 따라서 이 시기는 아동에서 성인으로 가는 과도기로서 신체적, 정신적, 인지적, 도덕적 변화가 왕성하지만 불균형을 경험하는 질풍노도의 시기, 제2의 반항기라고 한다.

1. 청소년기의 성장발달 특성

1 신체발달

청소년기는 태아기 다음으로 가장 빠른 성장이 일어나 '제2의 급성장기'로 신체의 성장비율이 아동기의 2배이다. 급속한 성장은 남아보다는 여아가 2~3년 정도 빠르며 성장이 멈추는 시기도 성별에 차이가 있다. 주로 청소년 전반기에는 사춘기 변화가 급격히 진행되다가 청소년 중반에 이르러 거의 완성되고, 청소년 후반에는 완전한 성인의 외모를 갖게 된다.

(1) 신장 및 체중

청소년기에 신장은 20~25%가 자라며, 사춘기 이후에는 신체성장의 속도가 느려진다. 여아는 10~12세에 신장과 체중이 급성장하고, 신장은 16~17세 경에 성장을 멈춘다. 남아의 경우 12~14세에 급성장이 나타나고, 18~20세까지 계속해서 신장이 자라며 청소년기 신체비율은 성인과 비슷해진다.

(2) 근육 및 골격발달

청소년기에는 근육의 힘과 내구력이 증가하며 근육의 크기도 커진다. 이 시기에 화골화가 활발히 일어나 18세에 성인 골질량의 90%에 이르게 된다. 이 시기에 증가된 활동으로 근육통이나 피로를 호소하기도 한다. 청소년기의 운동능력은 연습과 훈련을 통해 향상되며 자세는 불안전해 어색해 보일 수도 있다. 이로 인해 청소년 시기에는 척추측만증과 같은 흔한 근골격계 증상이 초래될 수 있다. 척추측만증은 남자보다 여자에게 많이 발생한다.

(3) 기타 신체발달

청소년 시기에는 신경계의 발달로 운동능력이 향상되며 성장하는 신체를 유지하기 위해 소화기관, 심장, 폐의 크기도 증가하며, 이에 효율적으로 소화와 호흡, 순환이 이루어지고 신진대사가 활발해진다. 청소년기의 운동은 심장과 폐기능을 모두 향상시켜주며, 손과 눈의 협동도 성인 수준으로 향상되면서 손재주가 좋아진다.

청소년기에 치아는 12세까지 영구치 32개 중 26~27개가 발생하며 치아발달 속도는 여아가 남아보다 빠르다. 12~14세에 제 2대구치, 18~25세에 제 3대구치가 발생되어 완료된다. 이 시기에는 턱, 코, 인두, 후두가 현저하게 발달하여 성인과 비슷해진다.

(4) 2차 성징

청소년기에는 성선자극호르몬과 성호르몬의 분비 증가로 내분비선의 변화가 급격하게 일어나 2차 성징이 나타난다. 여자는 유방이 커지고 초경을 하면서 배란과 함께 임신이 가능해진다. 남자는 고환의 성장과 함께 몽정, 변성 등이 나타나며 남녀 모두 음모와 액모가 생기기 시작한다. 사춘기가 시작되면서부터 성선자극호르몬에 의해 여자는 에스트로겐을, 남자는 안드로겐의 분비로 2차 성징이 발현된다[표 4-1].

여자는 난소 및 부신피질에서 성호르몬인 에스트로겐과 프로게스테론을 분비하면서 임신이 가능해지고 동시에 유방 발달과 음모의 출현, 허벅지와 엉덩이에 지방이 많아지면서 여성스러운 체형을 가지게 된다.

남자는 사춘기 이후에 고환 및 부신피질에서 분비되는 안드로겐의 영향으로 음경, 음낭, 고환이 커지고 안면, 가슴, 겨드랑이, 회음 부위에 체모가 발달하며, 목소리가 변하기 시작한다. 고환은 11~15세 경부터 성숙되기 시작하여 15~19세 이후부터 완전히 성숙된 남성호르몬과 정자를 분비한다. 15세 경 고환이 완전히 성숙되어 분비되는 테스토스테론의 영향으로 성대가 굵어져 목소리가 낮고 굵게 변하며, 피지선 발달로 여드름이 발생한다. 또한 남자는 수면 중 정액을 배출하는 몽정을 경험하는데, 이는 성선활동으로 정상적인 현상이다.

표 4-1_ 청소년기의 2차 성징

남아	여아
· 11~12세 : 음모 생성, 고환, 음낭, 음경의 성장 · 12~13세 : 급속성장 · 13~15세 : 겨드랑이, 신체, 얼굴의 체모 생성 · 13~14세 : 사정 · 14~15세 : 목소리가 굵어짐	· 10~11세 : 급속성장 , 음모 생성, 유방 발달 · 11~14세 : 첫 월경 · 12~13세 : 겨드랑이 체모 생성

 2. 청소년기의 주요 성장발달

1 인지발달

청소년기는 중추신경계가 발달하면서 지능적, 인지적 발달이 급격하게 진행되어 지식의 습득을 통해 지적 능력이 최고에 달한다. 피아제(Piget)는 이 시기를 인지발달의 마지막 단계인 형식적 조작기라고 하였다. 형식적 조작기는 구체적 사고보다는 논리적인 형태로 이루어지며, 과학적 추론과 문제해결이 이루어지는 단계로, 지적 능력이 성인 수준에 도달하고, 자신뿐 아니라 타인에 대한 이해가 높아지며, 상상력이 풍부해지고, 추상적인 사고가 가능해지며 현실과 이상, 선과 악에 대한 분별력이 강해진다. 청소년기에는 논리의 발달 및 비판적 사고, 형식적 추리, 추상적 사고 등이 발달하게 된다. 이 시기는 학습경험에 통해 지적 내용이 풍부해진다. 청소년기는 아동기보다 자신이 하는 일에 더 집중하고, 더 많은 정보를 보유할 수 있으며, 더 정확하고 빠르게 문제를 해결할 수 있는 보다 우수한 사고 및 학습과정을 보인다.

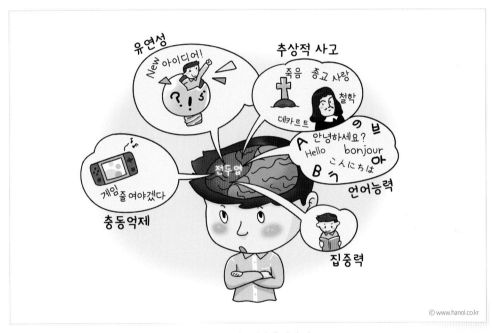

◎ 그림 4-1_ 청소년기 추상적 사고

(1) 추상적 사고

청소년기에는 현재를 넘어 눈앞에 사물이 존재하든 존재하지 않든 그 사물을 머릿속으로 상상할 수 있으며, 종교, 죽음, 철학, 민주주의와 같은 추상적인 문제에 대해 생각하기 시작한다. 청소년기에 추상적 능력이 발달하여 논리적 사고가 명확해지나 심리적 변화로 인해 이유를 알 수 없는 불안, 분노, 갈등, 초조 등을 느끼기도 한다〈그림 4-1〉.

(2) 가설 연역적 사고

추상적 사고를 하면서 연역적 추론능력을 갖게 된다. 가설 연역적 사고는 논리의 체계적인 적용으로 전형적인 추론방식이다. 청소년기에는 주어진 과제를 해결하기 위해 개인의 모든 가능성을 둘러보고 조합하여 문제를 체계적으로 검증한다.

2 심리사회발달

청소년기에 심리사회발달은 대인관계와 자아발달 범위가 가정에서 학교와 지역사회로 확대되면서 이루어진다. 급격한 신체발달과 성적 성숙으로 심리적 불안정을 경험하게 되는 청소년기의 정서는 복잡하고, 감정의 기복이 매우 심하여 '질풍노도의 시기'라고 표현하는데, 이는 정상적이고 자연스러운 청소년기 발달 특성이다. 이 시기는 자신의 외모와 행동에 민감해지고 자기중심적인 성향을 나타내며 부모나 기성세대에 반발하거나 비판적인 태도를 보인다.

프로이드(Freud)는 청소년기를 생식기라고 하여 갈등과 유별난 행동이 특징이며, 이와 같은 행동들이 사춘기의 성적 성숙으로부터 온다고 보았다. 자아와 초자아의 불균형으로 방어기제를 통해 본능의 욕구를 부정하고 초자아를 조절하면서 갈등에 대응한다. 이러한 새로운 사회적 압력이나 요구에 대응하면서 청소년기의 중요한 발달 과업인 자아정체성을 확립하는 결정적 시기이다.

(1) 자아개념 발달

자아개념은 영아기부터 꾸준히 발달하여 청소년기에 이르러 더욱 정교하고 세분화되며 전체적으로 일관성 있게 통합된다. 청소년기에는 타인과의 종속적 관계에서 벗어나 점차 자신의 내면세계에 관심을 갖기 시작하여 자아를 찾고 발견하며, 독립적인 자아 형성을 추구한다. 청소년기에는 자신의 심리적 특성이 변하지 않고 지속되는 특성으로 생각하고 있으나, 이에 대한 불일치로 혼란을 가져온다. 이 시기에는 자신의 가지고 있는 몇 개의 다른 자아가 있는 것을 느끼며 진정한 자신을 발견하는 데 관심을 갖게 된다. 후기 청소년기가 되면 자기 자신의 불일치에 대해 어색해하지 않고 자신의 수준을 높여 자아 속으로 통합하려는 경향을 나타낸다.

(2) 자아정체성 형성

청소년기는 '나는 누구인가?', '나는 미래에 어떻게 될까?' 등의 물음을 제기하고 자신만의 고유한 자아상을 확립하기 위해 노력해가는 시기이다. 자아탐색은 자아정체감을 형성하기 위한 과정이다. Erikson은 청소년기를 정체감 대 역할 혼란의 시기로 정의하였다. 자아정체감의 형성을 위해서 여러 가지 중요한 과업을 먼저 해결해야 하는데, 이 시기에 마음의 혼란을 경험하게 된다. 청소년기 초기에는 성적 자아와 신체적 자아를 우선 획득하고, 청소년기 후기로 갈수록 가치관이나 직업관 등을 확립해간다. 정체감 형성의 과정에는 여러 차례 시행착오를 경험하는데, 이러한 상황에 자유롭게 후퇴하는 것을 심리사회적 유예기라고 한다. 이 시기에 긍정적인 자아정체성을 습득한 사람은 정신적으로 건강한 성인으로 발달하지만, 명확한 정체성이 없는 청소년은 결국 우울해지고 자기에 대한 확신 부족으로 혼돈상태에 빠져 역할 혼란을 경험하게 된다.

(3) 신체상

신체상(Body image)이란 자기 자신의 신체에 대한 감각, 느낌이나 태도를 포함하는 정신적 표상을 일컫는다. 이 시기에는 자신의 신체도 의식의 대상이 되며 빠른 신체성장이 나타나는 시기로, 이러한 변화는 자신의 신체에 관심을 갖게 하여 신체상을 변화시킨다. 이 시기에는 타인으로부터 거부당하는 것을 두려워하며 다른 사람의 의견에 과민하게 반응하여 신체의 변화에 매우 민감하게 된다. 신체상에 대한 관심은 청소년 초기에 가장 높고 매스컴의 영향을 가장 많이 받는다. 자신의 신체상에 대한 긍정적인 평가는 학업성취도와 심리적 행복감에 좋은 영향을 준다. 특히 성별에 따라 신체상에 미치는 영향은 큰 차이를 보이는데 남학생에 비해 여학생이 자신의 신체에 대해 불만족이 큰 것으로 나타났다. 신체상의 왜곡으로 외모지상주의 현상이 나타나며, 이는 청소년들에게 잘못된 가치관에 집착하게 만들어 거식증과 폭식증 같은 섭식장애의 원인이 되기도 한다.

3 성발달

청소년기의 성발달은 자아정체성 발달과 함께 사회적 관계를 형성하는 데 중요한 영향을 미친다. 청소년기에는 사춘기의 신체적 변화와 성적 성숙으로 인해 수치심이 강해지고 이성에 관심을 갖게 되며 신체부위의 크기에 대해 민감하여 자신을 친구들과 비교하기 시작한다. 청소년 초기에는 동성에게 매력을 느끼고 이성을 대수롭지 않게 생각하다가 사춘기의 신체적 변화를 겪으면서 이성에 대한 강한 호기심을 갖고 성에 대한 죄악감으로 이성을 기피하나, 내면적으로는 이성에 대한 관심이 증가한다. 청소년 중기에는 동성에서 또래 이성에 대해 단순한 호기심이나 흥미를 갖는 시기이며, 정상적인 이성 간의 애정관계는 청소년 후기에 형성된다. 청소년 시기는 성적 욕구를 경험하게 되며 자기 스스로 자극을 통해 성적인 오르가즘을 느낄 수 있다. 이 시기에 자위행위는 성적인 표현의 정상적인 부분으로 나타날 수 있다. 최근 연구에서 청소년의 성 활동을 시작하는 시기가 빨라지고 있으며 일부 아동은 10~11세부터 성적인 활동을 시작한다고 보고하였다. 이 시기의 성적 행위로는 키스나 포옹 등이 있다. 따라서 청소년 시기의 이성 간의 관계에는 상호 간의 존중과 책임이 반드시 수반되어야 하는데, 이를 위해 아이들이 청소년이 되기 전 성교육을 하는 것이 필요하다.

4 도덕성발달

청소년기는 논리적 사고와 추상적 사고가 발달하면서 도덕적 발달이 높은 수준에 이르는 시기이다. 콜버그(Kohlberg)의 도덕성발달 이론에 따르면 도덕적 판단능력은 저절로 이루어지는 것이 아니라 다양한 문제에 대한 여러 가지 시도를 통해 형성된다. 청소년 시기에는 타인을 배려하고, 행동의 과정뿐 아니라 결과를 중요하게 생각한다. 이 시기는 양심의 발달로 이타적 성향과 정의감을 실천하는 청소년이 있는 반면, 기성세대나 사회에 반감을 보이며 반사회적 행동을 일삼고 죄책감을 느끼지 않는 도덕성이 낮은 청소년들도 있다. 따라서 청소년의 도덕성발달을 위해 일관성 유지, 자율성 존중, 인정하는 태도 등이 필요하다.

표 4-2_ 청소년기의 인지발달·심리사회발달·성발달 및 도덕발달

단계		발달 내용
프로이드 (Freud)	생식기	• 성적 활동 민감 • 생식기관의 성숙과 성호르몬 생산 • 사춘기 시작
에릭슨 (Erikson)	자아정체감 vs 역할 혼돈	• 부모로부터 독립하려 함 • 동료로부터 인정과 거부가 가장 큰 관심 • 기분 변화가 잦은 시기 • 예측 어려움, 불안정, 일관성 없음
피아제 (Piaget)	형식적 조작기 (11~15세)	• 추상적 사고, 가설 설정, 분석적 사고 • 타인의 생각을 고려할 수 있는 자기중심성
콜버그 (Kohlberg)	후 인습적 도덕 수준(5단계)	• 사회적 계약, 준법인식 • 개인차 있음

3. 청소년기의 성장발달 이슈

1 청소년기의 건강문제와 발달 이슈

월경곤란증, 여드름, 흡연, 음주, 약물남용, 청소년 임신, 스트레스, 우울, 자살, 신경성 식욕부진 및 역류성 식도염, 척추측만증

(1) 월경곤란증

월경곤란증(Difficult menstruation)은 월경 시 심한 통증을 동반하는 것을 말하며, 보통 초경을 경험하고 2~3년이 지난 후 배란이 정상적으로 시작하는 17세 경부터 발생한다. 월경곤란증은 크게 원발성(기능적), 속발성(기질적) 월경곤란증이 있다. 원발성(기능적) 월경곤란증은 자궁이나 난소에 이상이 발견되지 않는 경우를 말한다. 속발성(기질적) 월경곤란증은 자궁근종, 선천성 자궁기형, 골반감염, 자궁경부 협착, 질 기형 등의 병리학적 소견을 동반하는 월경통을 말한다. 청소년 월경곤란증의 주 증상으로는 하복부의 경련, 통증, 불편감, 오심, 구토, 요통, 두통, 식욕부진, 신경과민이 있다. 월경곤란증의 치료는 약물요법과 적절한 운동, 증상에 따른 대증요법이 추천된다.

(2) 여드름

여드름(Acne)은 청소년기에 흔히 나타나는 염증성 피부질환이다〈그림4-2〉. 특히 안드로겐의 활성화로 피지샘 낭포와 아포크린샘의 분비를 증가시켜 여드름을 발생시킨다. 여자는 월경 시 더욱 심해지는데 이는 프로게스테론에 의해 피지분비가 증가하기 때문이다. 또한 호르몬의 변화를 유발시키는 스트레스, 피로, 수면장애, 식습관 등으로 인해 여드름이 심해

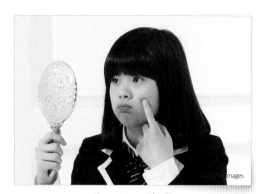

🔷 그림 4-2_ 여드름

지며, 유전 또한 영향을 미치는 것으로 나타났다. 여드름은 주로 피지 분비가 많은 얼굴, 목, 가슴, 등, 어깨 부위에 면포, 구진, 고름물집, 결절, 거짓 낭 등이 발생한다. 청소년기는 외모에 관심이 높은 시기로 심리적으로도 영향을 줄 수 있다. 따라서 여드름이 생기지 않도록 하는 것보다는 피부관리 및 치료에 관심을 가지는 것이 중요하다.

(3) 흡연

국민건강영양조사(2018년) 결과 청소년의 12.4%가 흡연경험이 있는 것을 나타났고 이 중 매일 흡연하는 비율이 21.8%로 나타났다. 현재 법률상으로는 미성년자에게 담배를 판매하는 것이 금지임에도 불구하고 수많은 청소년들이 쉽게 담배를 접하고 있으며, 금연 캠페인 성공률 또한 저조한 편이다. 청소년기에 흡연은 주로 니코틴, 타르, 일산화탄소 등이 성장호르몬에 영향을 주어 신체적 성장장애와 혈관계 및 저산소혈증으로 발생하는 심각한 건강문제의 원인이 된다. 이는 폐암, 만성폐질환, 심혈관계 질환, 성인호흡곤란증후군, 수면장애를 유발시킬 수 있어 청소년의 흡연은 더욱 위험하다. 청소년들의 금연을 위해 사회의 지속적인 관심이 필요하다.

(4) 음주

우리나라 청소년들이 가장 손쉽게 접하는 유해물질은 알코올(Alcohol)이다. 청소년의 음주는 성인보다 적은 양의 알코올 섭취로도 신경계에 영향을 주어 판단력을 저하시키고 주의력이나 기억력에 영향을 미치며, 뇌의 정상적인 발달을 방해하여 그 위험성이 크다. 따라서 부모나 또래 친구, 학교, 지역사회가 유기적으로 역할을 분담하여 청소년의 음주에 꾸준한 관심이 필요하다.

(5) 약물남용

청소년은 '호기심'과 '또래와 어울리기 위해', '구입이 용이해서'와 같이 다양한 이유로 인해 약물을 이용하게 된다. 청소년이 주로 사용하는 약물은 크게 중추신경계 흥분제(카페인, 담배, 코카인 등), 억제제(술, 본드, 부탄가스, 신경안정제, 수면제 등), 환각제(대마초, LSD, 엑스터시 등)가 있다. 이러한 약물남용은 다양한 사회적 문제를 유발시킬 수 있다. 따라서 청소년의 약물사용을 조기에 발견하여 예방하고 교육을 통하여 약물에 대한 올바른 지식을 갖도록 해야 한다. 또한 외부에서 주로 시간을 보내게 되는 청소년들이 건전하게 여가를 즐길 수 있도록 청소년 전용시설 보급 등의 사회정책적 노력이 필요하다.

(6) 청소년 임신

청소년의 성에 대한 허용적 분위기 확산으로 19세 이하의 산모 출산이 증가하고 있는 추세이다. 청소년기의 임신은 신체적, 정신적으로 미숙한 상태에서 이루어져 산모와 신생아의 건강에 심각한 위험을 초래한다. 청소년 임신은 고위험 임신으로 임신중독, 자궁내막염, 빈혈, 자궁 내 태아사망, 조산 등의 합병증이 발생할 위험이 높다. 또한 청소년이 임신을 할 경우 학업 중단, 성병, 사회적, 경제적으로도 어려운 상황에 놓이게 된다. 이러한 문제를 해결하기 위해 청소년에게 성에 대한 올바른 지식과 책임 있는 행동, 피임방법, 성병 예방법에 대한 교육과 함께 사회·경제적 지원이 필요하다.

(7) 스트레스

청소년기는 질풍노도의 시기로 매우 불안정한 심리상태를 경험하는 시기이다. 주로 학업, 이성, 친구관계, 외모, 진로, 직업에 대한 고민 등이 원인이며, 이러한 불안정한 심리상태는 스트레스와 우울증을 비롯한 다양한 정신질환으로 나타난다. 또한 스트레스 지수가 높은 청소년일수록 그렇지 않은 청소년들보다 무단결석, 가출 등 더 많은 사회부적응 문제행동이 보인다. 따라서 청소년들의 스트레스를 해소하기 위해 다양한 노력이 필요하다.

(8) 우울

청소년 우울증은 학업 및 진학, 대인관계에서 오는 스트레스 등으로 인해 전반적인 정신기능이 저하된 상태를 말한다. 우울은 2주 이상 지속적인 슬픔, 무가치감을 느끼는 정서문제를 말하며, 많은 청소년들에게 영향을 미치고 있다. 우울증의 일반적 징후로는 평소와 달리 짜증이나 울음을 터트리거나, 수면장애, 식사거부, 사회적 고립, 약물남용, 절망감, 설명할 수 없는 신체증상, 외모에 무관심 등이 있다.

(9) 자살

2018년 통계청 발표에 따르면 우리나라의 자살률(Suicide)은 인구 10만 명당 31.2명으로 OECD 국가 중 1위이다. 특히 청소년 자살률이 매우 높으며, 청소년 통계에 따르면 15~24세 청소년 사망 원인 1위가 자살이다. 청소년기의 자살은 다양하고 복잡한 원인들이 영향을 미친다. 많은 전문가들은 청소년 자살이 충동적이거나 자발적으로 행해지는 것이 아니라고 믿고 있으며, 다른 문제해결 방법이 없는 경우 심사숙고해서 자살을 선택한 것으로 보고하였다. 스트레스에 노출된 청소년은 슬픔, 좌절감, 공허함, 의욕상실, 수면장애, 섭식장애, 사회와 학교생활에 대한 흥미 상실과 같은 증상이 나타나며, 주위 가족이나 친구, 우리 사회가 자살가능성이 있는 청소년들에게 손을 내밀어 준다면 자살 위기를 극복할 수 있다. "작은 관심이 생명을 구한다."는 말처럼 자살을 시도할 위험이 있는 청소년은 혼자 두어서는 안 되며, 전문상담기관(예 청소년 전화 1388)에 의뢰해야 한다. 청소년 긴급 상담기관 정보는 [표 4-3]과 같다.

표 4-3_ 청소년 긴급 상담기관 정보

관련기관	접수내용	전화번호
교육부, 여성가족부, 경찰청	학교폭력 예방교육 및 전화·문자 상담	117
청소년 사이버상담센터	청소년 가출, 학업 중단, 인터넷 중독, 고민 상담	1388
서울시청소년상담복지센터	자녀 학교·가정생활, 특수교육 상담	02-2285-1318
푸른나무재단 (청소년폭력예방재단)	학교폭력 전화상담, 인터넷 상담, 개인 및 집단상담	1588-9128
탁틴내일 (아동·청소년성폭력상담소)	성폭력·성착취·디지털성범죄 피해상담	02-3141-6191
청소년사이버상담센터	사이버 상담	www.cyber1388.kr

(10) 신경성 식욕부진 및 역류성 식도염

신경성 식욕부진(Anorexia nervosa)은 심각한 체중감소와 살찌는 것에 대한 두려움으로 인하여 음식섭취를 제한하며 체중과 체형에 지나치게 집착하는 섭식장애를 말한다. 신경성 식욕부진은 보통 사춘기에 시작되며 외모와 식사에 과도하게 신경을 쓰는 사람들에게 나타난다. 신경성 식욕부진은 무월경이나 건강불량상태, 강박증, 우울증을 동반한다. 신경성 식욕부진증의 치료는 탈수와 전해질 불균형을 교정하고 체중을 회복하는 것이다.

청소년기에는 학업과 여러 가지 요인으로 불규칙한 식습관을 형성하는데, 이는 역류성 식도염(Reflux esophagitis)을 유발시킨다. 역류성 식도염 초기에는 단순히 목에 이물감을 느끼지만 점차 목을 찌르는 것 같은 통증을 호소하게 된다. 따라서 올바른 식습관을 형성할 수 있도록 과식보다는 천천히 오래 자주 먹고, 식사를 거르지 않고 올바르고 편안한 자세를 갖추도록 해야 한다.

(11) 척추측만증

척추측만증(Scoliosis)은 척추가 비틀어지면서 옆으로 휘어지는 질환을 말한다. 척추측만증을 일으키는 원인은 다양하나 청소년기에 발견되는 척추측만증은 대부분(85~90%) 원인이 밝혀지지 않은 특발성 척추측만증이다. 청소년기 특발성 척추측만증 환자는 외관상 변형 외에는 어떠한 증상도 없으나, 드물게 주 증상으로 요통이 나타난다. 척추측만증은 외관상 볼 때 서 있는 위치에서 양쪽 어깨의 높이가 다르며, 양쪽 유방의 크기가 다르고, 등에서 보았을 때 척추가 휘어지거나 견갑골이 튀어나오는 것을 관찰할 수 있다. 척추측만증은 단순 방사선 검사를 통해 원인을 파악할 수 있으며 변형의 종류, 크기, 발생 부위, 측만의 유연성을 알 수 있다〈그림 4-3〉.

척추측만증은 측만 각도에 따라 보조기에서 수술까지 치료법이 다양하므로 조기진단이 중요하다. 척추측만증 환자는 신체변형과 보조기 착용으로 신체상 장애가 생길 수 있고, 대인기피 성향을 보일 수 있으므로 사회활동 참여를 권장하고 정서적 지지를 해주어야 한다.

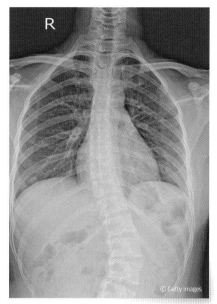

그림 4-3_ 청소년 척추측만증

2 청소년기의 안전사고 및 예방

(1) 부상

청소년이 주로 즐기는 활동 중에서 보호장비가 필요한 활동으로는 롤러스케이트, 스케이트보드, 하키, 축구, 야구, 스쿠터, ATV(All-Terrain Vehicles), 스키, 스노보드 등이 있고, 최근에는 점점 더 많은 청소년이 익스트림 스포츠를 즐기는 실정이나 안전규칙 준수나 안전장비 미착용으로 부상의 빈도가 늘어나고 있는 추세이다. 뿐만 아니라 일상생활 중에서도 청소년은 자동차에 탈 때도 안전벨트를 잘 착용하지 않는 경향이 있으며, 자동차나 오토바이의 위험한 운전을 시도하거나 음주나 약물사용 상태에서 운전을 할 때도 있다.

자전거 타기의 경우, 건강에 유익한 활동이나 부상을 가장 많이 유발하는 활동이기도 한데, 청소년에게 헬멧을 비롯한 안전장비 착용의 유익성에 대해서 교육하고, 이를 규제화한다면 부상을 예방하는 데 큰 도움이 될 것이다.

청소년에게 위험한 활동을 일체 금지시키기는 사실상 불가능하나, 안전의 강조와 안전장비 사용의 유익을 홍보할 필요가 있다. 또한, 부모나 주변 어른들이 청소년에게 익스트림 스포츠 등 위험한 활동으로 인한 위험한 상황들을 미리 알려주고, 이러한 활동 선택으로 인한 청소년의 책임에 대해서도 교육할 필요가 있다.

(2) 문신, 피어싱, 낙인

최근 청소년들이 문신과 피어싱에 관심이 커지면서, 시술을 받은 청소년도 늘어나고 있다. 청소년이 문신과 피어싱을 시행하는 이유는 본인의 정체성 확립과 독립을 확인하기 위해 실시하거나 또래 집단의 문화로 인식되기 때문에 어울리기 위해 시도하기도 한다.

문신과 피어싱의 가장 큰 건강 유해성은 피부병이나 B형 간염, C형 간염, HIV 감염이 대표적이다. 특히, 친구끼리 불결한 도구를 사용해서 문신이나 피어싱을 서로 시술하는 경우에는 이러한 질병의 이환율이 더 높게 나타난다. 따라서, 청소년들에게 보이지 않는 미생물 전파의 위험성을 교육하고, 문신의 경우, 한 번의 시술로 영구히 남게 되므로 신중히 숙고하여 선택할 것을 교육해야 한다.

간혹, 피부에 본인이 원하는 상징이나 기호를 낙인찍는 청소년도 있다. 이러한 낙인은 본인의 의도만큼 선명하지도 않고, 심각한 화상으로 흉터만 남게 되는 경우가 많다.

청소년이 호기심을 가지고 있는 문신, 피어싱, 낙인 등에 대해서 부모나 학교, 지역사회 어른들이 자주 그들과 대화하고 시술 전에 미리 조언이나 정보를 제공한다면, 무절제한 시술로 인한 2차적 건강문제를 미연에 방지할 수 있을 것이다.

 요약

- 청소년기는 일반적으로 12~19세로 사춘기가 시작되는 시기를 말한다.

- 청소년기에는 호르몬 변화, 2차 성징 등의 급격한 신체적 변화가 나타난다.

- 이 시기는 아동도 아니고 성인도 아닌 과도기적 상태로 긴장과 혼란을 경험하게 된다.

- 청소년기에는 과학적 사고, 연역적 사고, 이상주의적 사고와 함께 논리적인 추론이 가능하며, 의존적인 아동에서 성인으로 변화하는 정신사회적 변화를 특징으로 한다.

- 개인차에 따라 성장과 성숙의 차이가 있으며, 월경곤란증, 여드름, 신경성 식욕부진, 약물남용, 흡연, 음주, 우울, 자살, 스트레스 등 다양한 성장발달 이슈가 있다.

인간성장발달

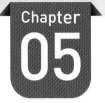

Chapter
05

성인기

Early adulthood : 20~40세

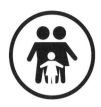

학습목표

· 성인기의 성장발달과 특성을 이해할 수 있다.
· 성인기의 주요 건강문제와 발달이슈를 설명할 수 있다.

 개요

　성인기는 20세에서 40세까지로 신체적 성숙이 절정에 도달하면서 최적의 신체발달과 기능을 발휘하는 시기이며 신체적으로나 지적으로 가장 정점에 있는 시기이다. 직업을 가짐으로써 사회에 첫 발을 내딛고 사회적, 심리적, 경제적으로 자립하게 된다. 결혼을 하고 자녀를 출산함으로써 가정을 만들게 된다. 성인기 동안 이와 같은 인생의 중요한 선택과 결정을 통해 안정되고 성숙되어간다.

1. 성인기의 주요 발달과 특성

1 신체 성장발달

성인기는 신체 성장발달이 절정에 이르는 가장 건강한 시기이다. 청소년의 특징이라 할 수 있는 긴 사지의 길고 마른 듯한 체격과 얼굴 모습은 사라지고 일반적인 신체 매력을 가지게 된다. 30세 이후부터는 체중 증가가 나타나는데, 이는 신체적 기능 저하와 근육량 및 기초대사량 감소 및 지방조직의 증가로 인한 것이다. 심장은 20대에 최고의 능력을 발휘할 수 있으며 30대부터 서서히 기능이 감소한다. 폐는 25세 이후 10년마다 폐용적률이 서서히 감소하게 되는데 이는 폐와 호흡 근육의 탄력성이 저하되어 폐의 팽창이 어려워지기 때문이다.

피부는 부드럽고 탄력이 있으며 세포증식과 조직재생이 활발하게 일어난다. 청소년기에 나타났던 여드름도 성인이 되면 사라지게 된다. 촉각은 안정적으로 유지되는 반면, 청력은 26세 이후로 서서히 감소하고, 40세 이후 시력의 원시 경향이 시작된다.

뇌는 20대에 완전히 성숙하고 이후 서서히 노화하게 되며, 면역기능은 청소년기까지 증가하다가 흉선이 위축되면서 서서히 감소하게 된다. 생식기계의 능력도 최고의 수준을 유지하게 된다. 여성의 경우 월경 주기가 규칙적이며 남성의 경우 생식기계 문제로부터 자유롭다.

성인기에는 생리적 변화와 학업 문제, 취업 문제, 결혼과 양육 등과 같은 다양한 스트레스로 인해서 건강이 악화될 수 있다. 이러한 성인기의 생활양상이 심장질환, 뇌졸중, 고혈압, 위궤양 등을 유발할 수 있으며 과체중이나 비만 및 대사증후군의 위험도 높아진다. 건강한 중년기로의 이행을 위해서는 음주, 흡연, 스트레스 등을 줄이고 적절한 영양섭취와 규칙적인 운동이 필요하다.

2 운동과 신체활동

성인기의 운동은 저강도로 시작하여 운동의 기간, 강도, 빈도를 점진적으로 증가시키는 것이 좋다. 세계보건기구(WHO)는 성인의 경우 일주일에 적어도 중등도 유산소 활동은 150분 이상, 격렬한 유산소 활동은 75분 이상 하도록 권장하고 있다. 가능한 많은 근육을 사용하는 운동이 좋으며 규칙적으로 최소 30분 이상 일주일에 3~4회씩 실시하며, 자신의 최대

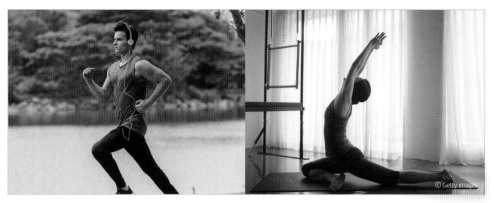

🔷 그림 5-1_ 성인기의 운동

운동능력의 60~80% 강도로 실시하는 것이 좋다. 유산소 운동의 경우 개인의 최대 심박동수를 측정하여 결정하는데 운동의 강도는 (220 − 연령) × 75%로 계산한다. 예를 들어, 40세 남성의 경우 운동의 강도는 (220 − 40) × 0.75 = 135로서 맥박이 135회/분을 넘지 않는 범위에서 운동을 하여야 한다.

신체활동은 신체가 일을 하면서 에너지를 사용하는 모든 활동을 의미한다. 여가시간을 활용한 운동뿐 아니라 직업활동도 신체활동에 포함된다. 세계보건기구(WHO)는 일주일 동안 적어도 10분 이상의 활동을 여러 번 수행하여 총 신체활동 시간이 150분 이상이 되도록 활동할 것을 권장한다. 평소 앉아 있는 시간을 줄이고 가까운 거리는 걷고 낮은 층의 경우 계단을 이용하는 등 일상생활 속에서 활동을 늘려나가는 것이 필요하다.

성인기의 운동과 신체활동은 심장병, 뇌졸중, 당뇨병의 발병률과 혈압과 콜레스테롤의 수치를 감소시키고, 인슐린 민감성과 근육과 골밀도를 증가시키므로 매우 중요하다. 또한 질병을 예방하는 것뿐 아니라 스트레스, 불안, 우울증을 감소시켜 보다 활기찬 생활을 하는 데 도움이 된다.

3 심리사회발달

성인기는 직업, 결혼, 임신, 자녀 양육 등 이전에는 경험하지 않은 새로운 발달 과제를 성취해야 하고 위기를 극복해야 한다. 이 시기는 모든 사람들에게 도전과 시험의 시기이며 정체성 확립을 통해 미래에 자신이 원하는 구체적인 목표를 이룰 수 있어야 한다.

에릭슨(Erikson)은 성인기의 심리사회적 발달 과업을 친밀감으로 설명하였고 친밀감이 형성되지 않았을 때 고립감과 외로움을 경험하게 된다고 하였다. 친밀한 관계란 단순히 성적인 친밀성을 의미하는 것이 아니라 부모, 자식, 친구 사이에서도 나타나는 것으로, 타인을 이해하고 공감을 나누는 수용력을 통해 발달하게 된다. 친밀함에는 따뜻함이나 사랑, 애정이 포함되게 되는데 개인은 타인과의 정서적 관계를 형성할 수 있어야 한다. 애정의 관계인 부부관계 이외의 다양한 관계에서 상호 의존, 감정이입, 상호 관계 형성을 통해 강한 친밀감이 형성될 수 있다.

사회적으로 성숙한 사람들은 다른 사람과 효율적인 의사소통이 가능한 능력을 가지고 있으며, 타인의 욕구에 민감하고 포용력을 가지고 있다. 친밀감 형성의 기본 조건인 우정, 애정, 헌신 등은 사회적으로 성숙한 사람들에게 훨씬 더 많이 나타난다. 성인기의 개인은 마음을 열고 신뢰하는 방법을 배워야 하며 자아성찰을 통해 생각을 나누는 것이 필요하다.

성인기 심리사회성 발달의 긍정적 결과는 성적 친밀감이나 진정한 우정, 안정된 사람, 결혼의 지속을 포함하는 친밀감의 형성으로 나타난다. 즉, 친밀감 형성을 이루지 못한 부정적인 결과로는 고립감과 고독이 발생한다. 타인에 대한 신뢰나 헌신이 없다면 친밀한 관계는 만족되지 못하거나 실패하게 된다.

4 인지발달

성인기에는 추상적 사고와 비판적 사고가 확장되며, 실용적인 적용과 현실적인 과업 성취를 위한 문제해결능력이 발달한다. 지적 능력의 발달은 성인기의 여러 가지 도전들에 대처하기 위해 필수적이며, 지식을 획득하여 활용하는 능력은 성인기가 되어야 성숙하게 된다.

피아제(Piaget)는 출생에서부터 청년기까지의 인지발달을 4단계인 '감각운동기', '전 조작기', '구체적 조작기', '형식적 조작기'로 설명하였다. 성인기는 형식적 조작기에 해당하는데 이 시기에 이루어지는 형식적, 조작적 사고는 체계적, 연역적. 과학적인 추론을 가능하게 하며, 성인 인지발달의 주요 특징이다. 리겔(Riegal)은 인지발달의 최종적인 성취로서 형식적·조작적 사고를 강조하는 것을 비판하면서 성인기에 이루어야 하는 인지적 발달은 성숙한 사고라고 하였다. 리겔(Riegal)이 주장하는 성숙한 사고란 어떤 사실에 대해 그것이 진실일 수도 있고 아닐 수도 있음을 받아들이는 것이다.

아르린(Arlin)은 피아제(Piaget)의 주장을 확대한 이론으로 인간의 인지발달은 감각운동기, 전조작기, 구체적 조작기, 형식적 조작기 다음으로 문제 발견기를 포함해야 한다고 주장하였다. 문제 발견은 어떠한 상황에서 발생할 수 있는 문제를 식별해 내고 문제 해결 상황에 형식적 조작사고를 적용할 수 있는 능력을 의미한다. 아르린(Arlin)은 성인들이 문제 발견을 위해서는 확산적 사고가 필요하다고 하였는데 확산적 사고란 일상적인 사물의 새로운 쓰임을 발견하는 것과 같이 새롭고 독창적인 생각이 요구될 때 자신의 이전 생각을 버리거나 더 넓게 확장시키는 것을 의미한다.

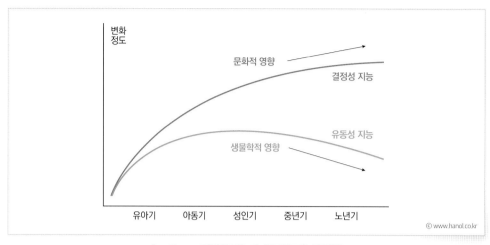

변화
정도

문화적 영향

결정성 지능

유동성 지능

생물학적 영향

유아기   아동기   성인기   중년기   노년기

© www.hanol.co.kr

🔷 그림 5-2_ 결정성 지능과 유동성 지능의 변화

페리(Perry)는 성인기의 인지발달을 상대적인 사고라고 주장하였는데, 그 이전까지의 발달 단계에서는 어떠한 사건이나 대상에 대해서 옳은 것과 그른 것 또는 좋은 것과 나쁜 것으로 구분하였다면 성인기를 거치면서 절대적인 진리에 의존하지 않고 모든 문제에 대해 다양한 견해가 존재하는 상대적 사고가 발달하게 된다는 것이다. 성인기의 사고는 이전보다 융통성 있으며 현실적이고 관대하게 변한다.

성인기의 인지발달 및 지적 능력은 20대 중반에 절정을 이루다가 30대 이후부터 서서히 감소된다고 알려져 있다. 홈과 카텔(Horm & Cattell)에 의해 성인기의 지적 능력이 결정성 지능과 유동성 지능에 의해 결정된다고 하였다〈그림 5-2〉. 결정성 지능이란 교육과 경험의 영향을 받는 능력으로 언어 이해, 어휘 사용, 실생활 문제를 추론하는 능력 등 특정 문화 내에서 성장과정을 통한 학습에 따라 결정되는 지능을 의미한다. 반면 유동성 지능은 교육의 영향보다는 중추신경계의 기능에 의존하는 것으로 타고난 선천적인 능력을 의미한다. 결정성 지능은 성인기 동안 증가 또는 안정을 유지하는 반면, 유동성 지능은 30대 중반부터 감퇴하게 된다.

5 도덕발달

콜버그(Kohlberg)의 도덕발달단계에 따르면 성인기는 6단계인 보편적 윤리원칙을 따르며 이 단계는 소수의 사람만이 도달하게 된다고 하였다. 추상적이고 윤리적인 원칙을 추구하며, 법을 초월하여 공정성, 인간 권리의 상호성, 인간의 존엄성에 대한 존중 등을 포함하게 된다.

표 5-1_ 성인기의 주요 발달

주요 발달	이론가	발달 내용
심리사회발달	에릭슨(Erikson)	친밀감 형성
인지발달	피아제(Piaget)	체계적, 연역적. 과학적인 추론 발달
	리겔(Riegal)	어떤 사실에 대해 그것이 진실일 수도 있고 아닐 수도 있음을 받아들이는 성숙한 사고 발달
	아르린(Arlin)	문제를 식별해 내고 문제 해결 상황에 형식적 조작사고를 적용할 수 있으며 확산적 사고 발달
	페리(Perry)	다양한 견해가 존재하는 상대적 사고가 발달
	라보비-비프(Labouvie-Vief)	논리적 사고와 현실적 사고를 통합하는 통합능력 발달
	홈과 카텔(Horm & Cattell)	결정성 지능과 유동성 지능에 의해 사고 발달
도덕발달	콜버그(Kohlberg)	보편 윤리적 원리의 단계

2. 성인기의 발달 이슈

1 성인의 건강문제와 발달 이슈

직업탐색과 고용, 가정의 형성, 1인 가구의 증가, 스트레스 관리, 대사증후군, 만성피로증후군

(1) 직업탐색과 고용

① 직업탐색과 선택

성인기의 직업선택은 단순한 생계유지 수단뿐만 아니라, 자아실현의 의미를 포함한다. 직업을 선택하기 위해서는 어디서 어떤 일을 할 것인지, 내가 집중하고자 하는 것이 무엇이며 추구하는 바가 무엇인지를 고민하고 탐색할 필요가 있다.

직업을 선택하기 위해서는 적성, 흥미, 의사결정, 지위, 자아개념에 대해 충분한 숙고의 시간이 필요하다. 직업은 개인의 흥미와 욕구 등의 개인적 요인과 사회적 지위와 같은 사회적 요인이 모두 중요하다. 성인기 초기에는 직업을 탐색하고 선택하고 적응하기 위해 노력한다. 그러나 개인의 적성이나 직업 특성이 맞지 않아 조화를 이루지 못하면 더 나은 조건의 직업을 찾기 위한 탐색과 선택을 하게 된다.

성인기 중기에는 선택한 직업에서 능력을 발휘하고 인정받으면서 정체감을 형성하게 되는데, 직업을 자주 바꾸거나 실업에 직면하는 경우에는 경제적·심리적 압박을 경험한다. 직업의 성공은 직업탐색과 선택 이외에도 평소의 흥미, 개인의 능력, 특정 직업에 대한 준비 정도, 사회성, 새로운 도전과제에 대한 해결능력이나 대처능력에 달려 있다. 직업을 선택하고 정체감을 형성해 나가기 위해서는 그 이전 단계인 학교나 기타 기관의 직업훈련 프로그램에서 다양한 기술과 가치, 태도를 습득해 나가야 한다.

사회 환경의 변화와 직업의 다양성으로 인해 전통적인 성 역할 장벽이 사라지고 있다. 여성의 취업률은 20대에 절정에 도달한 후 결혼과 육아로 인해 감소되는 경향이 있으나, 최근에는 여성의 재취업이 증가하고 있다.

② 청년 실업

청년 실업이란 일자리를 찾지만 일자리를 구하지 못하는 청년들의 상황을 의미한다. 우리나라는 남성의 군복무를 고려하여 15~29세의 실업률을 청년 실업의 기준으로 삼고 있다. 청년 실업에는 복합적인 원인이 있는데 산업 구조의 변화, 노동시장의 경직성, 경제 활력 둔화에 따른 투자 감소 및 노동 수요 약화 등이 있다. 청년 실업을 해소하기 위한 방안은 직접적인 일자리 창출방안과 교육개편 및 직업훈련·연수 지원, 노동시장 인프라 구축 등 크게 세 가지 범주로 나눌 수 있다. 청년 일자리는 안정적인 삶의 터전을 마련하고 후속 세대의 출산과도 직접적으로 맞물려 국가의 미래를 결정한다는 측면에서 신속하고 지속 가능한 해법이 필요하다.

(2) 가정의 형성

① 독립과 결혼

결혼은 성인기의 주요 발달 과업 중 하나로, 성(Sexuality), 살림살이, 출산과 양육, 재산의 영역에 권한을 부여한다. 결혼의 개념은 남편은 가장이고 아내는 양육자라는 과거 사회의 전통적 관념에서 벗어나 자유롭고 동등한 관계로 친교와 사랑을 나누는 동료의식이 자리 잡고 있다. 안정된 관계를 위해 앞날을 계획하고 의견 일치에 도달해야 한다. 더욱이 남편과 아내 모두 직업을 가진 경우에는 부부가 의사결정뿐 아니라 가정 내에서의 역할을 공유하게 된다. 이러한 부부의 친밀도를 유지하기 위해서는 친밀한 의사소통 체계를 마련하고자 하는 노력이 필요하다.

독신생활을 선호하여 결혼하지 않는 사람들의 수가 점차 늘고 있는데, 교육 수준이 높아지고 고용의 문이 넓어짐에 따라 경제적 독립이 가능해져 결혼에 대한 압박이 줄어들었다.

이러한 경우 고독감의 발생과 정서적 지원의 결핍 위험이 있는데 이들은 중년기와 노년기를 거치면서 적극적인 사회활동을 통해 심리적인 보상을 얻기도 한다.

성공적인 결혼은 높은 수준의 부부 개인 만족과 안정성으로 설명할 수 있다. 부부는 그들 사이의 여러 격차를 좁히고자 하는 노력과 책임, 문제점을 해결하고자 하는 성숙도에 따라 성공적인 결혼을 이룰 수 있게 된다.

② 양육

출산은 즐겁고 행복을 주는 경험이지만 부부의 생활과 자아상에 변화를 가져오므로 변화에 새로운 적응이 필요하다. 결혼한 부부가 자녀를 낳아 기르는 과정에서는 자기중심적이기보다는 가족중심적인 태도로 바뀌어야 한다.

첫 자녀의 출생으로 '부모됨'에 대한 기쁨과 만족이 있지만, 그 반면 해결해야 할 문제로 인해 부부간 갈등이 생기기도 한다. 직장과 가사의 양립으로 이전까지 해오던 사회활동이나 직업활동 또는 친구관계, 부부관계에 영향을 주게 된다. 바쁜 현대의 부모들은 자녀와 더 많은 시간을 보내지 못하는 것에 대한 죄의식을 느끼기도 한다.

자녀들은 부모에게 영향을 주고, 부모는 자녀를 양육하는 과정에서의 경험을 통해 부부는 성숙해진다. 부모는 자녀가 성장하고 발달하며 인생의 한 단계를 지날 때마다 성취와 만족감을 얻고 좌절과 실패로 슬퍼하기도 한다. 부모는 이러한 발달 과업을 순조롭게 성취해 나가기 위해 준비과정이 필요하다. 결혼 후 자녀를 갖기 전 부모로서의 책임감과 부담감을 기꺼이 받아들일 준비가 되었는지 점검이 필요하다. 또한 부부가 자녀를 갖기 전부터 부부로서의 관계를 긍정적으로 발전시킬 경우 출산과 양육 과정에서도 원만한 부부관계를 유지할 수 있다. 부모는 새로운 역할에 대해 준비되어 있지 않은 경우 위기가 발생할 수 있다. 부모가 되고 난 후 어떻게 양육해야 할지 몰라 막막하거나 좌절을 경험하기 때문이다. 부모가 되기 전 인간의 발달에 대한 이해와 아동의 의사표현, 발달을 촉진할 수 있는 놀이나 환경, 바람직한 부모의 역할에 대한 교육이 필요하다.

(3) 1인 가구의 증가

최근 우리 사회는 전체 가구 유형 중 1인 가구의 비중이 증가하고 있다. 2015년의 경우 전체 가구 중 1인 가구가 27.2%였는데, 2019년의 경우 30.2%로 전체가구 중 1/3이 1인 가구인 것으로 나타났다. 1인 가구는 지난 20년간 가장 빠르게 증가해온 가구 유형으로, 20대와 30대 젊은 층이 1인 가구의 40% 이상을 차지하고 있다. 연구에 따르면, 성인기의 경우 다른 사람과 있는 시간이 다른 유형의 가구보다 현저히 낮다. 소득이 높고 고용되어 있는 경우일수록 사회적 관계 맺음 시간이 긴 것으로 나타났는데 결국, 성인기의 주거, 빈곤,

고용 문제가 1인 가구 현상과 관련이 있음을 알 수 있었다. 따라서, 증가하는 1인 가구의 삶의 질 전반을 보장하기 위한 정책 마련이 필요하다.

(4) 스트레스 관리

성인기에는 새롭게 형성되는 관계 또는 과도한 업무로 인해 스트레스를 경험하게 된다. 스트레스로 인해 발생할 수 있는 질환은 관상동맥 심장질환, 소화성 궤양, 역류성 식도염, 신경성 식욕부진, 알레르기 질환, 류마티스 질환 등이 있다. 스트레스는 발생하는 요인을 예방하거나 관리하는 것이 중요한데 스트레스 자체에 긍정적으로 대처하는 것이 필요하다. 성인기에 직업을 갖게 되면서 과도한 업무 스트레스에 노출되는 경우 만성피로증후군의 증상이 나타날 수 있다.

먼저 과중한 업무로 인한 것이라면 효율적인 시간 관리 및 일의 우선순위 설정을 통한 처리 등의 방법들이 도움이 될 수 있다. 또한 긍정적인 태도를 유지하며 떠오르는 나쁜 생각을 멈추려는 자세가 필요하다. 새롭게 만든 관계로 인해 발생하는 스트레스의 경우 가족, 친구, 동료 등 자신을 둘러싼 사회적 지지망을 구축하고 긍정적인 사회적 관계를 유지하는 것도 스트레스를 관리하는 방법이 될 수 있다. 그것 이외에도 이완요법인 명상이나 요가, 또는 음악 듣기, 영화 보기, 애완동물 키우기나 여행하기 같은 취미활동도 스트레스를 줄이는 데 도움이 된다.

(5) 대사증후군

대사증후군은 비만과 성인병이 함께 발생하는 질환으로 당뇨병과 심혈관 질환의 발생 위험을 높이고, 혈관 내 염증반응과 응고를 유도하여 동맥경화를 유발하며 이로 인해 심혈관 질환의 발생 위험도 높아진다. 대사증후군이 있는 환자는 뇌졸중, 심장병, 고혈압과 같은 심혈관계 질환이 발생하여 사망할 확률이 질환이 없는 사람에 비해 4배 정도 높고 대사증후군 환자가 당뇨병에 걸릴 확률은 3~5배 정도 높다. 그 외에 대사증후군은 폐쇄성 수면 무호흡, 지방간과 관련이 깊고 각종 암으로 인한 사망률 역시 높아진다.

대사증후군의 원인은 명확하게 밝혀진 바는 없으나, 인슐린 저항성(Insulin resistance)이 근본적인 원인이라 추정한다. 인슐린 저항성은 혈당을 낮추는 호르몬인 인슐린에 대한 신체의 반응이 감소하는 것으로, 근육 및 지방세포가 포도당을 섭취하지 못하는 문제를 해결하고자 더욱 많은 인슐린이 분비되어 문제들이 발생하는 것이다. 높은 수준으로 유지되는 인슐린으로 인해 체내에는 염분과 수분이 증가하여 고혈압이 생기고, 지방이 쌓이는 것을 유도해 비만이 된다.

복부 비만 이외에는 별다른 증상이 나타나지 않지만, 합병증으로 인해 여러 증상이 나타나기도 한다. 치료를 위해서는 내장지방을 줄이는 것이 가장 중요한데 이를 위해서는 규칙적이고 꾸준한 운동과 올바른 식사 조절이 필요하다. 규칙적인 운동, 균형 잡힌 건강한 식사, 금연과 절주 등으로 바람직한 생활습관을 유지하면, 대사증후군을 치료하고 이로 인해 발생할 수 있는 합병증을 예방하여 건강한 생을 보낼 수 있다.

(6) 만성피로증후군

만성피로증후군은 특별한 원인 질환 없이 임상적으로 설명되지 않는 피로가 6개월 이상 지속적 또는 반복적으로 나타나 일상생활에 심각한 영향을 미치는 상태를 의미한다. 일반적인 피로는 휴식으로 회복되는 반면에, 만성피로는 휴식으로도 회복되지 않으며, 활동에 의해 심한 피로 증상이 지속적으로 나타나 일상생활에 지장을 주게 된다. 만성피로를 호소하는 환자 중 2~5% 정도를 만성피로증후군으로 보고 있다.

피로를 유발하는 원인은 다양한데 이뇨제, 베타차단제와 같은 항고혈압제, 신경안정제, 항우울제, 소염진통제, 부신피질 스테로이드제, 감기약, 경구 피임약 등과 같은 약물로 인해 피로가 유발될 수도 있다. 과로나 수면 부족, 스트레스, 우울이나 우울질환 등이 피로의 원인인 경우도 있다.

그러나 만성피로증후군은 이러한 일반적인 피로와 달리 분명하게 밝혀지지 않았으나 여러 유발 요인으로 인해 복합적으로 발생한 것으로 추정하고 있다. 만성피로증후군의 일반적인 증상은 별다른 원인 없이 심한 피로를 느끼며, 이러한 피로가 6개월 이상 지속되며 기억력 장애, 수면 장애, 집중력 저하, 위장 장애, 복통, 식욕 부진, 오심, 흉통, 호흡 장애, 호흡곤란, 체중 감소, 우울이나 불안 등 다양한 증상을 호소할 수 있다. 만성피로증후군에 대한 특별한 치료법은 없으나 인지행동치료와 자전거 타기, 걷기, 수영과 같은 유산소 운동치료가 효과적이다.

2 성인기의 안전사고 및 예방

(1) 음주와 흡연

술의 주성분인 알코올은 1g당 7kcal의 높은 열량을 내지만 체내에서는 제대로 이용되지 않고 영양분이 없어서 음주가 장기간 지속되면 영양 결핍과 마그네슘, 아연과 티아민을 비롯한 특정 비타민의 결핍을 초래할 수 있다. 음주는 술의 종류나 방법이 아닌 횟수와 양이 중요하다. 음주로 인해서 발생하는 질환은 알코올성 지방간, 알코올성 간염, 간경변증이 있으며 임신 시 음주는 저체중아나 기형아를 출산하게 한다. 모든 암 발생의 위험인자로 작

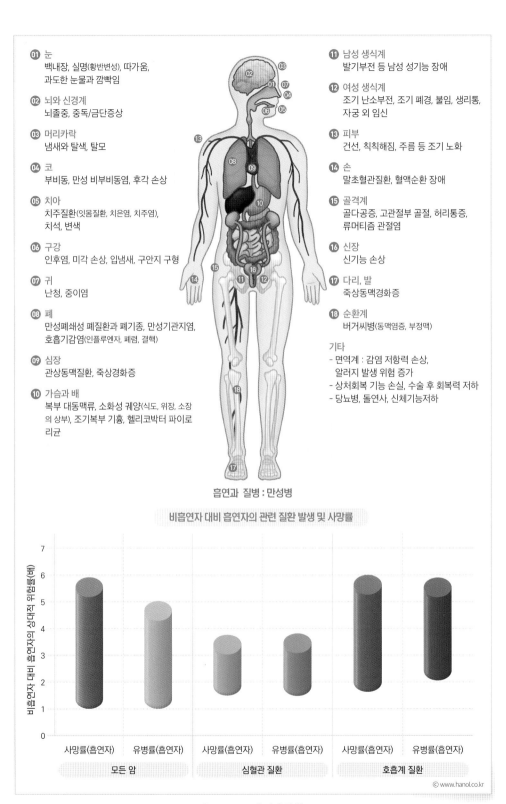

01 눈
백내장, 실명(황반변성), 따가움, 과도한 눈물과 깜빡임

02 뇌와 신경계
뇌졸중, 중독/금단증상

03 머리카락
냄새와 탈색, 탈모

04 코
부비동, 만성 비부비동염, 후각 손상

05 치아
치주질환(잇몸질환, 치은염, 치주염), 치석, 변색

06 구강
인후염, 미각 손상, 입냄새, 구안지 구형

07 귀
난청, 중이염

08 폐
만성폐쇄성 폐질환과 폐기종, 만성기관지염, 호흡기감염(인플루엔자, 폐렴, 결핵)

09 심장
관상동맥질환, 죽상경화증

10 가슴과 배
복부 대동맥류, 소화성 궤양(식도, 위장, 소장의 상부), 조기복부 기흉, 헬리코박터 파이로리균

11 남성 생식계
발기부전 등 남성 성기능 장애

12 여성 생식계
조기 난소부전, 조기 폐경, 불임, 생리통, 자궁 외 임신

13 피부
건선, 칙칙해짐, 주름 등 조기 노화

14 손
말초혈관질환, 혈액순환 장애

15 골격계
골다공증, 고관절부 골절, 허리통증, 류머티즘 관절염

16 신장
신기능 손상

17 다리, 발
죽상동맥경화증

18 순환계
버거씨병(동맥염증, 부정맥)

기타
- 면역계 : 감염 저항력 손상, 알러지 발생 위험 증가
- 상처회복 기능 손실, 수술 후 회복력 저하
- 당뇨병, 돌연사, 신체기능저하

흡연과 질병 : 만성병

비흡연자 대비 흡연자의 관련 질환 발생 및 사망률

© www.hanol.co.kr

🔷 그림 5-3_ 흡연과 질환

용하고 있으며 구강암, 후두암, 식도암과 간암 등과 높은 관련성을 보인다. 질환의 발생은 성별이나 개인별로 차이가 크고 알코올 대사능력이 개인마다 차이가 있어 안전한 음주량은 개인마다 다를 수 있다. 스스로 조절하지 못하는 알코올 의존성의 경우 약물치료, 가족치료, 입원치료, 재활 프로그램 등과 같은 치료를 해야 하지만 호전과 악화를 반복하므로 지속적으로 금주하는 것이 중요하다.

담배연기에는 최소 70종 이상의 발암물질과 수천종 이상의 독성 화학물질이 포함되어 있다. 주요 독성물질은 타르, 일산화탄소, 니코틴이다. 타르는 점성의 검은색 액체로 40여 종의 발암물질을 포함하고 있으며 적은 양으로도 작은 동물이나 곤충을 죽일 수 있다. 일산화탄소는 연탄가스중독의 주원인으로서 혈액의 산소운반능력을 떨어뜨려 만성적으로 저산소증 현상을 일으키고 이로 인해 노화와 동맥경화가 촉진된다. 니코틴은 담배의 습관성 중독을 일으키는 물질로 담배를 끊기 어려운 이유도 니코틴 때문이다. 소량의 니코틴은 뇌신경계에 작용하여 편안함과 안락함을 주고 각성효과를 나타내어 업무에 일시적으로 집중력과 창의력을 보이기도 하지만, 말초혈관을 수축시켜 혈압을 높이고 콜레스테롤을 증가시켜 동맥경화증을 일으키고 위궤양 등 소화기계 질환을 유발하기도 한다.

흡연은 가장 중요한 폐암 발병의 위험인자로 흡연을 시작하는 나이가 빠를수록, 하루 흡연량이 많을수록, 흡연한 기간이 길수록, 폐암의 발생률은 증가한다. 직접 흡연은 다양한 암 발생(폐암, 자궁경부암, 위암 등)의 주요 원인이며, 뇌혈관계 질환이나 심혈관계 질환 또는 다양한 호흡기계 질환 등의 원인이 되기도 한다. 흡연은 미각과 후각을 둔화시켜 식욕을 저하시키며 영양장애를 유발한다. 흡연으로 인한 연간 사망자 수는 교통사고로 인한 사망자 수의 4배에 달한다.

금연을 하게 되면 금연 5시간 후부터 혈중의 일산화탄소 농도는 정상 수준으로 감소하고, 혈중 산소 농도가 정상 수준으로 증가하며, 니코틴으로 인한 심장마비의 위험이 감소한다. 또한 만성기관지염, 폐암, 심장질환 등의 암에 걸릴 위험이 줄어들고, 신경 말단 기능이 회복되며, 폐 기능이 좋아지고, 혈액순환도 개선된다.

(2) 성병

성병은 성 접촉으로 전파되는 질환으로, 흔한 성병으로는 임질, 매독, 성기 클라미디아 감염증, 트리코모나스증, 후천성 면역결핍증 등이 있다. 일부 성병은 임신 중 태반을 통해 태아에게 전파되며 분만 시 산도를 통해 신생아 감염을 일으킬 수도 있다.

대부분의 성병은 증상을 느끼지 못하는 경우가 많으나 환부의 분비물, 소양감, 하복부 통증, 생식기 부종이나 덩어리 촉지 등이 나타나기도 한다. 치료를 위해서는 대부분의 경우 항생제를 사용하거나 종류에 따라서 약물을 사용하게 된다.

가장 좋은 예방은 성병 감염의 위험성이 있는 이성과의 성관계를 피하는 것이며 콘돔을 사용하는 것이 성병 예방에 도움이 된다. 생식기에 상처가 있을 때는 그곳을 통해 성병이 전염될 수 있기 때문에 상처가 회복될 때까지는 성관계를 하지 않는 것이 바람직하며, 배우자가 성병이 의심된다면 부부가 모두 병원에 방문하여 진료를 받고 함께 치료하는 것이 좋다.

 요약

- 성인기는 신체적 성숙이 절정에 도달하면서 최적의 신체발달과 기능을 발휘하는 시기이다.

- 성인기는 이전까지 준비해온 것을 통해 사회 구성원으로 역할을 하는 시기이며, 직업 선택 및 가정을 형성하는 시기이다.

- 성인기는 친밀감 형성, 다양한 논리적 사고 및 문제 발견이 가능하며, 보편 윤리적 원리의 단계에 해당하는 시기이다.

- 대사증후군이나 만성피로증후군 발생 위험이 높은 시기이다.

피터팬 증후군,
캥거루족, 신캥거루족

피터팬 증후군은 성인이 되어서도 현실을 도피하기 위해 스스로를 어른임을 인정하지 않은 채 타인에게 의존하고 싶어 하는 심리 상태를 말한다.

어린 시절의 미성숙하고, 이기적인 상태를 벗어나지 못하고 성인으로서의 책임을 회피하려 한다. 그들은 책임감이나 헌신을 수반하는 모든 일이 자신에게 결코 좋지 않고 자유에 대해 반대한다고 생각한다. 신체는 성인이지만 갑자기 많은 것을 해내라는 기대를 받으니 모든 것을 회피하려고 하는 것이다. 이런 회피는 어린 시절부터 모든 것을 도와주는 부모와의 관계 속에서 형성되었을 가능성이 높다.

부모는 원하는 것을 얻으려면 어느 정도의 실패와 좌절은 피할 수 없다는 현실을 자녀가 받아들일 수 있는 환경을 만들어 주어야 하며, 그래야 자녀는 실제 현실에서 자신이 할 수 있는 한 최선을 다하는 어른으로 자랄 수 있다.

'캥거루족'은 25세를 기준으로 학교를 졸업한 이후, 취업을 하지 못하고 부모나 사회생활을 하는 형제자매에게 의존하거나, 취업을 했더라도 독립을 못하고 부모에게 경제적으로 의존하는 세대를 말한다. '신캥거루족'은 취업 여부와 무관하게 결혼을 하였지만 비싼 주거비용과 육아문제 등으로 인하여 부모와 함께 사는 세대를 뜻한다.

캥거루족에게는 전통적인 대가족문화에서 나타나는 위계적 관계, 양성불평등, 일방적 의사전달 등의 문화적 특성이 대부분 그대로 적용된다. 반면, 신캥거루족의 경우 경제적 의존 등에서 비롯된 가족갈등 측면도 부각될 수 있지만 가족 구성원들 간 소통을 기반으로 한 새로운 가족 친화적인 문화를 만들어갈 수도 있다. 부모로부터 독립 후 경제적 이유 때문에 부모와 합치는 경우이므로 일방적인 경제적 의지보다는 일정 정도 자기 역할을 하면서 대가족 공동체 체제에 편입되기 때문이다.

신캥거루족은 가족 구성원 간 수평적 관계, 양성평등, 상호 소통 등의 시대적 요구를 반영한 새로운 대가족문화를 만들어 내는 계기를 마련한다는 측면에서 긍정적으로 해석할 수도 있다.

🧑‍🦱 함께 알면 좋을 단어-키덜트(Kidult)

성인이 되어서도 어린 시절 가지고 놀았던 장난감이나 어린 시절에 했던 놀이를 통해 스트레스를 푸는 사람이다. 피터팬 증후군과 다르게 정상적인 사회활동을 하기 위해 천진난만한 동심의 세계에서 심리적인 안정과 휴식을 취하는 성인이다.

중년기

Middle adulthood period : 40~64세

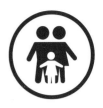

· 중년기의 신체발달에 대해 이해할 수 있다.

· 중년기의 운동발달에 대해 이해할 수 있다.

· 중년기의 인지발달에 대해 이해할 수 있다.

· 중년기의 심리사회발달에 대해 이해할 수 있다.

· 중년기의 주요 발달과업에 대해 설명할 수 있다.

· 중년기에 경험할 수 있는 주요 발달 이슈에 대해 설명할 수 있다.

🎯 개요

중년기란 성인 중기에 해당되는 시기로, 인생을 살아가는 데 여러 역할을 수행하며 다양한 경험을 통해 인생에 대한 이해의 폭이 넓어지는 시기이다. 반면 신체기능 및 지적 능력의 저하가 함께 나타나 갱년기 등의 다양한 부정적 감정들을 경험하는 시기이기도 한다. 중년기의 발달과업을 성공적으로 완수하면 삶의 지혜가 생기며 인생을 폭넓은 관점으로 바라볼 수 있게 되고, 이후에 전개되는 노년기를 보다 행복하게 맞이할 수 있게 된다.

1. 중년기의 주요 발달과 특성

1 신체발달

(1) 외모(신장 및 체중)

중년기는 청소년, 성인기와 비교하여 신체적·생리적 기능 감소 및 질병 이환의 가능성이 증가되는 시기이다. 그러나 중년기의 신체적 변화 속도는 노년기와 비교했을 때 천천히 나타나므로 본인은 그 변화를 크게 느끼지 못할 수도 있다. 특히, 중년기 신체적 기능의 저하는 개인의 생활습관 및 유전에 따라 큰 차이가 보이는데, 특히 운동 등의 관리를 통해 건강한 생활습관을 유지한 중년의 경우 그렇지 않은 중년에 비해서 신체적 기능이 월등히 우수하다.

중년기의 대표적인 외모 변화는 신장의 감소, 체중 및 체형의 변화라고 할 수 있다. 나이가 들어감에 따라 일반적으로 사람의 키는 점차적으로 1~4인치 정도 줄어들게 되며

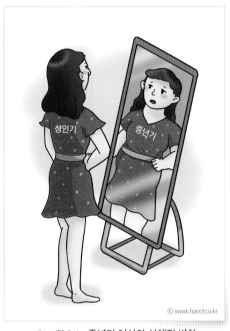

🔷 그림 6-1_ 중년기 여성의 신체적 변화

체중은 증가된다. 간혹 체중이 증가되지 않고 유지되더라도 체중의 재분배과정이 발생되어 복부가 비대해지는 중년기 복부비만이 나타난다. 이 같은 체형 변화로 성인기 시절에 입었던 옷이 중년기에는 맞지 않을 수도 있다. 중년기 성인의 외모 변화는 〈그림 6-1〉과 같다.

(2) 근육 및 골격

중년기의 신장 감소는 뼈의 구성성분이 되는 칼슘의 밀도가 낮아지는데서 기인한다. 뼈는 일생 동안 생성 및 성장, 흡수의 과정을 반복한다. 골성숙(Skeletal maturity)이란 골질량이 높고 골격이 발달하는 것으로, 여성의 경우 약 18세, 남성의 경우 약 20세 경에 시작되어 일반적으로 30대까지 높고 그 이후로는 조금씩 감소하기 시작한다. 40세인 중년기에는 전반적인 골성숙이 감소되는 시기로, 골흡수량이 골생성량보다 많아 뼈의 밀도 감소로 인

한 골다공증이 유발된다. 골다공증이란 골질량의 심각한 소실로 뼈의 밀도가 낮아져 뼈에 구멍이 생기고 극단적으로 부러지기 쉬운 상태가 되는 질병을 의미한다. 특히 여성은 폐경에 의한 여성호르몬의 감소로 급격한 골질량 감소가 이루어지므로 남성에 비해 골다공증 유병률이 높은 편이다. 반면에 남성의 경우 여성처럼 폐경 등을 경험하는 것은 아니지만 나이가 증가함에 따라 장에서의 칼슘 흡수가 적어지고 뼈의 생성 저하로 인한 골다공증을 경험하게 된다. 그러나 여성이 남성에 비해 더 높은 비율로 골다공증에 걸리게 된다. 골다공증이 주로 유발되는 부위는 손목, 척추, 대퇴골 등으로 그 자체만으로는 증상을 거의 경험하지 않으나 주로 골절로 인한 검사 중에 우연히 발견된다. 척추의 골상실은 신장의 축소와 굽은 허리를 발생시키며 골밀도의 감소로 인한 골절을 증가시킨다. 피부질환국제센터(National Institute of Arthritis and Musculoskeletal and Skin Disease)는 골다공증 예방을 위한 방법으로 충분한 식이 칼슘과 칼슘의 흡수를 도와주는 비타민D 섭취를 권고하고 있다. 칼슘과 비타민D 섭취는 골소실의 속도를 늦추어 골다공증의 발현을 지연시킬 수 있기 때문이다. 칼슘과 비타민D를 가급적 골격 성숙이 완성되기 전인 청년기부터 섭취하면 골다공증을 예방할 수 있는 확률이 높아진다.

이처럼 중년기에는 신체 전반에 걸쳐 근육의 긴장도와 질량이 감소되고 특히 다리와 등에서 그 변화가 현저히 나타난다. 또한 신경근육접합부위에서 신경전달물질 방출이 감소되어 자극에 대한 반응 속도가 느려지고, 관절기능 감소로 관절이 강직되어 신체활동능력 및 운동기능 감소가 나타난다. 중년기에 유발되는 골다공증에 대한 그림은 〈그림 6-2〉에 제시되어 있다.

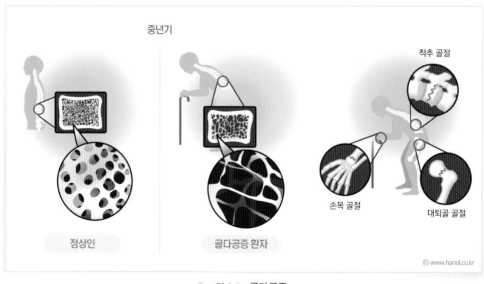

⬡ 그림 6-2_ 골다공증

(3) 피부

중년기의 외적인 변화 중 하나로 피부조직의 변화가 있다. 피부의 구성 중 피하조직의 콜라겐과 지방의 감소로 피부가 주름지고 탄력도가 떨어져서 처지게 된다. 햇빛에 빈번하게 노출되었던 피부조직은 노인성 반점이 생기고, 멜라닌 색소의 저하로 머리카락이 흰색으로 변화되며, 머리숱이 감소하고 가늘어지기 시작한다. 특히 남성의 경우 유전적 소인에 의한 남성형 대머리가 나타나기 시작하고 정수리에서부터 점차적으로 탈모가 진행된다. 이외에도 피부의 기능적 변화로는 상처 회복능력의 감소, 피부 종양의 증가, 비타민D 합성의 저하, 피부 면역력 감소, 피부의 항산화 방어기능의 감소가 있다.

(4) 신체 내부기관

중년기에는 신체 내부기관들의 전반적인 효율성 감소가 시작된다. 즉, 개인의 즉각적인 지각과 육안으로 확인이 불가능한 내부기관의 노화가 서서히 유발된다. 순환기계는 연령이 증가됨에 따라 심장 심근섬유의 탄력성이 저하되어 반동작용이 감소된다. 특히 좌심실로부터 혈액을 공급받아 전신으로 혈액을 내보내는 대동맥의 탄력성이 저하되어 조직으로 공급되는 혈액의 양이 줄어들고, 감염이나 환경 오염물질, 나쁜 생활습관 등에 의해 심장이 손상받는다. 따라서 중년기에는 혈압이 정상수치보다 높은 고혈압과 혈관에 지방 등이 붙어 동맥이 좁아지고 탄력성을 잃게 되는 동맥경화의 유병률이 증가된다.

호흡기계는 폐의 탄력 부족으로 인하여 폐활량이 감소되는 반면 잔기량이 증가되고, 폐순환량의 감소로 산소와 이산화탄소의 가스교환 장애가 발생된다. 폐기능은 폐의 노화, 폐 관련 질병, 그 외 환경적인 요인 등으로 인한 것이다. 40세 이후에 점차적으로 감소된다.

소화기계에서 나타나는 주요 변화는 위액의 산도가 떨어지고, 위점막이 얇아지는 것이다. 위액 산도 저하로 위염과 위궤양 등이 흔히 발생하고 위점막 보호 역할을 하는 프로스타글란딘의 생성이 감소하여 위점막이 손상에 취약해진다. 또한 간세포가 줄어들면서 간의 크기가 줄고 무게가 감소되는데, 이는 약물의 배설능력을 감소시킨다.

연령이 증가됨에 따라 비뇨기계에서 나타나는 변화는 네프론 수의 감소와 전반적인 혈관의 경화로 인한 신질량 감소인데, 이는 신장위축을 초래한다. 20세부터 90세까지 신장의 혈류와 사구체 여과율은 약 50% 정도 감소된다. 또한 방광근육이 비대해지고 방광벽이 두꺼워지는데서 기인한다. 방광의 확장능력 저하 및 방광용적 감소로 배뇨반사가 지연된다. 이는 그 결과로 빈뇨, 절박뇨, 야뇨 등의 문제가 유발되고, 방광을 완전히 비우지 못하는 잔뇨가 발생된다. 또한 여성의 경우 자신의 의지와는 관계없이 요도를 통하여 소변이 나오는 요실금을 경험하게 되는데 요실금은 노화에 따른 정상적인 변화는 아니지만 다수의 폐경기 여성이 경험하는 증상이다. 특히 이때 요실금은 복압성 요실금으로 기침이나 재채기 등

복부에 압력이 증가하는 상황에서 자신의 의지와 관계없이 소변이 불수의적으로 나오게 된다. 방광경부와 요도를 지지하는 근육의 손상 및 고령, 폐경, 비만 등이 원인이 된다.

(5) 감각기능의 변화

감각적 기능 변화는 신체 전반의 노화과정에서 서서히 나타나는데, 감각의 저하는 개인의 자아개념을 손상시킬 수 있는 요인이 되기도 한다.

먼저 중년기 시각의 변화는 40대 중반부터 서서히 나타나기 시작하는데 안구를 둘러싸고 있는 안와 내의 지방이 감소되어 나타나는 안검의 처짐 외에도 굴절능력 감소, 광선조절 반응의 감소, 동공 크기의 감소, 수정체의 황색화 및 불투명, 안압의 증가, 시각피질 내 뉴론의 퇴화 등이 있다. 또한 수정체가 두꺼워지고 혼탁해지며, 탄력성이 저하됨에 따라 망막에 상을 유지하는 조절능력의 저하가 발생된다. 이에 주변 시야가 감소하게 되고, 노안으로 인하여 초점을 맞추는 능력이 떨어진다. 야간시력 또한 감소되는데 특히 어두운 곳에서 밝은 곳으로 왔을 때 적응능력이 감소된다. 중년기 성인은 특히 가까이 있는 물체를 보기 어려운 원시성 시각으로 변화되어 비교적 가까이 있는 물체를 잘 보지 못하게 된다.

청력은 귀의 모세혈관 벽이 두꺼워져서 청력의 저하를 경험하게 된다. 청력의 저하는 일차적으로 높은 소리에 대한 민감성이 감소하고, 낮은 소리에 대한 민감성은 비교적 서서히 감소된다. 사람들은 자신의 시력이 나빠졌다는 사실은 빠르게 인지하는 편이나, 청력의 상실은 비교적 잘 감지하지 못한다.

이외 미각의 변화는 50세까지는 크게 나타나지 않으므로 음식을 선택하거나 맛을 구별하는 데 노화는 큰 영향을 미치지는 않는다고 볼 수 있으며, 오히려 미각의 변화보다는 구강과 전반적인 치아의 건강상태가 음식 선택에 영향을 미친다고 할 수 있다.

2 운동발달

운동이 노화를 유의하게 지연시킨다는 것은 이미 많은 선행연구를 통해 밝혀진 바 있다. 규칙적인 운동은 심혈관 질환 및 당뇨병 등의 발생 위험을 낮추고, 뇌기능 및 인지능력을 향상시키는 효과가 있다. 복잡한 운동기술에 대한 수행능력은 아동기와 청소년기에 증가되어 성인기의 초기까지 성숙된 이후에 성인기 후기부터는 서서히 감퇴되기 시작하므로 중년기 성인들은 규칙적인 운동을 통해 스스로의 활동량을 늘리는 데 더 초점을 둘 필요가 있다. 노력을 통해 근육량의 감소를 막고 근육량을 늘리는 것이 가능하므로 규칙적인 운동을 생활화해야 한다.

3 심리사회발달 이론

중년기는 점진적인 신체적 기능의 저하를 경험하는 반면에, 인격적으로 성숙해지며 사회적으로도 발전하는 단계라고 할 수 있다. 즉, 다양한 경험을 통해 가정 및 직장에서 수행하는 역할 및 활동 가운데서 가장 중추적이며 지도자적인 역할을 하게 된다. 중년기의 심리사회적 발달에 대해 설명하고 있는 학자들의 이론은 다음과 같다.

(1) 레빈슨의 생애계절론

레빈슨(Levinson)은 아동기부터 노년기까지 개인의 인생주기를 계절의 개념으로 설명하였고, 이를 '생애계절론'이라 하였다. 레빈슨(Levinson)은 생애계절론에서 중년기란 신체적 기능의 저하와 이로 인한 심리적 변화가 동반되지만 무엇보다 개인이 성숙할 수 있는 시기라고 설명하고 있다. 레빈슨(Levinson)은 생애계절론을 통해 중년기를 4단계로 구분하였다. 먼저 중년 전환기는 중년기의 첫 단계인 40세에서 45세로 성인기와 중년기 사이의 다리 역할을 하는데, 그동안 자신이 살아왔던 삶의 가치와 추구해 오던 목표에 대해 재평가를 시도하며 기존의 삶에 대한 의문을 제시하고 젊음 대 노화, 창조 대 파괴, 남성성 대 여성성, 애착 대 분리를 얼마나 통합시키는지에 따라 개인의 성숙이 이루어지는 시기이다. 45세에서 50세까지는 중년 입문기로 중년 전환기에서 자신의 삶에 대한 재평가를 하였다면 이 시기는 자신의 삶에 대한 재평가를 바탕으로 삶에서 새로운 방향을 형성해 나가기 위한 시기이다. 그 과정에서 위기와 고통을 경험하고 이와 함께 삶에 대한 융통성과 스스로의 가치관을 발전시킬 수 있다. 50세에서 55세는 50세 전환기로 인생의 구조를 재수정할 수 있는 시기이다. 자녀의 독립과 직장에서의 은퇴라는 변화를 받아들이고 이를 극복해야 되는 시기이기도 하다. 마지막 단계는 55세에서 60세로 중년 안정기이다. 이때는 비교적 안정된 시기로 자신의 역할 변화에 성공적으로 적응되어 자신의 삶에 대한 만족스러움을 느끼는 시기이다. 생애계절론에서 설명하고 있는 중년기의 주요 발달 과업은 [표 6-1]과 같다.

(2) 에릭슨의 심리사회발달 이론

에릭슨(Erikson)은 중년기의 우선적 과제를 생산성(Generativity)이라고 하였다. 생산성이란 다음 세대를 '생산'하고 가치를 전수하는 단계로, 좁은 의미로는 자녀를 낳고 기르는 것이다. 그러나 에릭슨은 중년이 생산적이기 위해 반드시 자녀가 필요한 것은 아니며, 자녀가 아니더라도 중년기 성인은 자신이 그동안 익혀온 지식과 기술에 대한 자신감으로 타인에게 자신의 능력이나 가치를 전수할 수 있다. 이때 타인이란 자신의 자녀, 가까운 가족을 넘어서 지역사회 차원까지 확대될 수 있으므로 중년기 성인은 자신이 속해 있는 지역사회에 관

표 6-1_ 레빈슨의 생애계절론

발달단계	연령	과업
중년 전환기	40~45세	성인기와 중년기 사이의 다리 역할을 하는 시기로, 그동안 자신이 살아왔던 삶의 가치와 추구해 오던 목표에 대해 재평가를 시도하게 된다.
중년 입문기	45~50세	자신의 삶에 대한 재평가를 바탕으로 자신의 삶에서 새로운 구조를 형성하기 위해 노력하는 시기이다.
50세 전환기	50~55세	중년기에서 위기를 경험하게 된다. 중년기 전환기에서 위기가 없었다면 이 단계에서 위기를 경험하게 될 수 있다.
중년 안정기	55~60세	중년기의 마무리 단계로 비교적 안정된 시기라고 할 수 있다. 자신의 역할 변화에 성공적으로 적응이 되어 있다면 자신의 삶에 대해 만족스러움을 경험한다.

심을 가지고 다음 세대의 이익을 위한 더 나은 방향으로 발전할 수 있도록 기여하고자 한다. 예를 들어 지식을 전하거나, 지역사회 내에서 봉사활동을 하는 모든 행위는 중년기의 생산성을 이루어가는 과정이며 이 과정에서 자신의 삶에 만족하게 된다. 반면 다음 세대를 생산하고, 지도하기 위해서 때로는 자신의 욕구를 희생할 필요도 있다. 예를 들어 부모는 자신의 단순한 만족보다는 다음 세대를 위한 호의를 베풀며 생산성을 발달시킬 수 있는데 만약 부모가 개인 자신의 삶에만 지나치게 몰두한다면 공허, 지루함 등의 자기 침체가 나타날 수 있다. 물론 대부분의 성인들은 일시적으로 침체기를 경험하기도 하지만 이 같은 위기가 발생했을 시에 어떻게 슬기롭게 극복하는지가 중년기에 생산성을 형성시키는 데 중요한 부분이다.

4 중년기 발달과 가족

오늘날 평균수명의 연장으로 중년기 성인들은 노부모를 모시는 기간이 증가하였고, 자녀 세대의 결혼시기가 늦어짐에 따라 중년기 성인들은 아직 청년기이거나 결혼하지 않은 성인기 자녀들과 함께 생활하는 경우가 많아서 노부모의 자녀이자 성인기 세대의 부모로서 이중 역할을 수행하는 '샌드위치' 세대이기도 하다. 이는 중년기 성인들의 삶에 있어서 배우자와의 관계뿐만 아니라 자녀와 노부모와의 관계가 중요한 부분임을 나타내고 있다.

(1) 부부관계

중년기에서도 가족 구성원 내의 역할의 변화는 자연스럽게 나타난다. 중년기 이전의 삶은 자녀 양육이 중심이 되었다면 중년기 후반으로 갈수록 자녀 중심의 활동에서 부부 중심의 활동으로 더 많은 시간을 보낸다. 자녀 양육이라는 부모로서의 역할을 마친 중년기 부부는 다시 서로에게 관심을 가지게 되고, 자신들의 새로운 역할과 책임에 대해 재정립한다. 부부는 함께 살아온 세월 가운데 서로에 대한 신뢰감이 쌓여가고 친밀감과 동반자적 사랑에 기초한 성숙한 관계로 변화된다. 이 과정에서 부부는 동반자로서의 의식이 점차 강화된다. 이처럼 중년기 시기에 부부가 서로 노력한다면 진정한 동반자로서의 만족감이 증가되지만, 반면 충분한 의사소통의 결여로 서로에 대한 이해가 부족하게 되면 결혼생활의 불만족 및 인생의 무의미함을 느낄 수 있게 된다.

중년기의 혼인생활 만족도는 일반적으로 남성이 여성보다 높은 편인데 남성들은 연령이 증가함에 따라 배우자를 중요시 여기는 반면, 자녀 양육이라는 과업을 완수한 중년 여성들은 친구나 장성한 자녀, 또는 여가생활을 중요하게 인식하게 되어 남편이 자신에게 의존적이라는 생각에 다소 부담을 느끼기도 한다. 따라서 중년기 부부는 결혼의 만족감을 높이고, 더욱 성숙한 관계로 발전하기 위하여 서로 간에 충분한 의사소통을 하며, 존중하고, 자신들의 관심에 맞게 여가생활을 함께 보내며, 각자의 취미나 삶의 방향, 목표 등을 지원해 주어야 한다.

(2) 부모-자녀관계

중년기 후반으로 갈수록 중년기 부부의 자녀들은 성인으로서 독립을 하고 결혼을 하여 가정을 떠나게 된다. 따라서 이 시기에 자녀를 독립시킨 중년기 부부는 빈둥지증후군(Empty nest syndrome)을 경험하게 된다. 빈둥지증후군이란 독립하여 집을 떠난 자녀를 둔 양육자가 경험하게 되는 슬픔, 외로움과 상실감 등의 감정으로 일반적으로 자녀 양육을 주로 전담한 여성들에게서 많이 나타난다. 오늘날은 여성의 사회화로 직장과 가정에서 두 가지 역할을 담당하는 여성들이 늘어나서 이에 자녀를 독립시켜 떠나보내도 빈둥지증후군을 경험하는 여성들이 다소 줄어들기는 하였다. 그러나 여전히 빈둥지증후군은 자녀를 둔 중년기 성인들이 경험하게 되는 겸험 중에 하나이므로 이 시기에 부부는 서로의 관계를 돌아보면서 친밀감 가운데 부부관계를 재정립하고, 부부만의 취미생활을 함께 공유해 나감으로써 빈둥지증후군을 극복해야 한다.

자녀가 결혼 등으로 자식이 생기면 중년기 부부는 조부모가 된다. 요즘의 조부모는 나이가 많고 신체적 기능이 저하된 조부모라기보다는 겉으로 보기에 젊고, 건강해 보이는 경우가 많이 있다. 또한 손주들의 양육만을 위하여 자신들의 삶을 전적으로 희생하기보다는 직장 등에서 여전히 생산적인 일을 하고 자신의 취미나 여가생활을 유지해가며 자신의 성인 자녀들이 일을 가거나 학교에 가는 동안 손주를 돌보는 역할을 맡기도 한다.

(3) 노부모와의 관계

평균수명의 연장으로 노부모를 둔 중년기 성인들은 자녀로서의 역할을 장기간에 걸쳐 수행하게 된다. 유교의 효사상을 내재하고 있는 우리나라에서는 부모에 대한 공경이나 돌봄에 대한 책임감을 가지고 있지만, 성인으로서의 독립적 지위를 획득하고 자유를 누리고자 하는 양가감정 가운데 스트레스를 경험하게 된다. 특히 노부모가 건강할 때에는 중년기 자녀들과의 관계가 비교적 원만한 편이지만, 노부모가 노화 및 질병 등으로 돌봄에 대한 부담이 증가하게 되면 부모 부양에 대한 책임감과 스트레스로 부모와 중년기 자녀 간의 관계가 다소 어색해질 수 있다. 일반적으로 노부모의 부양에 대한 부담은 아들 또는 사위인 남성보다 며느리 또는 딸인 여성이 높은데, 이는 노부모의 실제적이고 전반적인 돌봄을 여성이 담당하기 때문으로 설명할 수 있다.

 2. 중년기의 성장발달 이슈

1 중년의 건강문제와 발달 이슈
갱년기, 빈둥지증후군, 은퇴

(1) 갱년기

갱년기는 성호르몬(Sex hormone)의 분비가 감소되어 나타나는 다양한 신체적, 심리적 변화를 경험하는 기간을 의미한다. 특히 갱년기 관련 증상이 서서히 나타나는 남성과는 달리 여성은 급격하게 나타나므로 여성에게 갱년기는 중년기에 나타나는 발달적인 위기라고도 할 수 있다.

① 여성의 갱년기

여성은 나이가 들면서 난소의 기능이 저하되어 여성호르몬의 생산과 배란이 이루어지지 않게 되는데, 이 같은 과정으로 나타나는 현상이 바로 폐경이다. 일반적으로 1년 정도 월경이 없을 때 폐경으로 진단할 수 있다. 이 같은 여성의 호르몬의 변화는 40대 중후반부터 점차적으로 진행되어 월경 불순이 나타나고 이때부터 생리가 완전히 없어지는 폐경이 나

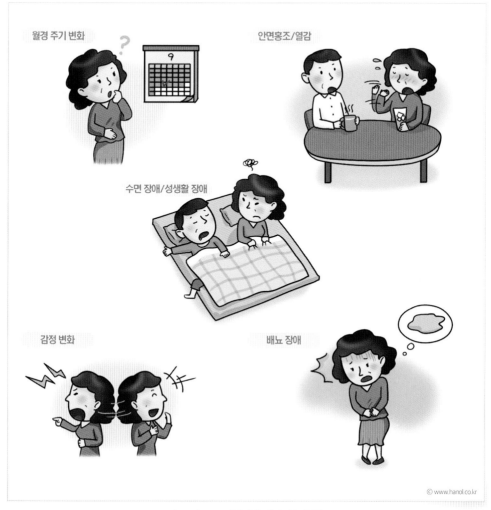

🔷 그림 6-3_ 폐경기에 나타나는 증상

타난 이후의 약 1년까지 변화를 폐경이행기, 더 흔히는 갱년기라고 하며 그 변화 기간은 평균 4년에서 7년 정도이다. 갱년기에 일차적으로 나타나는 증상은 여성호르몬인 에스트로겐과 프로게스테론의 결핍으로 인한 생리의 불규칙이다. 여성호르몬의 결핍으로 인하여 다양한 증상을 경험하게 되는데 비뇨생식기계의 위축에 따른 성교통, 질 건조감, 질과 요료계의 반복되는 감염으로 인한 질염, 방광염이 나타난다. 이 중 질 건조증과 성교 시의 통증인 성교통으로 인하여 갱년기 여성은 부부관계를 피하게 되고 이는 성욕 저하를 유발하는 원인이 된다. 이외에도 급뇨, 배뇨 시에 불편감인 배뇨통 등이 나타난다. 신체적 증상 외에도 기억력 감소, 불안과 신경과민, 기억력 감소 등이 나타나고 피부의 건조와 위축, 근육 및 관절통이 나타난다. 갱년기 증상에 대한 경험은 개개인마다 다르게 나타나는데 일반적으로 우리나라 여성의 60%는 여성호르몬 결핍으로 인한 홍조 발한 등을 경험하며 20%는 증상을 심하게 경험하는 것으로 보고된다.

갱년기 및 폐경에 대한 진단방법으로는 임신이나 다른 내분비학적 질환이 없는 여성이 40대 이후 생리 주기가 불규칙하고 주기가 길어지는지를 통해 예측하며 갱년기로 진단할 수 있다. 또한 난소의 기능이 소실되어 자연적 생리 후 1년 동안 생리가 없을 경우 폐경으로 진단할 수 있다.

② 남성의 갱년기

갱년기는 일반적으로 중년기 여성이 경험하는 것으로 알려져 있으나 성호르몬 분비가 서서히 감소하는 30대 후반의 남성에게서도 나타날 수 있다. 남성의 고환에서 생성되는 테스토스테론은 남성의 신체적 건강 및 정신 상태 등을 조절하고 남성다움을 유지하게 한다. 테스토스테론은 30대부터 해마다 약 1% 정도씩 감소하여 중년기 이후 남성의 약

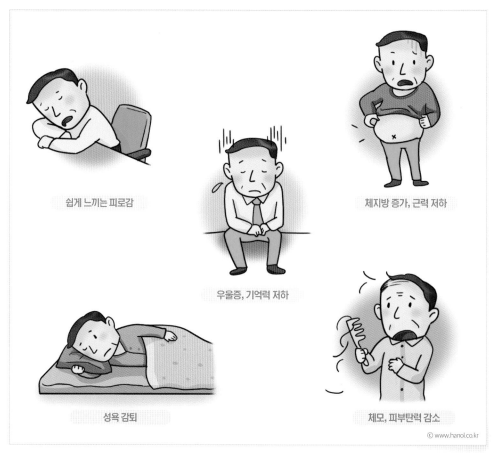

쉽게 느끼는 피로감

우울증, 기억력 저하

체지방 증가, 근력 저하

성욕 감퇴

체모, 피부탄력 감소

© www.hanol.co.kr

🔘 그림 6-4_ 남성의 갱년기에 나타나는 증상

30~50% 정도는 정상수치보다 감소된다. 그러나 남성의 생식능력은 성인기와 비교 시 감소되기는 하지만 여성처럼 소실되는 것은 아니다. 따라서 폐경 이후 급속히 갱년기 증상을 경험하는 여성과는 달리 남성의 갱년기는 서서히 진행되어 잘 모르고 지나치는 경우가 있다. 남성의 갱년기 증상은 성생활과 관련된 것이 우선적으로 나타난다. 즉, 성욕 감퇴, 성관계 횟수 감소, 발기부전 등 성기능이 감소하며 그 외에도 무기력감과 만성피로, 집중력 저하, 우울증, 불면증, 자신감 상실, 복부 비만, 체모 감소, 근력 저하, 관절통, 피부노화, 안면홍조, 심계항진, 발한, 골다공증 등이 나타난다.

(2) 빈둥지증후군

빈둥지증후군(Empty nest syndrome)이란 주로 중년기 여성들이 경험하는 증후군 중 하나로 인생에 대한 허무감과 상실감을 느끼게 되는 것을 의미한다. 마치 어미 새의 빈둥지처럼 가족들과 함께 자신의 안락한 보금자리라고 생각하던 가정에서 자녀들이 독립하게 되어 자신은 빈껍데기가 되었다는 심적인 불안과 정체성의 상실을 표현한 말이다. 세계보건기구는 1인 가구가 증가됨에 따라 빈둥지증후군이 인류를 괴롭힐 또 다른 질병이 될 것이라고 발표하였다. 특히 빈둥지증후군은 남성보다는 여성이, 직업이 있는 여성보다는 전업주부에게서 발생될 확률이 높고, 갱년기 시기와 유사하게 나타나는 경우가 많아서 여성의 정신건강에 부정적인 영향을 미칠 수 있다.

(3) 은퇴

은퇴는 중년기에 경험하게 되는 위기 중의 하나로 중년기 성인은 남은 미래 삶의 불확실성에 대한 불안감을 경험하게 된다. 젊은 시절에는 업무부담 등으로 은퇴 이후의 삶을 기다리기도 하지만 실제로 은퇴 시점이 다가오면 마치 지는 꽃처럼 스스로를 비참하게 생각하게 되고, 직장을 벗어난다는 자유보다는 미련이 남기 마련이다. 따라서 중년기는 은퇴에 대비하여 경제적·심리적 준비가 필요하며, 여가활동은 은퇴를 위한 심리적 준비에 도움이 된다. 특히 젊은 시절부터 다양한 활동을 했던 사람은 중년기에도 여가활동을 유지할 수 있지만, 그렇지 못한 사람은 새로이 여가활동을 시작해야 하므로 어려움을 겪을 수 있다. 따라서 중년기에는 노년기로의 전환이 잘 이루어질 수 있도록 능동적이고 적극적으로 여가활동에 참여하는 것이 도움이 된다.

요약

- 중년기는 청소년, 성인기와 비교하여 서서히 나이가 들어감으로 신체적·생리적 기능 감소 및 질병 이환의 가능성이 증가되는 시기이다. 중년기에 나타나는 신체적 변화의 대표적인 예는 갱년기로 인한 변화라고 할 수 있다.

- 복잡한 운동기술에 대한 수행능력은 아동기와 청소년기에 증가되어 성인기의 초기까지 성숙된 이후에 중년기부터는 눈에 띄는 변화가 나타나기 시작한다.

- 중년기는 다양한 경험을 통해 가정 및 직장에서 수행하는 역할 및 활동 가운데서 가장 중추적이며 지도자적인 역할을 하게 된다.

- 중년기는 가정에서 빈둥지증후군, 직장에서의 은퇴 등으로 인한 중년기 위기를 경험한다.

인간성장발달

빨라진 은퇴와 길어진 노후의 부담

현대를 살아가는 중년들이 느끼는 위기감 중 하나는 "퇴직 시기는 점점 빨라지는데 노후 대책이 막막하다."이다. 현대 사회에서 중년층을 일컫는 용어를 보면 '젖은 낙엽', '1식님 2식씨 3식놈', '출퇴근 강박증 환자' 등으로 취급받고 있는 실정이다. 급변하는 직업 세계에서 중년층은 40대 이후 서서히 힘겨움에 직면하게 되고, 젊은 세대에 비해 열정도 성과도 따라가지 못해서 벌어지는 간격을 경험하기 시작한다.

한국의 고령화 속도는 OECD 국가 중 가장 빠른 편인데 경기불황 속에 혹은 젊은 세대에 밀려 조기 퇴직을 경험하는 경우의 수가 증가하여 중년기부터 길고 긴 노년 시기를 일 없고, 경제적 능력이 없어서 본인의 무가치를 절감하고 있는 세대의 폭이 넓어질 수밖에 없는 상황이다. 1950년 중반에서 60년 중반까지 출생해 경제발전에 큰 역할을 한 '베이비부머' 세대는 벌써 은퇴 시즌이 시작되었고, 100세 시대를 살아가는 가운데 평균 퇴직 연령이 55세인 점을 감안하면, 은퇴준비가 매우 견고해야 함을 짐작할 수 있으나, 불행히도 현실에서 그들의 은퇴준비는 아주 부족하다. 그들은 중년까지 자녀의 양육과 교육, 부모의 부양 등으로 스스로를 위한 준비를 사치로 여기며 늘 다음으로 미뤄두었다. 그러나 현실에서 마주한 은퇴 앞에서 노후연금은 용돈에 불과하여 길어진 노년기를 보내기에는 턱없이 부족하고, 그 어떤 시도조차 하지 않기에는 중년층이 확보하여 간직한 열정과 에너지와 많은 노하우 등이 있으므로 다시 한번 일어설 시도의 용기가 필요하다.

최근 조기 퇴직을 경험한 중년층에게 사회적 기회가 아주 부족한 것이 사실이지만, 무기력, 초라함, 쓸쓸함, 애처로움…. 은퇴한 중년의 우울한 초상을 벗어던지고 "이제 다시 시작이다."를 외치며 재도약을 꿈꾸는 움직임이 시작되고 있다.

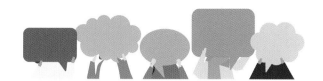

   그들의 도전에서 특히 눈길을 끄는 건 젊은 시절 일의 선택이 돈벌이에 급급했다면, 중년기의 일의 선택은 자신의 잠재력을 재발견하고 꿈을 실현하며 일을 하고 있다는 점인데, 그들은 이러한 시도를 통해 다양한 분야에서 자신의 역량을 발휘하며 자신감과 자존감을 회복하고 자기 인생의 주인으로 자리매김하고 있다. 그들의 성공이 거창하지는 않을지라도 그들은 즐거움과 성취감, 젊은 시절 간직했던 작은 꿈을 하나 둘 실현하는 등 소소한 데서 얻는 만족과 행복을 만끽하며, 삶을 풍요롭게 만들어가고 있는 것이다.

💡 **생각해 봅시다**

1. 우리의 중년기는 은퇴 이후 노년기를 살아가기 위하여 어떤 시도가 가능할까요?

2. 그 시도가 우리의 꿈과 어떤 연계성이 있을까요?

3. 우리의 젊은 시절 직업생활 등은 그 시도에 어떤 도움을 줄 수 있을까요?

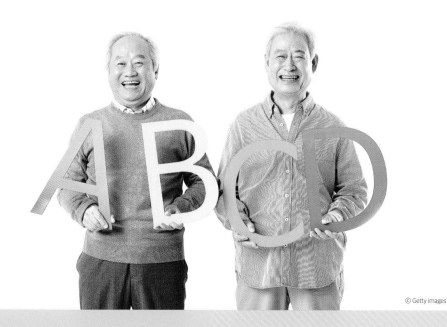

노년기

Gerontology period : 만 65세 이후

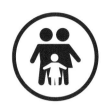

· 노년기 주요 발달에 대해 설명할 수 있다.

· 노년기 주요 발달 특성을 이해하고 관련 지식을 습득할 수 있다.

· 노년기의 성장발달 이슈를 이해하고 이를 사례에 적용할 수 있다.

 개요

노년기는 노인복지법에 의하면 65세 이후 시기에 해당하는 생의 주기로, 어느 노인에게는 인생의 남은 시간을 여유롭고 의미 있게 마무리하는 시기이면서, 또 다른 노인에게는 신체적 쇠약, 인지적 능력의 쇠퇴나 상실, 혹은 여러 가지 건강문제로 고통을 받는 시기이기도 하다.

따라서 노인들이 노화로 인해 발생하는 신체적 변화와 기능 및 역할 상실 등에 적응하고 좀 더 의미 있고 풍요로운 노년의 삶을 살아가도록 하는 데 관심을 가져야 한다.

1. 노년기의 주요 발달과 특성

1 신체기능 변화

신체적인 노화는 형태적으로나 생리적으로 비가역적인 변화이며 개체 간에는 약간의 차이가 있으나 모든 종족에서 예외 없이 공통된 변화가 나타난다는 점에서 질병과는 다르다. 노화에 의한 신체적 변화는 한 사람이 나이가 들었다고 판단할 수 있는 신체적 특징(흰머리, 주름진 피부 등)으로 유전자와 세포 내 구성요소들에 의해 신체상으로 드러나는 현상이다.

(1) 피부의 변화

연령이 증가할수록 피부의 표피가 감소되고, 진피의 두께가 20% 정도 상실되어 피부가 더 투명하고 연약해 보인다. 진피의 부착 정도가 감소하여 통증의 역치가 증가하므로 통증에 대한 민감도가 감소한다. 염증에 대한 반응이 둔화되고 피부손상 후 회복 속도가 지연되는 반면, 염증과 감염의 발생가능성은 증가한다. 50세가 넘어가면 피부재생의 기간은 증가하여 새로운 피부로 교체되기까지 30일 또는 그 이상 소요될 수 있다. 피하조직이 감소하여 충격 흡수 및 열손실 조절능력이 떨어져 저체온증이 발생하고, 땀을 생산하고 증발시키는 땀샘 기능이 저하되어 고체온증이 발생할 수 있다. 또한 모발이 변화하고, 손톱과 발

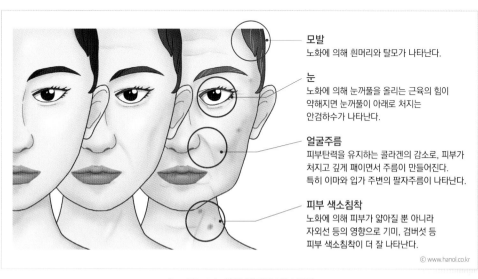

모발
노화에 의해 흰머리와 탈모가 나타난다.

눈
노화에 의해 눈꺼풀을 올리는 근육의 힘이 약해지면 눈꺼풀이 아래로 처지는 안검하수가 나타난다.

얼굴주름
피부탄력을 유지하는 콜라겐의 감소로, 피부가 처지고 깊게 패이면서 주름이 만들어진다. 특히 이마와 입가 주변의 팔자주름이 나타난다.

피부 색소침착
노화에 의해 피부가 얇아질 뿐 아니라 자외선 등의 영향으로 기미, 검버섯 등 피부 색소침착이 더 잘 나타난다.

© www.hanol.co.kr

🌸 그림 7-1 노화와 관련된 피부 변화

톱이 점점 단단해지고 잘 부서지는 등 피부의 모양, 색, 기능 변화가 많은 경우 심리부분에도 영향을 미칠 수 있다.

(2) 근골격계의 변화

노화의 가장 분명한 징후는 신장과 자세의 변화로 골격, 근육, 피하지방과 관련된 여러 요인에 의해 발생하고 있고, 탈수로 인해 척추 디스크가 얇아지면서 신장이 축소되는데 이는 50대부터 시작될 수 있다. 칼슘 소실은 골다공증은 물론 척추 만곡과 골절의 위험까지도 증가시킨다. 폐경기 이후 여성과 일상생활에서 움직임이 적거나 체중부하 활동이 줄어든 노인은 골다공증의 가능성이 높다. 노화로 인한 결체조직과 결체섬유의 탄력 감소는 관절의 운동성을 제한하는 원인이 되고, 어깨관절과 척추관절 등에 손상을 가져온다. 이러한 손상은 섬유밀도를 높이고, 가동범위를 축소시키며 골화를 촉진하여 관절 가동의 제한을 일으킨다.

(3) 심혈관계 변화

노화가 진행됨에 따라 산소가 더 필요할 때 심장이 빠르게 반응하지 못할 수 있고, 심장이 가속화되고 휴식 상태로 돌아가는 데 더 오랜 시간이 걸린다. 나이가 들면서 혈관은 경직되어 수축기혈압이 증가하지만, 이완기혈압은 60세까지 증가하다가 그 이후에는 감소한다. 노화와 함께 관상동맥은 탄력성을 소실하고 점차 두꺼워져 관상동맥 혈류량이 감소한다. 또한 심장근육의 세포가 손실되고 지방이 침착되어 심장근육의 힘이 감소하게 되고, 결국 심박동수와 심박출량이 감소한다.

(4) 호흡기계 변화

노화로 인해 코 점막은 건조해지고, 섬모수가 점차 감소하여 흡기 시 가습과 이물질 제거 능력이 감소된다. 흉곽과 척추의 변화로 흉곽이 술통 모양으로 변화하고 늑골의 연골 강직과 교원질의 증가로 흉곽의 운동성이 감소된다. 폐 하부에 분비물이 축적되어 감염과 흡인의 위험이 높아진다.

(5) 조혈기계 변화

나이가 들면서 적혈구와 백혈구의 수가 조금씩 줄어들지만 골수의 기능은 유지된다. 40세 이후 흉선이 퇴화되어 T림프구 기능이 감소하고 미성숙 T림프구가 증가한다. 또한 B세포의 작용으로 항체 생산을 억제하는 억제 T세포가 증가해서 면역반응이 느려지고 감염 위험이 높아진다. 특히 노화로 인한 T세포의 기능 저하로 선천적 면역, 적응면역, 자가면역 관용이 낮아진 결과로, 외부물질에 대한 항체의 반응이 낮아지고, 자신의 신체를 외부 물질로 받아들이는 경우가 발생하여 자가면역반응이 일어나기도 한다.

(6) 소화기계의 변화

노화에 따라 타액 분비 속도가 감소되고 위의 평활근이 상실되면서 배출시간이 지연되며 팽만 또는 식후 포만감의 결과로 식욕부진이나 체중감소를 유발할 수 있다. 영양결핍에 의한 엽산결핍과 위의 위샘위축은 위산(염산)의 불충분한 분비로, 섭취한 비타민 B$_{12}$를 사용하지 못할 때 악성빈혈이 발생할 수 있다. 노화로 인해 장의 융모는 크기가 넓어지고 길이가 짧아져 흡수기능이 감소되고 흡수 속도와 양도 적어진다. 장의 연동운동이 느려지고, 직장이 채워지는 반응이 둔해지며, 장의 음식물 통과시간이 지연되어 변비가 발생하거나 노폐물 배출이 어려워진다. 간은 전 생애 동안 지속적으로 기능하며, 90대 후반부터는 간 재생의 속도가 줄어들지만 심한 손상이 아니면 간기능은 영향을 받지 않는다. 담즙산 생성 감소로 인해 콜레스테롤을 처리하는 능력이 떨어져서 체내 콜레스테롤 양이 증가하는데 여성의 경우 콜레스테롤 양 증가는 폐경과 상관이 있다.

(7) 신경계의 변화

신체적 노화에 따라 신경세포 수가 감소하고, 신경세포에서 뻗어 나오는 수상돌기들이 마모되어 뇌의 무게와 크기가 감소한다. 따라서 대뇌피질의 용적, 뇌혈류량과 뇌 대사율이 모두 감소한다. 또한 노르에피네프린 감소, 말초신경계의 신경전도 속도 감소 등의 변화로 걷거나 말하는 등의 단순행동이 느려지고 반사운동이 약해지며, 반응행동이 느려진다. 즉, 노인의 지적 수행은 뇌기능장애 없이 일정하게 유지되나 일처리가 느려질 수 있는데, 이는 뇌신경 전달물질인 콜린아세틸기 전달효소, 세로토닌, 카테콜아민의 양이 줄어들어 집중 처리가 느려지기 때문이다. 노화로 인해 수면장애가 나타날 수 있는데 이는 나이가 들수록 숙면보다 선잠이 차지하는 시간이 증가하기 때문으로 젊은이들과 같은 양의 수면을 취하려면 더 많은 시간을 누워있어야 한다.

(8) 감각기계의 변화

① 시각 변화

- 노인은 눈물의 분비기능이 감소하여 눈물이 25%만 생산된다.
- 눈이 건조해지고 뻣뻣하거나 타는 듯한 느낌을 호소한다.

- 노인은 수정체의 투명도, 탄력성이 감소되면서 색상을 왜곡시키는 황색 변색, 렌즈 조절기능이 변화되고 가까이 있는 물체에 초점을 맞추기 어려워지는 원시가 나타난다.
- 홍채의 조절기능 변화로 빛의 변화에 적절하게 동공의 크기를 조절하는 능력이 저하되면서 빛을 받아들이는 능력이 감소한다.
- 미세먼지나 이물질을 제거하지 못해 눈이 자극되거나, 세균으로부터 눈을 보호하는 라이소자임의 감소로 감염 위험성이 증가한다.
- 노인이 되면 사물을 인식하는 능력은 물론 거리와 높이를 인지하는 능력이 감소하고 주변 시야가 감소하여 사고와 손상의 위험성이 증가된다.

② 청각 및 평형감각의 변화

- 노인의 외형상의 변화는 귀의 피부 탄력성이 감소되어 귀에 주름이 생기고 늘어지는 것이다.
- 노인은 귀지를 생성하는 피지선의 기능이 저하되어 건조한 귀지가 외이도를 폐쇄하기도 한다.
- 고막은 섬유성 변화가 생기면서 두꺼워지고 중이의 작은 뼈인 귓속뼈 사이의 관절에는 관절염과 같은 퇴행성 변화가 나타난다.
- 노인은 내이의 기관들이 퇴행성 변화가 나타나면서 청력저하뿐만 아니라 평형감각도 저하된다.
- 노인성 난청이 올 수 있다.

③ 미각 변화

- 노인이 되면 미각을 감지하는 맛봉오리(미뢰)의 수가 감소되어 맛감각을 느끼는 민감도가 떨어진다. 즉, 성인보다 더 강한 자극이 있어야 노인은 맛을 느낄 수 있다.
- 노인은 짠맛과 단맛 수용체가 영향을 많이 받고 상대적으로 신맛과 쓴맛은 유지된다.
- 노인은 침의 분비량 감소로 인해 미각 변화와 구강 건조, 식욕 저하 및 소화기능 저하가 나타난다.

④ 후각 변화

- 코 안의 후각을 감지하는 후각상피세포 내 신경세포가 감소하여, 냄새를 감지하거나 구분하는 능력이 나이와 더불어 저하된다.
- 80세 노인 중 80% 이상이 냄새를 맡는 민감성에 주된 손상을 보이고 있어 유해한 냄새를 구분하지 못하게 된다.

⑤ 촉각 변화

- 노인은 피부에서 느끼는 온도 변화를 감지하는 데 어려움이 있어 쉽게 화상을 입을 수 있다.
- 압박에 대한 감각을 감지하는 능력이 저하되어 피부손상 위험성이 증가한다.

(9) 내분비계의 변화

나이가 들면서 갑상선 분비 구조와 기능에 약간의 변화가 생기는데 이는 노인에게 발생하는 갑상선 기능저하증(Hypothroidism)의 원인일 수 있다. 노인은 추운 것을 참지 못하고 피부가 건조하게 되나 이를 일반적 노화로 이해하며 갑상선 기능 저하 증상을 인식 못할 수 있다. 나이가 들면서 말초조직의 인슐린에 대한 민감도가 저하되어 제2형 당뇨병이 많이 나타난다. 여성의 경우 폐경 후 에스트로겐의 감소로 얼굴에 털이 생기거나 생식기가 위축되고, 남성의 경우 테스토스테론의 감소가 아주 천천히 나타나므로 이로 인한 변화도 느리게 나타난다.

(10) 비뇨생식기계의 변화

나이가 들면서 신사구체의 네프론 수가 감소하고 혈관의 변화로 신장으로 공급되는 혈류량이 줄어들어 사구체여과율이 저하된다. 노화로 인한 변화는 신장피질에 주로 발생하며, 성별과 인종에 따라 차이는 있지만 30대에 시작하여 70대쯤 네프론과 집합관은 항이뇨호르몬에 대한 민감도 감소로 나트륨과 수분의 재흡수가 줄어들고 칼륨의 배출이 증가하는 등 소변 농축의 기능이 감소한다. 방광 용적이 감소하여 자주 요의를 느끼며, 방광근의 긴장소실로 불완전 요배출, 요실금 등이 생길 수 있다.

여성의 경우 폐경으로 생식기능이 끝나면서 노화와 관련된 변화가 나타나는데, 난소, 골반, 자궁이 위축되고, 질의 길이가 짧아지고 좁아지며 탄력성을 잃는다. 질벽의 상피세포가 변화되고, 폐경 후 산도는 6.5~8.0으로 증가한다. 테스토스테론 분비량 감소는 모든 남성에게 일어날 수 있지만 테스토스테론이 전혀 분비되지 않는 경우는 매우 드물며, 약 80%의 남성노인에서 전립선 비대가 나타난다.

2 노화에 따른 인지적 변화

(1) 지각과 반응시간의 지연

나이가 들면서 신경전달물질의 변화와 감소, 뇌신경 기저핵의 위축으로 감각자극은 중추신경 내에서 처리될 때 시간이 많이 걸리게 되고, 운동능력의 속도 저하와 행동수행능력 저하로 지각과 반응시간이 느려진다. 또한 연령이 증가할수록 동작성 지능이 감소하는 경향을 보인다. 따라서 업무수행 속도가 느려지지만, 능력이 떨어지는 것은 아니다.

(2) 학습능력 저하와 문제해결 시간의 지연

노인에서 학습 저하가 나타나는 것은 대뇌의 산소공급 운반력과 정보를 통합하는 기능이 모두 감소하기 때문이다. 또한 외적 요소에 대한 감수성이 부족하여 자극에 대한 반응이 느리고, 문제해결을 위해 과거 경험을 참고로 하려는 보수적인 경향과 일에 대한 조직력 저하로 문제에 대한 해결이 느려진다. 연령이 증가할수록 과업수행이나 작업성취 같은 학습능력이 저하된다고 보고되고 있지만, 학습과 반응의 기간이 충분하면 노년층이라도 청소년층보다 학습이 더 많이 일어날 수 있다. 학습의 의미와 동기가 충분할수록 연령의 차이는 줄어든다. 문제해결능력은 교육 수준, 지능, 직업에 의해 영향을 받으며, 사전 훈련을 받을 경우 증진될 수 있다.

(3) 기억력 저하

기억은 과거에 경험한 일이 대뇌피질에 흔적으로 남아 후에 어떤 상황에 직면하여 다시 의식으로 되살아나는 작용을 말한다. 노화에 따라 최근 기억(Recent memory)의 상실이 과거 기억의 상실보다 많으며, 단어의 회상이나 재인식이 감퇴된다. 정상적인 노인성 기억장애를 양성 노인성 건망증(Benign senile forgetfulness)이라고 하는데, 이는 지나간 사건을 기억하되 중요하지 않은 부분이나 세밀한 부분은 잘 기억하지 못하는 상태를 말한다. 이런 기억장애는 일시적이며 다른 상황 속에서 기억이 재생될 수 있다. 정상적인 노화로 간주되는 일반적인 인지 변화는 다음과 같이 정리할 수 있다.

- 정보처리 속도 감소로 학습 속도가 느려지고 정보를 반복 학습해야 한다.
- 두 가지 일에 주의 집중할 수 있는 능력이 감소된다.
- 한 청각 정보에서 다른 청각 정보로 신속하게 주의를 전환할 수 있는 능력이 감소된다.
- 주의 집중을 일관성 있게 지속하거나 주의를 요하는 업무를 수행하는 능력이 감소된다.
- 부적절한 정보를 걸러내는 능력이 감소된다.
- 단기 또는 일차 기억들은 비교적 안정적으로 유지된다.
- 장기 또는 이차 기억이 변화되며, 인식능력보다 회상능력이 더 심각하게 감소된다.
- 단어를 찾거나 명칭을 생각해내는 능력, 신속한 단어 목록 생성능력이 감퇴된다.
- 그림 그리기 같은 시공간에 관한 업무능력이 감퇴된다.

- 추상성과 정신적 유연성이 감퇴된다.
- 실제적인 경험 또는 지혜의 축적은 생의 마지막까지 지속된다.

3 노화에 따른 심리적인 변화

(1) 우울의 경향 증가

노인의 경우 젊었을 때보다 스트레스의 양은 줄지만 퇴직이나 배우자, 친구의 죽음과 같은 자신이 통제할 수 없는 상황에 부딪히게 된다. 그러므로 사회적 고립과 고독, 활력의 감퇴 등 스트레스의 질이 부정적인 경우가 많아 전반적으로 우울증을 경험하는 경향이 증가한다. 따라서 우울이 있는 경우 불면증, 식욕부진, 체중감소 등 신체적인 증상을 호소하며, 기억력이 저하되고 흥미와 의욕이 상실되는 심리적 증상을 보이게 된다. 또한 주변사람들에게 적대적으로 대하거나 타인을 비난하는 행동을 보이게 된다.

(2) 내향성 및 수동성 증가

노인의 경우 심리적 에너지가 이전의 바깥 사회생활에서 내면으로 향하기 때문에 나이가 들면서 사회적 활동이 감소하고, 수동적 경향이 증가하며, 타인과 만나는 것을 기피하는 내향적 성격이 되어간다. 하지만 자녀 양육에 있어 자녀의 나이가 어린 경우에는 예외적으로 능동적인 특성을 여전히 지니고 있기도 하다. 외향적이고 개방적인 사람은 적극적으로 사회적 접촉을 하기 때문에 비교적 긍정적 정서를 경험하는 경향이 많으며, 삶의 변화와 노화에 대한 적응이 수월하게 진행될 수 있다.

(3) 조심성 증가

나이가 들수록 결과의 질을 중요시하며, 시청각 및 지각기능이 감소하고 신체적·인지적 기능 감소를 직접 느끼게 되므로 자신감이 떨어진다. 질문이나 문제해결에 있어 망설이거나 중립적인 자세를 유지하려는 경향이 늘어난다. 결정을 내리는 행동에 있어 정확성을 추구하는 경향이 강하며 확실한 것에만 반응하는 모습을 관찰할 수 있다.

(4) 경직성 증가

경직성이란 노인들이 자신에게 익숙해져 있는 습관적 태도나 방식을 고수하려는 성향을 말한다. 이는 융통성과 반대되는 개념으로 새로운 변화를 싫어하거나 도전이나 모험적인 일을 꺼리는 경향을 말한다. 노년에 경직성이 너무 강하면 사회적 변화에 둔감해지고 독선적이 될 우려가 있다.

(5) 생에 대한 회고의 경향 증가

나이가 들면서 자신이 지나온 일생의 여러 요인들인 가족, 결혼, 직장생활, 역할 등을 떠올린다. 이는 자신의 내면적인 감정이나 응어리를 해소해 주는 방법으로 지난 일들에 대한 실패와 좌절을 담담하게 받아들이게 해준다. 또한 과거에 일어난 사건의 의미를 재구성하고 재해석하면서 현재의 삶을 긍정적으로 재음미함으로써 노년기 자아통합이 가능하게 한다.

(6) 친근한 사물에 대한 애착심

노인의 경우 오랫동안 자신이 사용한 물건에 대한 강한 애착을 가지고 있는데, 이는 자기 자신과 주변이 변하지 않고 일정한 방향을 유지하고 있음을 나타내는 것이다. 즉, 지금까지 살아왔던 집이나, 과거의 추억이 깃든 사진, 기념품 등 물건에 대한 감정적 가치를 많이 두어, 정서적 안정감, 세월 속에서의 자아정체감을 유지하려는 경향이 증가한다. 애착은 지나온 과거를 회상하거나 마음의 안락을 찾는 데 도움을 줄 수 있으나, 냉정하고 감정에 사로잡히지 않고 사려 깊게 행동하게 되어 무감각, 무감동한 것으로 비춰지기도 한다.

(7) 의존성의 증가

생활주기상 유아기와 노년기는 의존기에 속하는데, 노화로 인한 신체기능 감소로 신체적 의존, 노동력의 감소로 경제적 의존, 중추신경과 감각계의 퇴화로 인해 정신적·인지적 의존을 하게 된다. 또한 삶의 의미 있는 사람의 상실로 인해 사회적 의존이 발생하는 등 다양한 심리적·정신적 의존이 나타나게 된다.

4 노화에 따른 사회적 변화

(1) 노인의 역할 변화

노화에 따라 노인들은 생산성 감소와 은퇴, 퇴직으로 인한 경제적 의존과 부담이 높아진다. 이런 현대 사회 속의 노인들이 경험하는 역할의 변화는 사회적 역할 감소 및 상실, 수입 감소에 의한 경제적 어려움, 건강 약화와 보호의 어려움, 사회적 소외와 같은 문제로 연결된다.

(2) 가족 형태의 변화

노년기에는 가족관계가 강하게 유지되며 대부분 노인들은 그들 가족과 빈번히 연락을 취하며, 자녀, 손녀, 인척 등 의미 있는 사람들과 방대한 세대 간 연결망을 보유하고 있다. 하지만 고령화로 인해 자녀를 출가시킨 후 부부만이 살게 되는 빈둥지 시기가 늘어나고, 결혼과 출산의 감소, 여성의 사회적 활동 증가 등 여러 사회적 요소에 의해 노인 단독가구가 증가하는 다양한 가족 형태를 이루고 있으며 구성원의 역할이나 기대치 또한 변화하고 있다.

5 심리사회발달 이론

(1) 에릭슨(Erikson)의 통합감 대 절망감

에릭슨(Erikson)의 사회-심리적 발달 단계에 따르면, 노년기는 심리적 발달에서 마지막 단계로서 자아통합감의 성취 및 죽음에 대해 생각하는 시기이다. 이 단계에서 발달 과제는 삶이 순리대로 전개되어 왔다는 것을 받아들이고, 삶은 좋은 것이고 의미 있는 것이라는 느낌을 가지며, 책임감 있고 성공적인 삶을 사는 것, 또한 고통과 슬픔을 주고, 매우 현실적인 위협으로서 끊임없이 두려움을 주는 존재인 죽음에 대한 건강한 사고를 확립하고 죽음을 가깝게 느낄 수 있어야 하는 것도 노년기의 중요한 과제 중 하나이다.

(2) 펙(Peck)의 세 가지 위기

펙(Peck)은 노년기의 심리적 발달에 관한 에릭슨(Erikson)의 논의를 확장하여 노인들이 심리적으로 건강하게 기능하기 위해 해결해야 하는 세 가지 중요한 위기를 강조하였다.

① 자아분화 대 직업역할 몰두

은퇴에 즈음해서 사람들은 자신의 직업역할 이상으로 인간으로서 자신의 가치를 재정의할 필요가 있다. 자랑할 만한 개인적 특성이 있는 사람들은 활력과 자신감을 유지하는 데 성공하는 반면, 자신의 직업역할 상실에 적응해야 하는 사람들은 스스로를 탐색하고 이전에 인생에서 지향하고 구조화했던 것들을 대신할 수 있는 다른 관심사를 찾아야 한다. 그들은 자신의 자아가 직업에서 자신들의 과업 결과보다 더 풍부하고 다양함을 인식할 필요가 있다.

② 신체초월 대 신체몰두

노년기에는 일반적으로 노화와 함께 신체적 쇠퇴가 나타난다. 그러므로 노년기에는 신체적 상태에 관한 걱정을 극복하고 이를 보상할 다른 만족을 구해야 할 필요가 있다. 행복한 생활의 기본으로 신체적 건강을 강조해온 사람은 어떤 기능의 저하나 고통과 아픔에 의해 쉽게 절망감에 빠질 수 있다. 반면에, 사람들과의 관계를 중시하고 완벽한 건강상태에 좌우되지 않으며, 몰두할 수 있는 활동을 강조하는 사람들은 신체적인 불편을 극복할 수 있다.

③ 자아초월 대 자아몰두

노인들이 직면하고 있는 가장 어려운 과업 중 하나는 현재의 자신과 자신의 인생에 대한 관심을 초월하는 것이며, 다가올 죽음의 실체를 받아들이는 것이다. 예상되는 죽음에 대한 성공적인 적응이 노년기의 가장 중요한 과업 중 하나이다. 자신의 죽음에 대한 긍적적인 인식은 지금까지 살아온 길에 대한 지속의 길이 죽음이라는 이해에서 시작된다. 인간은 본질적으로 다른 사람의 행복과 안녕에 기여함으로써 자아초월이 가능하다.

이러한 발달 과제들을 성공적으로 수행했는지 여부는 '통합감 대 절망감'으로 표현된다. 죽음에 직면해서 자신이 살아온 삶을 되돌아보는 이 시기에 심리적 위기를 잘 극복하면 충만감과 자기 인생에 대한 만족을 느끼게 되고, 죽음을 떳떳이 대할 수 있게 되어 자신의 삶에 대한 통합성, 일관성 그리고 전체성을 느끼게 된다. 그러나 자신의 삶을 다시 살 수 없다는 무력한 좌절감에 빠지게 되는 경우에는 원망과 쓸쓸함, 불만족스러운 마음으로 자신의 삶을 보게 되고, 자신이 바라던 삶을 창조할 수 없었다고 느끼거나 이러한 실망감에 대해 다른 사람들을 비난하게 되기도 한다.

(3) 하비거스트(Havighurst)의 발달 과업

하비거스트(Havighurst)는 노인의 발달 과업으로 약해지는 건강과 체력에 적응하는 것, 퇴직과 줄어든 수입에 적응하는 것, 삶의 의미를 찾는 것, 삶을 계속해서 만족스럽게 사는 것, 가족 안에서 만족을 찾는 것, 죽음을 현실로 인정하는 것, 자신이 노인이라는 사실을 인정하는 것 등을 들고 있다.

(4) 패터슨(Peterson)의 발달 과업

패터슨(Peterson)은 유사한 관점에서, 좀 더 구체적으로 노년기의 발달 과제를 언급하였다. 첫째로, 은퇴와 그로 인해 줄어든 수입에 적응해야 하는 과제를 들었다. 노년기에는 여가 시간은 증대하는 반면, 경제적 자원은 감소하기 때문이다. 다음으로 배우자의 사망에 적응해야 한다. 이는 경제적 적응뿐 아니라 개인적, 사회적 적응까지 포함하는 것이다. 또한, 동년배 집단과 애착을 형성해야 한다. 대개 자신이 늙어간다는 것을 인정하지 않기에 늙어 보이는 사람과의 애착을 거부하는 경향이 있다. 노년기는 중년기와 동일하게 사회적인 시민 의무도 수행해야 한다. 마지막으로 만족스러운 물리적 생활공간을 배치해야 한다.

이와 같이 노년기의 발달 과제는 죽음에 대한 대비부터 여러 가지 상황에서의 변화와 상실감에 적응하는 것까지 다양하며, 이를 해결하기 위해 노력하는 과정에서 자아통합이 이루어질 수 있게 된다.

2. 노년기의 건강문제와 발달 이슈

1 노인의 건강 문제와 발달 이슈
치매, 정신건강 문제

(1) 치매(Dementia)

치매는 일반적으로 뇌의 물리적 변화 등 후천적인 다양한 원인으로 인해 기억력, 언어능력, 주의력, 시공간능력, 집행기능의 여러 영역에서 인지기능의 저하가 수년 동안 진행되면서 일상생활 수행에 문제를 일으키는 비가역적인 기질성 질환이다. 치매는 하나의 질병이 아니라 여러 증상들이 함께 나타나는 임상 증후군으로 정의된다. 세계보건기구는 치매를 뇌의 만성 또는 점진적 진행성인 특징을 가지는 인지기능에 장애를 보이는 증후군으로 간주하고, 주로 기억력, 사고력, 지남력, 이해, 계산, 학습능력, 언어 및 판단력에 영향을 주며, 의식의 혼탁이 없이 일상생활 활동이 손상될 정도의 장애가 최소 6개월 이상 지속되는 것이라고 규정하고 있다. 치매의 종류로는 알츠하이머 치매가 60~70%를 차지하고 있고, 혈관성 치매는 30%를 차지하며, 나머지를 혈관성 치매의 혼합이 차지한다.

① 알츠하이머 치매

알츠하이머병은 1906년 독일의 신경과 의사 Alois Alzheimer가 처음으로 확인했고, 가장 대표적인 치매의 원인 질환으로 전체 치매의 60~70%를 차지한다. 65세에서 85세 사이 연령에서 5년마다 두 배의 유병률을 보인다. 치매의 원인은 아직 알려져 있지 않으나, 유전적, 화학적, 바이러스, 환경적 인자 등으로 생각하며, 가족력과 유전자 apolipoprotein E의 존재는 발병의 위험을 증가시키는 것으로 알려져 있다. 지속적으로 연구 중이나 아직 완치할 수 있는 약물은 없다. 알츠하이머병은 뇌실질, 대뇌피질과 해마의 현저한 위축이 있으며, 베타 아밀로이드 단백질의 변형으로 인한 신경반(Neuroritic plaque)의 출현, 뇌피질의 신경원 섬유의 엉킴(Neurofibrillary tangle)이 특징적으로 나타난다. 따라서, 알츠하이머 치매는 점진적, 퇴행적, 그리고 비가역적인 것이 특징이며, 기억장애, 사고장애, 행동장애, 학습장애의 증상을 서서히 보이고 점점 악화되어 일상생활 장애를 나타낸다.

② 혈관성 치매

혈관성 치매는 알츠하이머병 다음으로 많이 발생하는 인지장애로 전체 치매의 약 30%를 차지한다. 원인은 고혈압, 당뇨병, 좌심실비대, 심방세동, 관상동맥질환, 고지혈증, 비만, 흡연과 같은 뇌졸중 관련 요인에서 주로 초래되며, 뇌조직 손상은 전반적 혹은 국소적이다. 발병은 빠르게 진행되고, 증상은 뇌혈관의 손상 부위와 손상 정도에 따라 다양하다. 혈관성 치매의 증상은 기억력장애, 성격변화, 언어장애, 시공간 지각장애, 행동변화, 보행장애, 배뇨장애, 무감동, 우울증 등이 대표적으로 나타난다.

(2) 정신건강 문제

노화에 의해 노인의 자존감이 부정적인 영향을 받는다. 자신의 노화과정에 대한 건강한 적응은 자신이 더 이상 젊지 않으며 생의 마지막 단계에 있음을 받아들이는 개인의 능력에 달려 있다. 또한 노년기에는 사랑하는 사람의 상실, 건강의 상실, 경제적 능력의 상실, 직업의 상실 등 다양한 상실을 경험하며, 외로움을 더욱 경험하게 된다. 이와 같은 정신사회적인 변화에 적응 문제가 있는 노인은 섬망, 우울증이나 자살과 같은 문제가 동반되기도 한다.

① 섬망

섬망은 갑작스런 정신상태의 변화를 보이는 정신과적 상태로, 인지기능의 변화를 동반한 주의력이나 의식장애를 보이는 급성 혼동상태(Acute confusional state)이다.

② 우울증

우울증은 노인에게 가장 흔하게 나타나는 정신장애로 근심, 침울감, 무력감, 무가치감 및 실패감을 나타내는 정서장애를 말한다. 우울증은 흔한 정신질환으로 전 세계적으로 질병부담이 큰 질환이고, 장애의 주요 원인이 되며, 심각한 경우 자살로 이어질 수 있다.

③ 자살

노인자살의 위험요인으로는 만성질환과 만성통증, 고립감, 소외감, 최근의 사별 경험, 경제적인 어려움, 우울증, 알코올 중독, 섬망, 공황장애, 자살 시도 경험 등이 있다.

④ 임종

임종과 죽음은 살아있는 상태의 종결을 의미하는 것으로 죽어가는 과정(Dying)이 끝나는 것을 의미한다. 죽음은 인생의 자연스런 부분으로 특히 노인들에게 더 흔하게 나타나는 현상이다. 임종과정은 사람마다 추구하는 가치에 따라 영향을 받는다. 임종과정의 정의는 연명의료 결정법 제2조에 의하면 회생의 가능성이 없고, 치료에도 불구하고 회복되지 아니하며, 급속도로 증상이 악화되어 사망에 임박한 상태를 말한다.

⑤ 노인의 고독감

노인의 고독감과 관련된 사회적 이슈는 독거노인과 고독사이다. 독거노인은 가족이 없이 혼자 생활하기 때문에 신체적 건강상태가 저하되어 있을 때, 경제적으로 어려울 때 등 가족의 지원을 받지 못하고 소외되는 특히 취약한 집단이다. 고독사는 사회적인 심각성이 대두되면서 고독사 예방 및 관리에 법률(약칭: 고독사 예방법)이 2020년 3월 31일 제정되었고 2021년 4월 1일부터 시행되었다. 2018년 기준 고독사가 2,010명이었고 그중 65세 노인이 40%를 차지하는 것으로 나타났다.

고독사 예방법을 통해 고독사 통계분석 및 지원대책을 수립하고 고독사 예방을 위한 교육 및 홍보, 상담 및 교육, 전문인력 양성 등의 제도적 장치가 마련되었다.

⑥ 독신주의 노인

생애 대부분을 홀로 살아온 노인은 종종 형제자매, 친구, 이웃들로 이루어진 지지적 연결망을 구축한다. 독신주의 노인은 그들이 가지고 있는 독립성 때문에 노화의 도전에 대해서도 회복이 높으며 나이가 들수록 더욱 오랫동안 생의 기쁨을 맛보고 보다 탄탄한 재정적 안정감을 즐길 수 있다. 독신주의 노인은 앞으로 더 증가할 추세로 보인다.

 ## 3. 노년기의 안전사고 및 예방

노인대상 안전사고는 지속적으로 증가하고 있을 뿐만 아니라 잠재적 안전사고의 위험성도 높아지고 있다. 그러므로 노인에게 안전관리는 건강문제를 해결하는 과정에서 주요 관심사가 될 수 있다.

노인의 안전관리 전략으로 가장 먼저 노인의 주변 생활환경 개선이 필요하다. 일반적인 생활환경을 개선하는 경우 안전사고를 30~50%까지 감소시킬 수 있는 것으로 보고되고 있다. 특히 노인 생활안전사고 가운데 가장 빈번하게 발생하는 낙상을 예방하기 위해서는 노인의 일상생활 주변에 위험한 환경요인을 개선하는 것이 가장 중요하다.

1 노인안전의 위험요인 감소 예방적 조치

- 적당한 수분섭취
- 충분한 영양공급
- 안위증진
- 감각기능 보완
- 범죄예방
- 주거환경관리
- 안전운전
- 안전사고 예방교육

2 노인 안전사고 사전예방을 위한 안전관리

- 가정 내 안전한 환경조성
- 교통사고 예방
- 다양한 응급상황에 대처할 수 있는 응급처치 예방교육

요약

- 남녀의 수명은 이제 모두 75세가 넘었고, 85세 이상의 노인 또한 급속히 증가하고 있다.

- 노화는 신체적 변화를 야기하며 노인들은 질병 비율도 높다. 노년기의 주요 발달 중 에릭슨은 자아통합강의 성취, 죽음에 대한 주제를 갖는다.

- 자아통합을 잘 이루지 못하는 개인은 무기력과 절망을 키우게 된다. 노인들은 젊은 성인들에 비해 많은 생활방식과 연관된 문제를 가지고 있다.

- 노년기는 많은 휴식을 필요로 하며 수면 및 활동 수준의 변화에 적응할 필요가 있다. 노인은 일반적으로 어느 연령만큼 질병에 걸리기 쉽고, 노숙, 학대, 자살, 약물과 같은 사회적 문제가 있다.

- 노인에 대한 인지적 정신적 발달의 문제 중 인지적 장애로 치매나 정신건강 문제를 가진 경우가 있다. 노년기 안전사고를 예방하기 위한 안전관리 전략으로 노인의 주변 생활환경 개선이 필요하다.

홀몸노인과 인텔리 노인의 증가

2016년 127만5천명이던 홀몸노인은 2017년 134만6천명, 2018년 143만1천명, 2019년 150만명으로 늘었다. 사회의 급속한 노령화와 가족 형태 변화에 따라 홀로 죽음을 맞는(고독사) 노인도 빠르게 증가하고 있어서 최근 5년간 발견된 무연고 사망자 총 9천734명 중에서 65세 이상이 4천170명(42.8%)을 차지하고 있다. 2016년과 2019년을 비교하면 735명에서 1천145명으로 55.8% 증가를 보인다. 무연고 사망은 전체 고독사의 일부로, 실제 홀몸노인 고독사 발생 건수는 이보다 많을 것이며, 최근 코로나19 장기화로 홀몸노인들

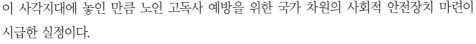

이 사각지대에 놓인 만큼 노인 고독사 예방을 위한 국가 차원의 사회적 안전장치 마련이 시급한 실정이다.

최근 노인계층으로 진입한 구성원의 양상도 다양하게 나타나고 있는 실정인데, 과거의 못 배우고, 못 먹고, 가난한 삶을 살아왔던 대부분의 노인이라는 시각으로 그들의 개성을 무시한 대중적 접근은 노인세대의 공분을 살 만하다. 높은 학식과 재력과 다양한 역량을 가진 인텔리 노인세대가 늘어나고 있다. 그들은 재능과 재산의 사회 환원을 통해 앞선 시대를 살아간 선배로서 후시대를 살아가는 후배들을 이끄는 든든한 버팀목이 되어주고 있다.

따라서, 노년층에 대한 이해의 각도를 다양화할 필요가 있으며, 복지의 혜택과 돌봄의 부분도 그들의 다양성에서 비롯된 욕구의 충족에 바탕을 두어야 할 것이다. 한정된 노인 복지재정 탓에 절대빈곤선 이하의 노인이나 생계유지가 힘든 저소득층 노인이 우선적인 사회복지서비스의

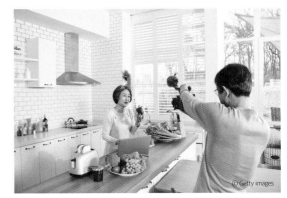

© Getty images

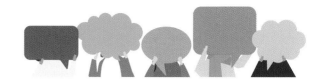

대상이기는 하지만, 이제는 안정적이고 전문성을 지닌 노인들, 일터에서 퇴직한 노인들이 그들의 능력을 사회에 되돌릴 수 있는 생산적인 복지에 관심을 가져야 할 때이다.

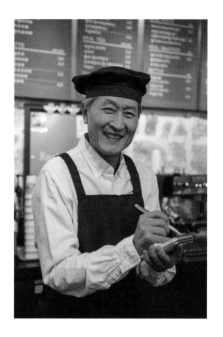

늘어나는 노인인구에 대해 우리 사회는 노인부양능력을 갖추고 있지 못한데, 이에 대한 해답도 노인들에게 있다고 할 수 있다. 전문성을 갖춘 인텔리 노인들의 활용은 노인부양의 의무를 노인세대가 나눠 질 수 있는 좋은 방법이기 때문이다. 추후 우리의 과제는 '어떻게 노인을 잘 부양하느냐?'가 아닌, '어떻게 전문성을 가진 노인들을 파악하고 활용하여 노인들의 삶의 질을 높여 나갈지?'로 수정하는 것이 오히려 바람직하다 할 것이다.

💬 생각해 봅시다

1. 우리의 노년기 생활을 상상해 봅시다.

2. 우리가 노년기에 접어들었을 때 사회 환원할 재화는 어떤 것이 있을까요?

3. 홀몸노인을 위한 프로그램 아이디어를 나누어 보아요.

References

· 고명수, 이승현, 서진숙, 신선희, 허은진(2018). 인간행동과 사회환경. 정민사

· 고용노동부(2014). 최근 노동시장 동향분석

· 구본용(1997). 청소년 집단따돌림의 원인과 지도방안. 청소년상담문제 연구보고서: 따돌리는 아이들, 따돌림 당하는 아이들. 서울: 청소년대화의 광장, 7~36

· 구자경(2003). 청소년 집단따돌림의 원인과 대책. 평택대학교 논문집, Vol.17

· 김경미 외 2인(2011). 삶의 의미가 노년기 행복과 건강에 미치는 영향: 청년기와 노년기의 비교를 중심으로. 한국심리학회지, vol. 30, No. 2, 503~523

· 김경희(2009). 에릭슨과 프로이드의 성격발달 이론의 비교분석. 대한산업경영학회지, 제7권 제 2호

· 김고은(2013). 초등학생이 지각한 담임교사의 태도가 학교생활 적응과 학습동기 및 친구관계에 미치는 영향. 한양대학교 교육대학원 석사논문

· 김동배, 권중돈(2006). 인간행동과 사회복지 실천. 서울. 학지사

· 김동환(2013). 청소년의 또래 괴롭힘 피해 경험이 자살생각에 미치는 영향 - 자아존중감의 조절효과 - . 청소년학 연구, 제20권 제8호. 225~255

· 김미예 외(2018). 신생아 건강간호, 수문사

· 김미예, 박완주, 서지영, 장군자 외(2009). 주의력결핍 과잉행동장애 매뉴얼. 수문사

· 김민남 외 역(2001). KOHLBERG 도덕발달의 심리학. 교육과학사

· 김보람(2020). 청소년 임신, 각종 합병증 위험 높아 (2020. 09. 23), 헬스경향

· 김성희 외 2인(2011). 청년 실업자의 실업 스트레스에 관한 연구. 한국가족관계 학회지. 제16권 1호. 19~43

· 김세영(2011). 인지발달 이론에 기초한 바둑교육 방법에 관한 소고. 바둑학연구. 10(1). 1~10

· 김영혜 외 역(2016). 아동간호학 총론 & 각론. 현문사

· 김영혜 외 역(2016). 최신 아동건강간호학 1, 2. 수문사

· 김영혜 외 역(2020). 최신 아동건강간호학 I, II. 수문사

· 김우주(2010). 노년기 예방접종. 대한내과학회지, 76, 310~316

· 김윤정(2011). 알기 쉬운 인간행동과 사회환경. 서울: 학지사

· 김윤화(2005). 피아제의 인지발달 이론에 의한 조작놀이의 교육적 효과에 관한 연구. 한서대학교 예술대학원 석사학위 논문

· 김이선(2013). 결혼 이미자의 사회통합진전양상과 정책수요 이동에 관한 연구. 한국여성정책연구원 연구위원

· 김재우, 손경환(2009). 유아의 출생순위, 형제유무와 운동발달과의 관계에 관한 연구. 한국유아교육 보육학회, 제13권 제1호

· 김정옥(2009). 초등학교 집단따돌림 학생들의 경험정도와 자기존중감 및 학교생활적응과의 관계. 창원대학교 교육대학원 석사학위논문

· 김종서, 남정걸, 정지웅, 이용환(1982). 평생교육의 체제와 사회교육의 실태. 서울: 한국 정신문화연구원

· 김주연(2003). 임신초기 흡연, 음주, 약물, 복용 등 위험 요인이 임신부의 건강에 미치는 영향. 성균관대학교 의과대학 건강증진기금 사업지원단

· 김진만(2017). 비고츠키 이론을 적용한 효과적인 교육방법 연구

· 김진숙(2013). 애착이론의 내적작동 모델과 상담적 적용점, 상담학연구, 14(4), p2485~2507

· 김표선(2003). 아동의 또래 지위와 우정의 질 및 친구간 갈등해결 전략과의 관계. 숙명여자대학교 대학원 석사논문

· 김혜련(2013). 한국의 모유수유 실천 양상과 영향요인 및 정책과제. 보건복지포럼, 통권 제201호, 49~60

· 김혜원 외 역(2014). 여성건강간호학 1, 2. 현문사

· 김희숙 외(2013). 아동청소년 간호학. 서울: 군자출판사

· 김희순 외(2019) 아동청소년간호학Ⅰ, 수문사

· 노안영, 강영신(2003). 인간이해와 성장을 위한 성격심리학. 서울: 학지사

· 류왕효, 이화조(1999). 유아의 형제자매 구성에 따른 형제자매 관계 특성에 관한 연구. 한국영유아보육학회지, vol, 19

· 박경식(2011). 노화와 소화기 질환: 위장관 기능변화를 중심으로. 대한소화기학회지, 58(1), 3~8

· 박명화 외(2004). 노인간호학. 서울: 정담미디어

· 박은숙 외(2013). 근거기반실무 중심의 아동간호학, 현문사

· 박진규(2000). 청소년 집단따돌림(왕따)현상에 대한 사회·문화적 일 고찰. 청소년학 연구, 7(2)

· 박진미(2012). 기혼여성의 내 외적 자원과 가족체계가 결혼 만족도에 미치는 영향. 영남대학교 석사학위논문

· 박호란 외(2019). 근거기반실무 중심의 아동간호학. 서울: 현문사

· 박호란, 구현영, 김춘길, 박선남, 이수연, 이영은 등(2013). 생애주기에 걸친 성장발달과 건강증진. 엘스비어코리아

· 박희숙, 강민희(2020). 인간행동과 사회환경. 창지사

· 방경숙 외(2018) 아동간호학. 학지사메디컬

· 배경의 외(2018). 노인간호학. 퍼스픽

· 배은정, 윤주영(2017). 일반계고와 특성화계고 남학생의 현재 흡연 영향요인: 제13차 청소년건강행태 온라인조사(2017)를 활용하여, 한국학교보건학회

· 보건복지부(2017). 금연길라잡이

· 보건복지부, 질병관리본부(2019). 우울증. http;/ health. cdc.go. kr/ healthinfoArea/ HealthInfo/ View.do?+13600

References

- 서문진희(2009). 재가노인을 위한 사회적 서비스가 심리, 사회적 기능 변화에 미치는 영향에 관한 종단 연구. 강남대학교 사회복지전문대학원 박사학위논문

- 서울시립청소년정보문화센터/www.ssro.net, (2006). 2006년 1학기 집단따돌림 실태조사

- 성현란, 성은현, 장유경, 정명숙, 박혜원, 이현진 등(2019). 발달심리학. 학지사

- 손광훈(2008). 인간행동과 사회환경. 경기: 공동체

- 송미순, 하양숙 (2000). 노인간호학. 서울: 서울대학교 출판부

- 송선희(2003). Vygotsky의 비계설정(Scaffolding)이론에 대한 고찰. The Korean Journal of Educational Methodology Studies. 15(1). 77~93

- 수원시 노인 정신건강센타(2017). 도시형 노인 자살 예방사업. www. spckorea. or. kr/ new/ main/ index. php

- 스마트쉼센터. https://www.iapc.or.kr/

- 식품의약품안전평가원(2010). 독성정보제공시스템 담배정보

- 심윤희(2013). 부모참여에 대한 취업모의 인식. 공공기관 직장 어린이집을 중심으로. 한국유아교육보육 복지학회지. 제17권 제2호

- 심인옥 외(2021) 아동간호학, 학지사메디컬

- 안효섭, 신희영(2020) 홍창의 소아과학. 미래엔

- 양정남, 정민숙, 최은정, 권구영, 박일연(2009). 인간행동과 사회환경. 서울: 청목출판사

- 여성건강간호교과연구회 편(2016). 여성건강간호학 1, 2. 수문사

- 오성춘 역(1991), Gerald Corey 저. 상담학 개론. 서울: 장로회 신대학 출판부

- 유선영 외(2021). 노인간호학. 서울: 고문사

- 유수현, 김창곤, 김용진, 천덕희, 최은정, 이화영, 성준모, 최희철, 허만세, 김남형, 이현주, 채정아(2020). 인간행동과 사회환경. 양서원

- 유해영(2020). 노인간호학. 서울:현문사

- 윤숙희 외(2017). 노인간호학. 수문사

- 의협신문 (2014). https://www.doctorsnews.co.kr/news/articleView.html?idxno=99801

- 이경숙(2005). 존 볼비와 애착이론. 학지사

- 이근홍(2012). 인간행동과 사회환경(개정판). 경기: 공동체

- 이덕칠(2008). 노인의 생리적 특성. 통증, 18, 1~4

- 이수연 외(2019). 최신아동건강간호학 총론, 각론. 수문사

- 이수진, 류호경(2021). 대구모 조사 자료를 통한 우리나라 청소년의 식생활 실태 분석 . 한국식품영양과 학회

- 이숙, 문혁준, 강희경, 공인숙, 김정희, 심희옥, 안선희, 안효진, 이미정, 이희경, 천희영, 한미현(2019). 인간 행동과 사회환경. 창지사
- 이애리(2013). 중년기 여성의 자아존중감과 부부친밀감이 중년기 위기감에 미치는 영향. 경상대학교 대학원 사회복지학과 석사학위 논문
- 이영민 외(2009). 섬망 아형의 임상적 의의. journal of Korea Neuro psychiatry Association, 48, 123~129
- 이윤경 외(2017). 노인의 지역사회 계속 거주(Aging in place)를 위한 장기 요양제도 개편 방안, 한국보건 사회연구원
- 이은하(2006). 부모와 자녀 놀이치료를 통한 어머니-자녀 상호작용 증진과 자녀의 행동문제 감소에 관한 연구-산후 우울증을 경험한 어머니와 그 자녀를 대상으로-. 놀이치료연구, vol 10, No. 1, 49~66
- 이정혁, 강동욱(2018). 청소년의 마약류 등 유해약물남용에 대한 범죄실태와 대처방안. 소년보호연구
- 이해국(2011). 우리나라 태아 알코올 증후군 실태 조사 및 진단체계. 질병관리본부
- 이혜령(2018). 초등학교 교사의 안전교육에 대한 중요도 및 수행도 분석. 대구교육대학교 교육대학원 석사학위논문
- 이효선, Garz. (2006). 사회복지 실천을 위한 인간행동과 사회환경의 이해. 경기: 공동체
- 이훈구 역(1983). 성격심리학. 경기: 법문사
- 임은희, 오선영, 오정옥, 이동춘, 이영희, 이화명, 최병태(2019). 인간행동과 사회환경. 양서원
- 장인협(1989). 사회사업실천방법론(하). 서울: 서울대학교 출판부
- 장휘숙(2004). 애착과 애착발달, 소아청소년의학, 15(1), p16~27
- 전호준(2007). 노인에서 만성콩팥병의 의미, 대한의사협회지, 50(6), 549~555
- 정경희(2011). 노년기 가족의 변화전망과 정책과제. 보건복지 포럼, 175, 35~44
- 정보미(2013). 영아기 첫 자녀를 둔 맞벌이 부부의 부모교육 현황 및 요구. 중앙대학교 대학원 석사논문
- 정옥분(2008). 성인·노인 심리학. 서울: 학지사
- 정옥분(2004). 전생애발달의 이론. 학지사
- 정옥분(2013). 발달심리학 : 전생애 인간발달. 학지사
- 정옥분(2014). 아동발달의 이해. 학지사
- 정원철(2011). 노년에서의 빈혈, 노년내과 심포지엄, 제 62차 대한내과 학회 추계학술 대회 논문집, 153~156
- 조대봉 역(1992). Abraham H. Maslow 저. 성장심리학. 서울: 이화여자대학교 출판부
- 조주연(2006). 노인의학개론. 서울: 한국의학
- 조현춘, 조현재, 문지혜(2003). 성격심리학. 서울: 시그마프레스

References

· 질병관리청 국가건강정보포털-국가건강정보포털 (Cdc.go.kr)http://health.mw.go.kr

· 최경숙 외(2015). 노인간호학(제4판). 서울: Elservier

· 최옥채, 박미은, 서미경, 진석균(2013). 인간행동과 사회환경. 경기: 양서원

· 최형재(2013). 청년실업의 현황, 구조적 원인 및 청년실업 해소를 위한 제언

· 칼 로저스, 오제은 역(2007). 사람중심 상담. 학지사

· 통계청(2021). e-나라지표 「경제활동인구조사」

· 한국고용정보원(2013). 최근 노동시장 은퇴자의 은퇴에 대한 분석. 고용이슈 9월호

· 한국인간발달학회 편저(1995). 유아의 심리. 중앙적성출판사

· 한국지능정보사회진흥원(2021). 2020 한국인터넷 백서

· 한정란(2008). 노인교육의 이해. 서울: 학지사

· 홍소정(2004). 청소년기 친구관계와 자아정체감에 관한 연구. 동국대학교 석사논문

· Arkley, R. A. (1981). Hyperactive children: A handbook for Diagnosis and Treatment. N. Y.; Guilford Press

· Babakr ZH, Mohamedamin P, Kakamad K. (2019). Piaget's Cognitive Developmental Theory: Critical Review. The Asian Institute of Research. 2(3). 517~524

· Carnes, B. A., Staats, D, O., & sonntag, W. E. (2008). Does senescence give rise to disease? Mechanisms of Ageing and Development, 129(12), 693~699

· Crowther-Radulewicz, C. L. (2010). Structure and function of the musculoskeletal system. In K. L. McCance, S. E Huether, V. L. Brashere, et. al (Eds.), Pathophysiology: The biologic basis for disease I adults and children. St Louis, Mo: Mosby Eleservier

· Deneris, A., & Huether, S. E. (2010). Structure and function of the reproductive system. In K. L. McCance, S E,Huether, V. L. Brashere, et. al (Eds.), Pathophysiology: The biologic basis for disease I adults and children. St Louis, Mo: Mosby Eleservier

· Ericson, E. H. (1968). Identity: Youth and crisis. New York: Norton

· Feist, J., & Feist, G. J. (2002). Theories of personality(5th ed.). NY: McGraw-Hill

· Friedman, S. (2011). Integumentary function. In S. E. Meiner. (Ed), Gerontological nursing. (4th ed., pp. 596~627).. st Louis, MO: Mosby Elservier

· Gatchel, R. J. and Mears, F. G. (1982). Personality: Theory, Assessment and Resarch. St. Martin's Press Inc

· Goldschmidt, E. (1968). On the etiology of myopia, An epidemiological study. Acta Ophthalmologica, 98, 1~172

- Greene. R. R. and Ephross, P. H. (1991). Human Behavior Theory and Social Work Practice. New York: Aldine de Gruyter

- Hall, k. E. (2009). Effect of aging on gastrointestinal function. In B. Halter, J. Ouslander, M. Tinetti, et al(Eds). , Hazzard's principles of geriatric medicine and gerontology, New York: McGraw-Hill

- Havighurst, R. J. (1972). Developmental tasks and education (3rd Ed.). NY: David McK

- Hjelle, L. A. and Ziegler, D. J. (1992). 성격심리학. 이훈구 역. 서울: 법문사

- Huether, S. E. (2010a). Structure and function of the digestive system. In k. McCance, S. E Huether, V. l. Brashers, et al (Eds.). Pathophysiology: The biologic basis for disease in adults and children. st. louis, MO: Mosby Eleservier

- Huether, S. E. (2010b). Pain, temperature regulation, sleep, and sensory function. In K.L. McCance, S. E. Huether, V. l. Brashers, et al (Eds.). Pathophysiology: The biologic basis for disease in adults and children. st. louis, MO: Mosby Eleservier

- Kamel, H., & Dombrand, L. (2002). Health issue of the aging male. In C.s. Landefeld, R. Palmer, M. A. Johnson, et al (Eds.), Current geriatric diagnosis and treatment. New York: McGraw-Hill

- L. S. 비고츠키 저. M.콜 외 엮음. 정회욱 옮김.(2009). 마인드 인 소사이어티. 비고츠키의 인간 고등심리 과정의 형성과 교육. 학이시습

- Liebert. R. M. and Spiegler, M. D. (1990). Personality: Stategies and Issues. Pacific Grove, Califonia: Brooks/Cole Publishing Company

- Lifelong human development : Clarke-Stewart, Perlmutter & Friedman. John-Wiley & Sons. 1988

- Macias-Nunez, J. F., & Cameron, J. S. (2008). The aging kidney. In A. M. Davision, et al (Eds.). Oxford textbook of clinical nephrology. New Yo: Oxford University Press

- Maslow, A. H. (1959). "Creativity in Self-actualizing People."In H.H. Anderson ed., Creativity and Its Cultivation. New York : Harper&Row

- Maslow, A. H. (1963). Toward a psychology of Being. princeton, N.J: Van Nostrand

- Maslow, A. H. (1967). "A Theory of Metamotivation : the Biological Rooting of the Value Life."Joumal of Humannistic Psychology, 7

- Maslow, A. H. (1968). Toward a psychology of Being. Priceton: D. Van Nostrand Company, Inc

- Maslow, A. (1987). Motivation and personality(Revised by R, Frager, J.Fadiman, C. McReynolds, & R. Coc). New York: Harper and Row

- Maslow, A. H. (1970). Motivation and personality(2nd ed.) New York: Harper and Row

References

- Michel, J., & Proust, J. (2000). Aging and the immune system. In Mm H. Beers, R Berkow, (Eds.). The Merck manual of geriatrics. Whitehouse Station, NJ: Merck Research Laboratories
- Mihollan, F. and Forisha, B. E. (1972). From Skinner to Rogers: Contracting Approaches to Education. Lincoln, NE: Professional Educators publications
- Miller V. J. (2019). Investigating barriers to family visitation of nursing home residence: A systematic review. Journal of gerontological social work. 62(3), 261~278
- Papalia, Olds, Felman 저. 박성연 역(1991). 인간발달 I -아동발달-, 교육과학사
- Peck, R. C. (1968). Psychological developments in the second half of life. In B. L. Neugarten(Ed.), Middle age and aging. Chicago: University of Chicago Press
- Power, F. C., Higgins, A., & Kohlberg, L. (1989). Lawrence Kohlberg's Approach to Moral Education. Columbia University Press
- Price, S., & Wilson, L. (2002). Pathophysiology: Clinical concepts of disease processes, 6th ed. St. louis, MO: Mosby Eleservier
- Robert V. Kail, John C. Cavanaugh. (2016). Human development - A life span view 7th edition. Wadsworth
- Rogers, C.(1951). "Client Centered therapy: Its current practice, implications, and therapy". Boston: Houghton Mifflin. 이훈구 역(1990). 성격심리학. 서울: 법문사
- Rogers, C. (1995). "On becoming a person: a therapist's view of psychotherapy". Mariner Books. 주은선 역(2009). 진정한 사람되기. 서울: 학지사
- Rogers, C. R. (1959). A theory of Therapy, Personality and Interpersonal Relationship as Developed in the Client-Centered Framework. New York: McGraw-Hill
- Rogers, C. R. (1961). On Becoming a Person: A Therapist's View of psychotherapy. Boaston: Houghtin Minffin
- Rogers, C. R. (1983). Freedom to Learn in the 80s. Columbus, OH: Merrill
- Tabloski., & Patricia, A . (2010). Gerontological nursing: Essential guide to clinical practive 2nd ed. New York, NY:Pearson Education
- Toufy, T. A., & Jett, K. (2014). Ebersole and Hess'mGerontological Nursing & Healthy Aging, 4th ed. St. louis, MO: Mosby Eleservier
- William C Crain 저, 서봉연 역(1983). 발달의 이론, 중앙적성출판부
- Wold, G. H. (2012). Basic Geriatric Nursing (5th ed,. PP. 180~200). St Louis, MO: Mosby Eleservier
- World Health Organization. (2019). Dementia Retrieved from http:// www. who. int/new-room/fact-sheets/detail/dementia

인간성장발달

Index

Index

인간성장발달

초판 1쇄 인쇄	2021년 8월 20일
초판 1쇄 발행	2021년 8월 25일
저 자	지영주·김경진·김미진·김민정·김상희· 김연옥·김영선·박미라·박선정·박소연· 변진이·임민숙·양은영·지은아·정연화
펴낸이	임 순 재
펴낸곳	(주)한올출판사
등 록	제11-403호
주 소	서울시 마포구 모래내로 83(성산동 한올빌딩 3층)
전 화	(02) 376-4298(대표)
팩 스	(02) 302-8073
홈페이지	www.hanol.co.kr
e-메일	hanol@hanol.co.kr
ISBN	979-11-6647-124-7

인간성장발달